普通高等学校教材

高等院校基础医学实验教学示范中心建设成果

高等院校数字化融媒体特色教材

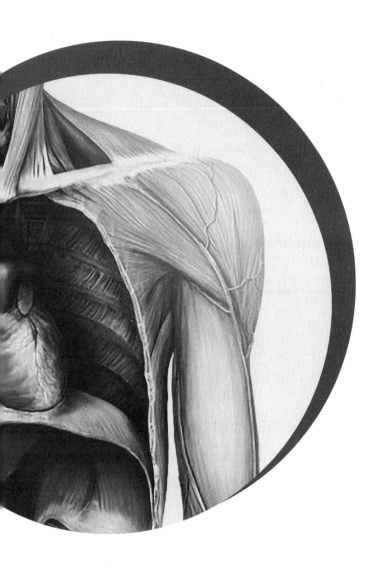

局部
解剖学

Regional
Anatomy

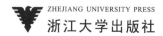
U0221562

主　编　方马荣　姜华东

副主编　王　征　叶小康　俞　洪　林海燕

主　审　陈明法

ZHEJIANG UNIVERSITY PRESS
浙江大学出版社

《局部解剖学》
编委会名单

主　　编　方马荣　姜华东

副 主 编　王　征　叶小康　俞　洪　林海燕

主　　审　陈明法（浙江大学医学院）

编　　委　王　征（杭州医学院）

　　　　　方马荣（浙江大学医学院）

　　　　　姜华东（浙江大学医学院）

　　　　　叶小康（浙江大学医学院）

　　　　　俞　洪（浙江中医药大学）

　　　　　林海燕（浙江大学医学院）

　　　　　刘文庆（绍兴文理学院）

　　　　　沈忠飞（嘉兴学院）

　　　　　王俊波（浙大城市学院）

　　　　　曾宪智（丽水学院）

　　　　　葛钢锋（浙江中医药大学）

　　　　　白　石（台州学院）

　　　　　郑莲顺（浙江大学医学院）

　　　　　沈良华（浙江大学医学院）

　　　　　张　凤（杭州医学院）

　　　　　陈爱君（浙江大学医学院）

　　　　　郁　迪（浙江海洋大学）

　　　　　孙百强（浙江大学医学院）

图片提供　史华杰　王　平（郑州国之正生物科技有限公司）

前　言

  局部解剖学是临床医学专业的重要基础学科。针对各医学院校局部解剖学的培养目标和教学需要，由浙江大学医学院、浙江中医药大学、杭州医学院、浙大城市学院、绍兴文理学院、台州学院、嘉兴学院、丽水学院、浙江海洋大学等浙江省内医学院校编写了本教材。

  本教材分为二十四章，内容包括绪论、胸前部、腋区、臂、前臂、手、背部、肩部、股、小腿、臀、足底、颈部、胸壁、胸腔、腹壁、结肠上下区、盆腔、面部以及颅腔等，图文并茂，可供医学各相关专业本科生使用。教材标本配图为塑化标本所拍摄，为教学讲解提供较好的立体感和真实感。

  本教材以5年制本科教学大纲为主要依据，章节编排密切结合实验操作要点。每章分为学习要求与掌握内容、解剖步骤、知识点和临床应用要点四部分。详细的解剖步骤介绍能指导学生进行实际操作。本教材注意局部解剖学理论描述与临床实践相结合，突出要求学生着重掌握人体各局部的结构、层次和毗邻的特点。同时将教材配图融入信息化，增加教材使用的便捷性。附有复习思考题，帮助学生掌握知识要点和难点。

  为推进高校思政教育，在传授专业知识的同时，引导医学生树立积极的人生观和价值观，培养医学生的责任感与使命感。在教材附录中介绍了浙江省遗体捐献的相关情况，向遗体捐献者表示崇高的敬意！

  本教材插图由郑州国之正生物科技有限公司提供及绘制。

  限于水平，谬误难免，望读者提出宝贵意见。

方马荣　姜华东

于浙江大学紫金港校区

2022年1月

目　录

第一章　绪　论

一、局部解剖学课程简介、教学目标及考核

（一）课程介绍

局部解剖学是在系统解剖学的基础上，研究人体局部由浅入深的组成结构、形态特点及其层次毗邻关系的解剖学。局部解剖学是临床医学，尤其是外科学、影像诊断学科的重要基础学科，是人体解剖学的重要组成部分，具有很强的实际应用意义。同时，在课堂上讲述捐献者的生平，对学生进行生命、感恩教育，激励学生将来成为一个仁心仁术的医生。

（二）教学目标

1.学习目标　掌握人体局部结构中各有关结构之间的位置及相互间的毗邻关系，为学习临床专业课，尤其为外科学打下扎实的形态学基础。

2.解剖预期结果

（1）能辨认人体各部的肌肉、血管和神经等结构。

（2）能掌握各局部解剖的境界、内容和主要脏器毗邻关系。

（3）通过课堂解剖演示、讨论、作业及笔试等环节评定成绩。

（三）授课方式与考核

1.授课方式　教师讲授核心知识点和临床相关的解剖要点，分小组进行"尸体"解剖实验。

2.课程考核　包括理论考试、实物考试、平时成绩等三部分。

二、解剖器械的准备和使用

（一）解剖器械的准备

常用解剖器械包括解剖刀、解剖镊、解剖剪、血管钳、持针器、肋骨剪、手工锯、咬骨钳等。

（二）解剖器械的使用

1.解剖刀　解剖刀为最常用的器械之一。通常可用刀刃和刀腹切开、翻起皮肤和切断肌肉；刀尖用来修洁血管神经；用刀背或刀柄钝性分离组织。持刀方式主要有两种。执弓法（图1-1）：用拇指、中指和环指捏持刀柄，示指指腹压于刀背上，如操小提琴弓，此法用于切开皮肤；执笔法（图1-2）：用拇指、示指和中指夹持刀柄，如执笔，此法用于修洁、分离和切割组织。

2.解剖镊　镊分无齿镊和有齿镊两种。无齿镊用以夹持软组织，分离血管、神经和肌肉等结构。有齿

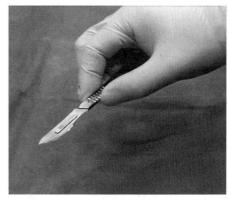

图1-1　执弓法　　　　1-1

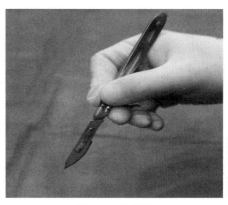

图1-2　执笔法　　　　1-2

镊用来夹持皮肤或较坚硬的组织。持镊常用持笔法（图1-3）。在解剖操作时，一般右手执刀，左手持镊；也可双手分别持镊，分离组织。

3. 解剖剪 解剖剪有直剪和弯剪两种。用于剪断软组织或分离组织。正确使用解剖剪的方法是将右手的拇指和环指各伸入剪的一个环内，中指放在环前，食指抵压在解剖剪关节处，起到稳定和控制方向的作用（图1-4）。

4. 血管钳 血管钳也有直钳和弯钳两种。用以分离或固定组织。握持方法同解剖剪。

5. 其他解剖器械 持针器、肋骨剪、手工锯、咬骨钳等按照不同解剖部位选择使用，持针器用于夹持缝针和上、下刀片，肋骨剪用于剪断肋骨，手工锯用于锯断锁骨，咬骨钳用于咬断骨骼，修整骨断面。

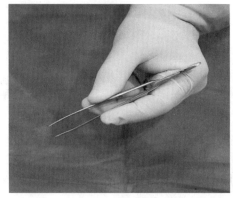

图1-3 执镊法　　　1-3

三、各种组织结构的解剖操作技术

（一）皮肤解剖法

1. 切开皮肤的方法 按各部所示"切皮示意图"的规定部位，先在切口处用刀尖背面轻轻划出痕迹，然后将刀尖垂直插入切口起始点，下压刀腹，使之与皮肤成45°角，纵切口由上向下、横切口自左至右，均匀用力切开皮肤。切忌切得过深，以免损伤深面结构。

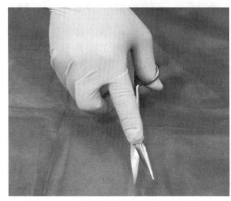

图1-4 持剪法　　　1-4

2. 切翻皮肤的方法 切开皮肤后，将皮肤向切口两侧剥翻。先用有齿镊将皮肤夹紧提起，使皮肤有足够的紧张度，然后沿皮肤深面用刀与之成45°角，切断与皮肤相连的浅筋膜结缔组织束，边切边翻皮肤（图1-5），但应避免切得过深。

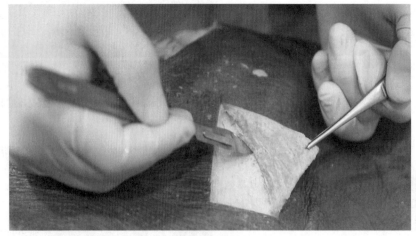

图1-5 剥皮法　　　1-5

（二）清理浅筋膜

课前预习，熟悉浅筋膜内的浅血管、淋巴结和皮神经的分布和行径，切忌盲目寻找。解剖时，刀锋要和血管神经行走方向一致，而不可在其垂直方向切割，否则容易切断血管神经。显露血管神经时，可逆行追踪主干，也可顺行显露。

（三）处理深筋膜浅层

保留浅层必要的血管、神经后，将剩余结缔组织和脂肪清理干净，暴露深筋膜（固有筋膜）浅层，在四肢解剖时应注意观察支持带。

（四）肌肉解剖法

暴露整块肌肉轮廓后，再用刀柄或手指伸入肌的深面，在离肌的起点或止点 0.5 ～ 1cm 处将其切断。翻开肌肉时，应注意深面的血管神经。在四肢，除切断极少数肌肉外，只需分开肌与肌之间、肌群与肌群之间的缝隙，就可显露需要观察的结构。

（五）血管神经解剖法

先了解深部血管神经的走行，在肌间隙、筋膜间隙或脏器周围的组织内找到血管神经后，再追踪到脏器门或肌门，并保留完整性。

（六）脏器解剖法

体腔内的脏器一般不用锐性解剖，而采用手、刀柄或镊子作钝性分离，由浅入深，依次进行。在显示和观察浅层脏器后，将其向上或向对侧翻开，便可暴露深层结构。注意观察肺门、肝门和肾门等脏器的门，应仔细分离进出结构，观察它们的位置和排列关系。

四、局部解剖学实验要求

（一）重视解剖操作

局部解剖学实验主要是开展尸体解剖操作。通过解剖，学生能知悉各个局部的重要结构和位置毗邻关系，为临床学科奠定更扎实的基础。培养学生珍惜解剖实验操作机会，积极动手操作，只有通过解剖实验，才能逐步培养起灵巧自如的操作手法，洞察入微的观察能力，这些正是做一名合格医生应有的基本素质。

（二）做好课前预习

在学习局部解剖学前，必须复习系统解剖学的有关内容，如肌肉的分群和起止、脏器的位置和形态特点、血管神经的分支分布等。同时还应预习即将实验的局部解剖学内容，这样就可以做到实验时心中有数、有的放矢。课前认真预习，实验时能收到事半功倍的效果。

（三）严格操作步骤

做解剖实验时必须规范操作步骤，提高尸体解剖操作效率，保持尸体完整性，以便反复观察，这是实验成功的关键。每一次操作、每一个步骤，均要做到目的明确，不能擅自超出要求的解剖范围，破坏结构。实验时，每组应合理分工，齐心协力，每一位同学都要主动参加，轮流操作。在结束一个实验后，各组之间要及时进行交流，注意可能出现的变异。严禁乱切乱割，每次实验结束后应注意包裹，防止干燥。

（四）认真观察辨识

每次解剖操作课结束后，需系统回顾、复习重点结构，在解剖过程中观察和辨识各部的特点，确认局部的主要结构，辨认容易混淆的结构并对重要结构作出定位，判定局部内结构的相互关系。

五、医学人文精神

医学是一门最富人文关怀和人性温暖的科学，而人体解剖学则是医学专业的一门重要的专业基础课。人体解剖学的实验材料非常特殊，来源于无偿捐献的遗体，同学们在学习解剖学及其他医学课程的过程中，必须做到尊重遗体，珍惜每一次解剖实验的机会，树立敬畏生命的观念，在不断提高医学技能的同时，真正理解生命的意义，将关爱生命、感恩社会的医学人文精神传递到社会中，在日后的工作中充分践行医学人文精神。

（方马荣）

第二章　胸前区、腋区浅层局部解剖

一、学习要求与掌握内容

1. 思政教育　讲述捐献者生平，举行无语良师缅怀仪式，进行生命教育和感恩教育。

2. 掌握胸壁浅层结构　浅血管、皮神经，胸前区浅层肌肉、血管、神经布置，女性乳房及淋巴回流。

二、解剖步骤

1. 切皮

（1）胸前正中切口：自胸骨柄上缘沿前正中线向下切至剑突。

（2）胸上界切口：自正中切口上端沿锁骨表面至肩峰，切口应浅。

（3）胸下界切口：自正中切口下端沿肋弓向下外作弧行切口至腋后线。

（4）胸部斜切口：自正中切口下端向外上乳头作斜行切口，然后环绕乳头环行切口，再继续向外上方切至腋前壁前部。将乳晕保留在胸大肌原位，按图翻开胸前区及腋区表面皮肤（图2-1）。

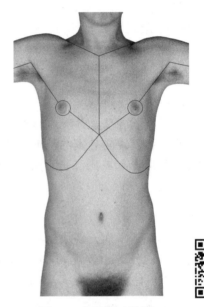

2. 暴露颈阔肌在胸前区的延续部，并在浅筋膜内寻找肋间神经前皮支及胸廓内血管的穿支，在锁骨表面找寻锁骨上神经的三组分支。

3. 在三角肌胸大肌间沟处分开浅筋膜，解剖头静脉，并保留。

图2-1　胸前区皮肤切口　　2-1

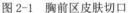

4. 在胸骨外侧1～2cm浅筋膜中寻找第2～7肋间神经前皮支和胸廓内动脉的前穿支。在腋前线处浅筋膜中寻找肋间神经的外侧皮支和肋间后动脉的分支，其中第2肋间神经外侧皮支较粗大为肋间臂神经，追踪到臂内侧皮肤。

5. 在胸外侧区浅筋膜解剖胸腹壁静脉及胸外侧静脉。

6. 女性尸体，以乳头为中心作放射性切口，分离出输乳管和乳腺小叶。

7. 清理胸大肌轮廓，将手指自胸大肌下缘伸入该肌深面，深筋膜分浅、深两层包绕胸大肌和胸小肌，两层在胸小肌下缘融合后通过腋悬韧带续于腋筋膜。

8. 观察胸大肌起止点和肌纤维走行方向，离胸大肌起点处1～2cm处作弧形切口切断该肌并翻起。观察胸小肌，在该肌起点处将之切断上翻，可见胸小肌上缘有锁胸筋膜，内有头静脉、胸肩峰动脉、胸外侧神经和淋巴管通过。至此已打开腋窝前壁。

三、知识点

1. 感恩教育　授课教师向学生介绍医学人文知识；介绍"无语良师"生平事迹；观看感恩教育影片；向"无语良师"默哀。

2.境界与分区　胸壁上界自颈静脉切迹、胸锁关节、锁骨上缘、肩峰至第 7 颈椎棘突的连线。下界自剑胸结合向两侧沿肋弓、第 11 肋前端、第 12 肋下缘和第 12 胸椎棘突的连线。两侧上部以三角肌的前、后缘与上肢移行。

3.皮神经

（1）锁骨上神经：3～4 组，自颈丛发出后向下跨越锁骨的前面，分布胸骨柄前、锁骨下窝处和肩部皮肤。

（2）肋间神经：肋间神经在腋前线附近（或腋中线）发出外侧皮支，在胸骨两侧发出前皮支，后支则分布于背外侧区皮肤。肋间神经的皮支呈明显的节段性和带状分布，其中第 2 肋间神经分布于胸骨角平面的皮肤，其外侧皮支分出肋间臂神经分布于臂内侧部皮肤，第 4 肋间神经分布于乳头平面，第 6 肋间神经分布至剑胸结合平面，第 8 肋间神经分布至肋弓中点连线的平面。

4.浅血管

（1）胸廓内动脉穿支：在距胸骨外侧缘约 1cm 处穿出，一般与肋间神经前皮支伴行，分布至胸前区内侧部。女性第 2～4 穿支较粗大，发出分支至乳房。

（2）肋间后动脉：起自胸主动脉，在腋中线处发出外侧皮支，与肋间神经外侧皮支伴行，分布于胸前、外侧区的皮肤、肌肉和乳房。

（3）胸外侧动脉：起自腋动脉的第二段，于腋中线前方行向前下，至胸小肌下缘，分布于前锯肌，在女性有分支入乳房。

（4）胸腹壁静脉：起自脐周静脉网，沿腹壁上部至胸前外侧部上行，汇入胸外侧静脉，最后注入腋静脉。此静脉是上、下腔静脉之间的吻合通道之一，当门静脉高压时，此静脉建立门 - 腔静脉侧支循环，血流量增大时出现静脉曲张（图 2-2）。

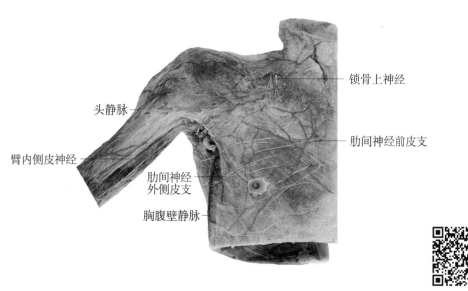

图 2-2　胸前、外侧区的浅血管和皮神经　　　　2-2

5.深筋膜　胸前、外侧区的筋膜分为浅、深两层。

（1）浅层：覆盖胸大肌和前锯肌表面，向上附着于锁骨，向内与胸骨骨膜相连，向下连接腹外斜肌表面的筋膜，向后与胸背区深筋膜相延续。

（2）深层：贴于胸大肌深面，上端附于锁骨，向下分两层包裹锁骨下肌和胸小肌，并覆盖前锯肌表面，胸小肌上缘、喙突和锁骨下肌之间的部分称锁胸筋膜。胸肩峰动脉的分支和胸外侧神经穿出该筋膜至胸大、小肌，头静脉和淋巴管则穿过此筋膜入腋腔。

6.肌肉、血管、神经

（1）肌肉：胸前区肌层由胸肌和部分腹肌组成。由浅至深可分为四层：第一层为胸大肌、前锯肌、腹外斜肌和腹直肌上部；第二层为锁骨下肌、胸小肌（图2-3）；第三层为肋间肌；第四层为胸横肌。在此实验中仅涉及前两层。各胸肌的起止、主要作用和神经支配见表2-1。

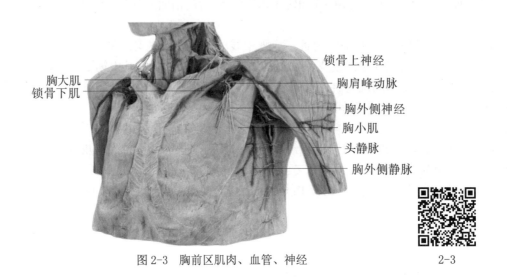

图2-3　胸前区肌肉、血管、神经　　　　　　2-3

表2-1　胸　肌

名　称	起　点	止　点	主要作用	神经支配
胸大肌	锁骨内侧半、胸骨、第1～6肋软骨	肱骨大结节嵴	内收、内旋及屈肩关节	胸外侧神经
胸小肌	第3～5肋	肩胛骨喙突	拉肩胛骨向下	胸内侧神经
前锯肌	第1～8肋	肩胛骨内缘	拉肩胛骨向前	胸长神经

（2）血管、神经：

胸肩峰动脉：发自腋动脉第一段，穿出锁胸筋膜后发出分支，分别营养三角肌、肩峰、胸大肌和胸小肌。

胸外侧动脉：发自腋动脉第二段，沿胸小肌下缘向下行走，分布于胸廓侧面和前锯肌。在女性该动脉较大，分支分布乳房。

胸外侧神经：来源于臂丛外侧束，伴行胸肩峰动脉穿过锁胸筋膜进入胸大肌深面，支配胸大肌。

胸内侧神经：来源于臂丛内侧束，穿入胸小肌，支配胸小肌。

胸长神经：来源于臂丛的锁骨上部，沿腋中线下行于前锯肌表面，并支配前锯肌。乳腺癌根治术中容易损伤此神经，前锯肌瘫痪出现"翼状肩"畸形。

7.女性乳房

（1）位置：儿童和男性乳头位置较为恒定，多位于第4肋间，或第4及第5肋骨水平，常作为定位标志。女性乳房位于第2～6肋的前面，其2/3位于胸大肌表面，1/3位于前锯肌和腹直肌鞘上部的表面，胸骨旁线和腋中线之间。

（2）形态：成年和青春期女性乳房呈半球形，乳头通常在第4肋间或第5肋与锁骨中线相交处。乳头顶端有输乳管的开口。乳头周围的皮肤色素较多，形成乳晕，其深面为乳晕腺。妊娠和哺乳期，乳腺增生，乳房增大；老年时，乳房萎缩下垂。

（3）结构：乳房由乳腺、脂肪、纤维组织和皮肤等构成。乳腺位于浅筋膜内，被结缔组织分隔成15～20个乳腺小叶，每个乳腺小叶有一条输乳管，以乳头为中心呈放射状排列，在近乳头附近膨大为输乳管窦，末端开口于乳头的输乳孔。腺叶间脂肪组织包于乳腺周围，称脂肪囊，其内有许多一端连于皮肤和浅筋膜浅层，另一端连于浅筋膜深层（胸肌筋膜）的结缔组织纤维束，对乳房起支持和固定作用，称乳房悬韧带或 Cooper 韧带。韧带两端固定，无伸展性。有些人的乳腺外上部常有一突出部分伸入腋窝，称腋突，在乳腺癌检查或手术时应该注意。乳腺基底面稍有凹陷，与胸肌筋膜间有一结缔组织间隙，称乳房后间隙。因此，乳房可轻度移动（图 2-4、图 2-5）。

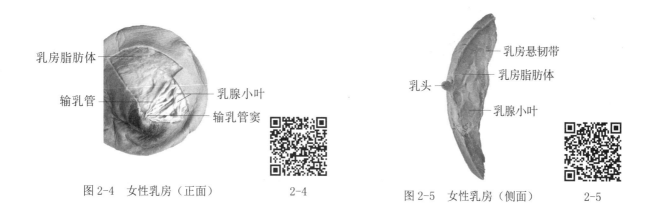

图 2-4　女性乳房（正面）　　　2-4　　　　图 2-5　女性乳房（侧面）　　2-5

（4）动脉：乳房外侧血供主要来源于腋动脉的分支胸外侧动脉。乳房内侧血供主要来源于胸廓内动脉穿支（又称乳房内动脉）。另外，尚有胸肩峰动脉分支、第 2～4 肋间后动脉外侧皮支供应。

（5）静脉：乳房有浅、深静脉，浅静脉是胸腹壁静脉，经过胸外侧静脉汇入腋静脉；深静脉与同名动脉伴行，汇入胸廓内静脉、肋间后静脉和腋静脉。胸廓内静脉是乳房静脉血回流的主要静脉，也是乳腺癌肺转移的主要途径之一。

（6）神经：主要有锁骨上神经分支及第 2～6 肋间神经的前、外侧皮支分布，司乳房的感觉。其交感神经纤维分布到乳房。

（7）淋巴回流：乳房外侧部和中央部的淋巴管主要注入腋淋巴结的前群（胸肌淋巴结），这是乳房淋巴回流的主要途径；乳房上部的淋巴管注入腋淋巴结的尖群（尖淋巴结）和锁骨上淋巴结；乳房内侧部的淋巴管一部分注入沿胸廓内动脉排列的胸骨旁淋巴结，另一部分与对侧乳房的淋巴管吻合；乳房内下部的淋巴管注入膈上淋巴结前组，并与腹前壁上部及膈下的淋巴管相吻合，从而间接地与肝上面的淋巴管相联系；乳房深部的淋巴管经乳房后间隙注入胸肌间淋巴结或尖淋巴结。胸肌间淋巴结，位于胸大、小肌之间，患乳腺癌时易受累。所以乳腺癌发生淋巴转移时，可累及腋淋巴结和胸骨旁淋巴结，如果淋巴回流受阻，也可以转移至对侧乳房和肝脏（图 2-6）。

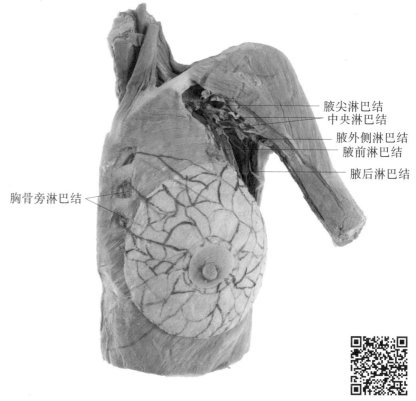

图 2-6　乳房的淋巴引流　　　　　　2-6

四、临床应用要点

1. 皮瓣　临床应用有胸前外侧壁外侧皮瓣和胸大肌皮瓣。胸前外侧皮肤薄、色泽好、血管长，是头面部植皮较理想的皮瓣区（皮瓣的主要动脉为胸外侧动脉，主要静脉为胸腹壁静脉）；胸大肌纤维丰厚，位置表浅，可切取带血管神经蒂的肌皮瓣，适用于肌皮瓣受区肌肉功能重建，临床常用胸大肌做胸部手术中填充残腔或修补胸壁缺损（肌皮瓣的主要血管为胸肩峰血管，经锁骨中点下方 3～5cm 处入肌；主要神经来自臂丛的胸内、外侧神经）。

2. 乳腺癌检查　乳腺癌时，累及乳房悬韧带，致使该韧带相对缩短，牵引皮肤向内凹陷，使皮肤表面出现许多小凹陷；另外，因为乳房淋巴管阻塞，造成皮肤水肿，皮肤在毛囊及皮脂腺处与皮下组织连接紧密，水肿不明显，因而局部皮肤呈现点状凹陷，即所谓的"橘皮样改变"，这是乳腺癌的重要体征之一。

3. 乳腺脓肿切排术　一般乳房脓肿，因乳腺小叶和输乳管均以乳头为中心呈放射状排列，故宜作放射状切口，以免损伤过多输乳管，造成乳瘘。乳房脓肿内可能有腺叶间筋膜分隔，手术中应将纤维隔分开，使引流充分。乳房后间隙脓肿易向下扩散，应沿乳房下皱襞作弧形切口切开引流。乳晕下脓肿可在乳晕边缘作弧形切口切开引流。

4. 隆乳术　胸大肌前面的深筋膜与乳腺体后面的包膜之间有一间隙为乳腺后间隙，内有一层疏松结缔组织，但没有大血管，临床上行隆乳术时，将假体（如硅胶等）植入该间隙，使乳房隆起。

（姜华东　林海燕）

第三章　腋区深层局部解剖

一、学习要求与掌握内容

1.掌握腋窝的构成　顶、底和四壁。

2.掌握腋窝的内容　腋动脉及其分支、臂丛的三个束及其分支、腋淋巴结。

二、解剖步骤

1.解剖并观察腋窝四壁、一底和一顶。将上肢外展90°，清除腋底面的腋筋膜，观察其深面的腋淋巴结中央群，并清除。

2.在外侧壁可见肌皮神经穿入喙肱肌。

3.在后壁上解剖三边孔和四边孔，三边孔内有旋肩胛动脉，四边孔内有腋神经和旋肱后动脉。

4.在内侧壁可见前锯肌及在其表面行走的胸长神经和胸外侧动脉，观察后清理出神经和血管。

5.在腋腔顶部腋静脉附近，可寻找到腋淋巴结尖群。

6.打开腋鞘观察腋静脉及其属支并切断，保留主干。

7.观察腋动脉的分段并仔细解剖出各分支，注意腋动脉分支起点的变异，如肩胛下动脉可与旋肱后动脉或胸外侧动脉共干，此时应以动脉的分布范围来确定其名称。

8.观察腋动脉周围的臂丛各束，并认真清理出它们在腋窝内的分支。

三、知识点

1.腋窝的构成（图3-1）

（1）顶：由锁骨中1/3段、第1肋外侧缘和肩胛骨上缘共同围成，是腋窝的上口，上通颈根部，有臂丛通过。

（2）底：朝向下外，由皮肤、浅筋膜和腋筋膜构成。腋筋膜与胸肌表面和臂部的深筋膜相连续，其中央较薄，有皮神经、浅血管和浅淋巴管穿过而呈筛状，故又称筛状筋膜。

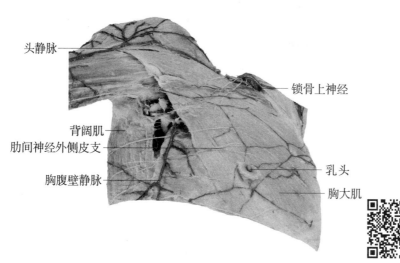

头静脉

锁骨上神经

背阔肌

肋间神经外侧皮支

乳头

胸腹壁静脉

胸大肌

图3-1　腋窝的构成　　　　3-1

（3）前壁（图3-2）：由浅入深依次为皮肤、浅筋膜、深筋膜、胸大肌、胸小肌、锁骨下肌和锁胸筋膜。

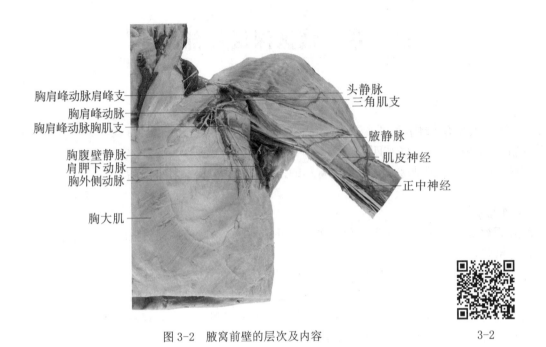

胸肩峰动脉肩峰支
胸肩峰动脉
胸肩峰动脉胸肌支

胸腹壁静脉
肩胛下动脉
胸外侧动脉

胸大肌

头静脉
三角肌支

腋静脉
肌皮神经

正中神经

图 3-2　腋窝前壁的层次及内容　　　　　　3-2

（4）后壁：由肩胛下肌、大圆肌、背阔肌和肩胛骨构成。后壁肌肉之间有两个孔，即三边孔和四边孔（图3-3），二孔有共同的上、下界，上界为小圆肌和肩胛下肌，下界为大圆肌和背阔肌；肱三头肌长头穿过，成为三边孔的外侧界和四边孔的内侧界；肱骨外科颈构成四边孔的外侧界。三边孔内有旋肩胛血管通过，四边孔内有腋神经和旋肱后血管通过。

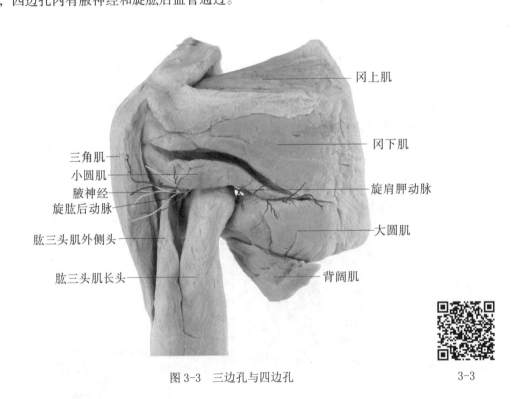

冈上肌

冈下肌

三角肌
小圆肌
腋神经
旋肱后动脉

肱三头肌外侧头

肱三头肌长头

旋肩胛动脉

大圆肌

背阔肌

图 3-3　三边孔与四边孔　　　　　　3-3

（5）内侧壁：由胸廓第1～4肋骨及其肋间肌、前锯肌构成，前锯肌表面有胸长神经和胸外侧血管。

（6）外侧壁：由肱骨结节间沟、肱二头肌长头、短头和喙肱肌构成。

2. 腋窝的内容（图 3-4）

颈根部的椎前筋膜包绕着血管神经束行向远侧进入腋窝，所形成的筋膜鞘叫腋鞘。腋窝内主要包括腋动脉及其分支、腋静脉及其属支、臂丛的分支、腋淋巴结和疏松结缔组织等。腋动脉沿腋窝外侧壁进入臂部。腋静脉位于腋动脉的前内侧并略有重叠，臂外展时重叠更甚，腋静脉可位于腋动脉的前面。

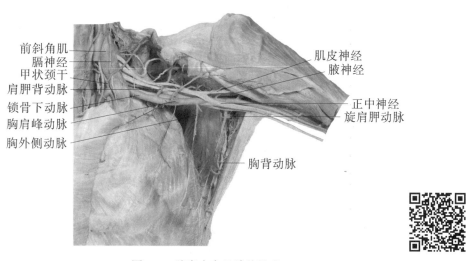

图 3-4　腋窝内容及臂丛组成

3-4

（1）腋动脉：以胸小肌为标志将其分为三段，发出六个分支。

第一段：位于第 1 肋外缘和胸小肌之间，前方被皮肤、胸大肌和锁胸筋膜覆盖；后方临近臂丛内侧束、胸长神经、前锯肌的第 1、第 2 肌齿、第 1 肋间隙等；外侧为臂丛后束和外侧束；内侧有尖淋巴结群、腋静脉和胸上血管。此段发出胸上动脉分布于第 1、2 肋间隙前部，胸肩峰动脉穿出锁胸筋膜后，发出分支分别营养三角肌、肩峰、胸大肌和胸小肌。

第二段：位于胸小肌后方，前方有皮肤、浅筋膜、胸大肌及其筋膜和胸小肌及其筋膜。后方、内侧和外侧分别被臂丛的后束、内侧束和外侧束从相应方向包绕，内侧还有腋静脉。胸外侧动脉发自此段，沿胸小肌下缘向下行走，分布于胸廓侧面和前锯肌。在女性该动脉较大，分支分布于乳房。

第三段：位于胸小肌外下缘和大圆肌下缘之间，该段动脉位置表浅，被臂丛的主要分支所包绕，前方为正中神经内侧根、胸大肌和旋肱前动静脉；后方有腋神经、桡神经、旋肱后动静脉、背阔肌和大圆肌肌腱；外侧有正中神经外侧根、正中神经、肌皮神经、肱二头肌及喙肱肌；内侧有尺神经、前臂内侧皮神经、臂内侧皮神经和腋静脉。

该段动脉主要分支有肩胛下动脉、旋肱前动脉和旋肱后动脉。肩胛下动脉沿肩胛下肌下缘向后下方走行约 2～3cm，分出旋肩胛动脉和胸背动脉。旋肩胛动脉经三边孔到冈下窝，营养附近肌肉，并与肩胛上动脉和肩胛背动脉吻合。胸背动脉伴行胸背神经进入背阔肌。旋肱后动脉伴腋神经穿四边孔，绕肱骨外科颈的后外侧至三角肌和肩关节等处。旋肱前动脉较细小，绕过肱骨外科颈前方与旋肱后动脉吻合。

（2）腋静脉：外侧有腋动脉，两者之间有臂丛内侧束、尺神经和前臂内侧皮神经等，内侧有臂内侧皮神经，远端有腋淋巴结外侧群，近端有腋淋巴结尖群。当上肢外展时，腋静脉位于腋动脉前方。腋静脉的属支与腋动脉的分支同名并伴行。此外，头静脉穿过锁胸筋膜注入腋静脉。腋静脉的管壁与腋鞘和锁胸筋膜愈着，使其管腔保持扩张状态，一旦损伤容易发生空气栓塞。

（3）臂丛：位于腋窝内的为臂丛锁骨下部，围绕在腋动脉周围，形成内、外侧束和后束。在腋动脉第 1 段，3 束都位于其后外方；在腋动脉第 2 段，3 束分别位于腋动脉的内侧、外侧和后侧；在腋动脉第 3 段，3 束发出各分支。外侧束发出肌皮神经，向后外下方穿过喙肱肌；胸外侧神经伴行胸肩峰动脉穿过锁胸筋膜进入胸大肌深面。内、外侧束分别发出正中神经内、外侧根，组成正中神经下行。内侧束发出尺神经行走在腋动脉和腋静脉之间；前臂内侧皮神经和臂内侧皮神经分别行走在腋静脉的前方和内侧；较细的胸内侧神经到胸大肌和胸小肌。后束发出桡神经行走在腋动脉后方；腋神经穿四边孔进入三角肌区；肩胛下神经贴在肩胛下肌前表面下行，支配该肌和大圆肌；胸背神经伴行肩胛下血管和胸背血管到背阔肌。臂丛的锁骨上部发出胸长神经沿腋中线后方行于前锯肌表面，并支配该肌。

（4）腋淋巴结（图 3-5）：位于蜂窝组织内，分 5 群。

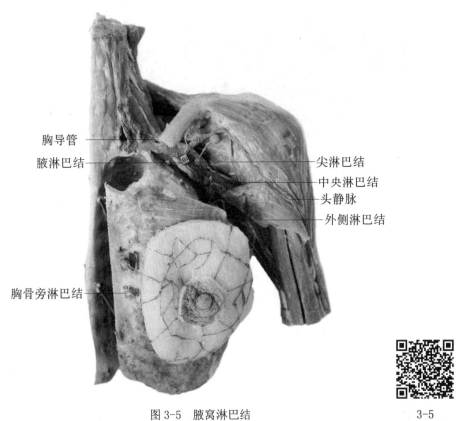

图 3-5   腋窝淋巴结   3-5

外侧淋巴结：沿腋静脉远端排列，收集上肢的浅、深淋巴管，手和前臂的感染首先侵及此群。

胸肌淋巴结：位于胸大肌深面、胸小肌下缘和前锯肌表面，胸外侧动脉和胸长神经周围，收集乳房大部、上肢、胸前外侧壁和脐平面以上腹壁的淋巴管，输出管注入中央淋巴结和尖淋巴结。

肩胛下淋巴结：位于腋后壁，沿肩胛下血管排列，收集背部、肩部和胸后壁的淋巴管，其输出管注入中央淋巴结和尖淋巴结。

中央淋巴结：是最大的淋巴结群，位于腋窝底的脂肪组织内，收集上述 3 群淋巴结的输出管，注入尖淋巴结。

尖淋巴结：位于胸小肌和锁骨之间，锁胸筋膜深面，沿腋静脉近端排列，收集中央群及其他各群淋巴结的输出管，以及乳房上部的淋巴。其输出管合成锁骨下干，左侧注入胸导管，右侧注入右淋巴导管。

（5）腋鞘和腋窝蜂窝组织：腋鞘又称腋颈管，由椎前筋膜向外下延续，包绕臂丛和腋血管而成。锁骨下臂丛麻醉需将药物注入此鞘内。腋窝内除有被腋鞘包裹的血管神经束和淋巴结外，还有大量的疏松结缔组织充填，称腋窝蜂窝组织。

四、临床应用要点

1. 腋动脉与肩关节囊相邻，当肩关节向前脱位，特别当肱骨头脱位至喙突的内侧时，或者在肩关节延迟复位时，腋动脉易受损伤。又由于腋动脉位于肩胛下肌腱之前，在肱骨外科颈骨折及骨骺分离时也易损伤。

2. 腋动脉结扎，腋动脉第 3 段位置较浅，故在此处结扎较为便利。结扎点宜选择在肩胛下动脉起点之上较为理想，这样可在结扎处近侧的胸外侧动脉、肩胛上动脉、胸肩峰动脉和结扎处远侧的肩胛下动脉、旋肱前、后动脉之间形成侧支循环。但在腋动脉破裂时，肩胛下动脉往往受累，故结扎后侧支循环常不足，易引起上肢供血不足。在腋动脉瘤时，因周围组织松弛，障碍不大，但在第一段肿块极大时，可压迫周围神经及静脉，从而引起上肢麻木无力及水肿。

3. 在乳腺癌根治术时要结扎并切断腋静脉下方和前方的许多属支，但要保护腋静脉。腋淋巴结收集乳房的大部分淋巴，当行乳腺癌根治术清除腋淋巴结时，应注意避免损伤胸长神经和胸背神经。

（白　石）

第四章　臂、前臂及手掌浅层局部解剖

一、学习要求与掌握内容

掌握上肢浅静脉（头静脉、贵要静脉、肘正中静脉）、皮神经（前臂外侧皮神经、臂内侧皮神经和前臂内侧皮神经、指掌侧固有神经、尺神经手背支、桡神经浅支），了解其分布。

二、解剖步骤

1. 切口　按图 4-1 所示的虚线行上肢的解剖切口。

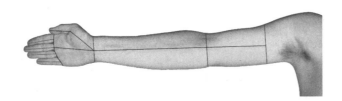

4-1

图 4-1　上肢的皮肤切口

2. 剥皮　先剥上肢掌侧皮肤，从切口处拉起皮肤，向外侧剥去，至上肢外侧缘，皮瓣深面尽量不留脂肪，但不能过深，以免切断皮下静脉和皮神经，不要损伤在肘部的肱二头肌腱膜与掌部的掌腱膜。如剥手指的皮肤时间不足，可只剥中指的皮肤。

3. 清理和观察掌侧浅筋膜内的结构

（1）在上臂前外侧半的浅筋膜内清理出头静脉，并观察其位置、来源、走向和注入部位。

（2）在上臂前内侧半清理出臂内侧皮神经与贵要静脉，观察其位置、走向、神经的分布、静脉的注入部位。

（3）在肘窝皮下清理出肘正中静脉和前臂正中静脉，观察其位置和连接形式。注意寻找肘浅淋巴结。

（4）在肘窝肱二头肌腱两侧及前臂内、外侧，清理出前臂内侧和外侧皮神经，观察其位置、来源、走向和分布范围，并观察头静脉、贵要静脉的关系。

（5）在手掌清理出掌腱膜，分清其边缘，再在中指两侧找出指掌侧固有动脉和神经，观察其位置、来源与分布范围。

（6）仔细解剖中指的皮下组织，观察末节指掌侧面的皮下脂肪之间的纤维隔是否垂直地附于末节指骨骨膜上。纤维隔之间形成紧密而缺少伸缩性的密闭小腔。

三、知识点

1. 皮肤　上肢皮肤屈侧（除手掌外）比伸侧薄；手掌和手指掌面的皮肤厚而坚韧，无毛无皮脂腺，但汗腺丰富；在掌纹和指纹处皮肤与深筋膜直接相连，不易滑动；在指腹处，神经末梢特别丰富；手背和手指背面的皮肤薄而松弛，移动性亦较大。

2. 浅静脉　多位于浅筋膜的掌侧面（图 4-2）。

（1）头静脉：起于手背静脉网的桡侧，沿前臂桡侧，经肘窝前面，再沿肱二头肌外侧向上，经三角肌胸大肌间沟，穿锁胸筋膜，注入腋静脉或锁骨下静脉。

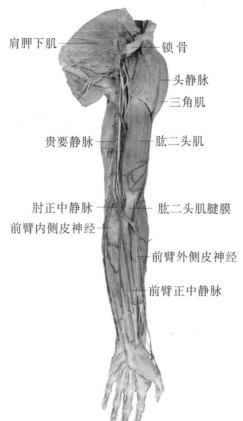

肩胛下肌 —— 锁骨

头静脉

三角肌

贵要静脉 —— 肱二头肌

肘正中静脉 —— 肱二头肌腱膜

前臂内侧皮神经 ——

前臂外侧皮神经

前臂正中静脉

图 4-2　上肢浅静脉　　　　　　4-2

（2）贵要静脉：起于手背静脉网的尺侧，逐渐转至前臂屈侧，经肘窝处接受肘正中静脉，沿肱二头肌内侧继续上行，至臂中点稍下方穿深筋膜，注入肱静脉或伴随肱静脉向上注入腋静脉。

（3）肘正中静脉：粗而短，变异较多，斜位于肘窝，连接贵要静脉和头静脉。常接受前臂正中静脉，后者有时呈分叉状，注入贵要静脉和头静脉，分别称贵要正中静脉和头正中静脉。

3. 皮神经　位于浅筋膜的深部，贴近深筋膜处。它们大多为臂丛分支。

（1）臂内侧皮神经：发自臂丛内侧束，在臂内侧中点穿深筋膜浅出。分布于臂内侧下部的皮肤（图 4-3）。

（2）前臂外侧皮神经：是肌皮神经的终支，在肘部肱二头肌腱外侧穿深筋膜浅出，在前臂与头静脉伴行，位于静脉的深侧。分布于前臂外侧的前、后面。

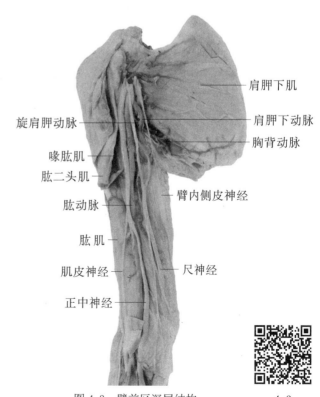

肩胛下肌

旋肩胛动脉 —— 肩胛下动脉

喙肱肌 —— 胸背动脉

肱二头肌

肱动脉 —— 臂内侧皮神经

肱肌

肌皮神经 —— 尺神经

正中神经

图 4-3　臂前区深层结构　　　　4-3

（3）前臂内侧皮神经：发自臂丛内侧束，在臂内侧稍下方，穿深筋膜浅出与贵要静脉伴行，分布于前臂内侧的前、后面。

（4）桡神经浅支：在桡骨茎突上方约5cm处穿深筋膜浅出转至手背，分布于手背桡侧半和桡侧两个半手指近节指背的皮肤（图4-4）。

（5）尺神经手背支：在腕上方约5cm处发自尺神经，至腕的尺侧稍上方穿深筋膜浅出，转向手背与贵要静脉起始部伴行，分布于手背尺侧半、小指和无名指尺侧半以及无名指近节桡侧半和中指近节尺侧半指背面的皮肤（图4-5）。

（6）手掌的神经：来源于正中神经和尺神经浅支。它们在手掌部先发出数支指掌侧总神经，其行至指蹼附近，各分为两支指掌侧固有

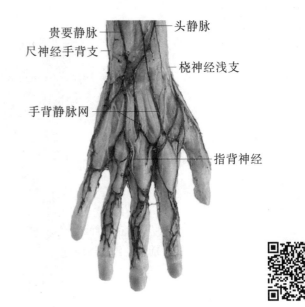

图4-4　手背浅层结构　　　　4-4

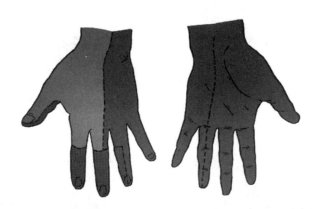

正中神经支配区域
尺神经支配区域
桡神经支配区域

图4-5　手背皮肤神经分布　　　　4-5

神经。正中神经分布于手掌桡侧及桡侧三个半指掌侧及其中、远节背侧的皮肤。尺神经分布于手掌尺侧及尺侧一个半指掌侧的皮肤。

（7）还有来自腋神经的臂外侧上、下皮神经和来自第2、3肋间神经的肋间臂神经等。

4.浅淋巴结　上肢的浅淋巴管分别回流至腋淋巴结群的外侧淋巴结和肘浅淋巴结，后者位于肱骨内上髁上方，又称滑车上淋巴结，收纳手和前臂尺侧半的浅淋巴管，其输出管和上肢其余部分的浅淋巴管注入外侧淋巴结。

四、临床应用要点

手背静脉网是静脉输液的常用部位，头静脉、贵要静脉是静脉穿刺的常选部位，肘正中静脉是静脉采血的常用部位。

（沈忠飞）

第五章　臂、前臂及手掌深层局部解剖

一、学习要求与掌握内容

1. 掌握上肢肌的名称、位置及主要神经、血管的名称、位置及支配范围，血管、神经的体表投影。
2. 掌握深筋膜形成的结构，肘窝、腕管的局部解剖结构。

二、解剖步骤

1. 游离并保留浅静脉、皮神经，在肘部注意保留肱二头肌腱膜，腕部保留屈肌和伸肌支持带，在掌部保留掌腱膜。

2. 清理各部肌肉的边缘（以钝性分离为主）和肌肉结构，并初步辨认部分肌肉。

3. 翻开已切断起点的胸大肌，在肱二头肌内侧沟内，分离肱动脉、肱静脉、正中神经、尺神经和前臂内侧皮神经。仔细观察其经过、走向、相互关系、分支和分布范围。在肱肌和肱三头肌之间，观察臂内侧和臂外侧肌间隔。在内侧肌间隔的后方，可见尺神经绕到肱骨内上髁的后方。

4. 将肱二头肌内侧缘向外侧拉开，观察深面的肌皮神经，在肘窝稍上方处穿出深筋膜，分布于前臂外侧皮肤，自穿出起称为前臂外侧皮神经。

5. 在肘窝先观察肱二头肌腱膜与肱二头肌腱，再剔除肘窝内的脂肪组织，检查肘窝的组成。清理位于肘窝外侧半的桡神经主干下端及其分支（浅支与深支）、桡动脉及其分支（桡侧返动脉）；清理内侧半的正中神经、肱动脉下端和尺动脉及其分支（尺侧返动脉与骨间总动脉），检查肘窝的交通、各动脉伴行的同名静脉。

6. 清理并观察前臂浅层肌：肱桡肌、旋前圆肌、桡侧腕屈肌、掌长肌和尺侧腕屈肌（注意肌的位置、排列次序、走向和起点）。

7. 在肱桡肌、桡侧腕屈肌围成的前臂内侧沟内，找出并观察桡动脉、桡静脉、桡神经浅支（注意其分支和分布）。

8. 将旋前圆肌、桡侧腕屈肌和掌长肌拉向桡侧，以检查其深面的指浅屈肌（注意其位置、毗邻和起点）。

9. 先后将指浅屈肌拉向桡侧及尺侧，观察深面的指深屈肌和拇长屈肌，并观察位于指浅、深屈肌之间的正中神经及肌支及分布肌肉情况。

10. 在指浅屈肌与尺侧腕屈肌之间（尺侧沟），找出尺动、静脉和尺神经主干，观察其来源、位置、走向、分支和供应区。

11. 在腕掌部自内向外剥下掌腱膜，剥离时应注意刀刃尽可能地紧贴掌腱膜，切勿损伤其深面的掌浅弓。翻开掌腱膜（切断掌腱膜远侧附于指腱鞘的四束纤维），向腕部翻起，观察位于其深面的掌浅弓形态及其分支、正中神经返支（其尺侧常有桡动脉掌浅支伴行）、尺神经与正中神经分出的指掌侧总神经（位置及分支）和蚓状肌（位置、神经支配等）。

12. 解剖拇长屈肌腱鞘（桡侧囊）和屈肌总腱鞘（尺侧囊）。第 2、3、4 指屈肌腱的手指部分每个肌腱则另有单独的指腱鞘，一般不与尺侧囊相通。为了验证桡侧囊、尺侧囊和 3 个单独的指腱鞘的存在和连通关系，可用注射器将清水或带浅色的液体注入上述腱鞘内，可见腱鞘隆起及连通情况。

三、知识点

1. **深筋膜**　臂筋膜包裹臂肌，并发出臂内侧和外侧肌间隔，附着于肱骨，以分隔屈、伸肌群。内、外侧肌间隔与肱骨共同围成臂前区和臂后区骨筋膜鞘。前臂筋膜同样向深部发出肌间隔至屈、伸肌群之间，分别连于桡、尺骨，它与两骨和前臂骨间膜共同围成前臂前、后骨筋膜鞘。前臂筋膜在腕部附近显著增厚，形成腕掌侧韧带、屈肌支持带（又称腕横韧带）。屈肌支持带的尺侧端与腕掌侧韧带的远侧端之间构成腕尺侧管，有尺神经和血管通过；桡侧端分两层附着于手舟骨结节和大多角骨结节而形成腕桡侧管，包绕桡侧腕屈肌腱；屈肌支持带和腕骨沟围成腕管。手掌深筋膜分为浅、深两层。浅层覆盖于鱼际、小鱼际和屈指肌腱浅面，可分为鱼际筋膜、小鱼际筋膜和掌腱膜；深层覆盖于掌骨、骨间掌侧肌、拇收肌表面，为骨间掌侧筋膜和拇收肌筋膜。掌腱膜位于掌深筋膜浅层的中部，较厚，坚韧，呈三角形，向上与屈肌支持带愈着，同时还与掌长肌腱相续；下端分出 4 束，附着于第 2～5 指腱鞘，4 束之间有到手指的血管、神经通过；其外侧和内侧向深部发出掌外侧肌间隔和掌内侧肌间隔，分别连于第 1 掌骨和第 5 掌骨，其与手掌深筋膜的浅、深两层围成外侧鞘（鱼际鞘）、中间鞘和内侧鞘（小鱼际鞘）（图 5-1、图 5-2）。

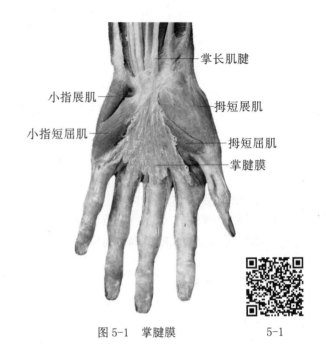

图 5-1 掌腱膜   5-1

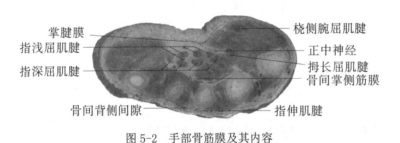

图 5-2 手部骨筋膜及其内容   5-2

2.筋膜鞘与肌肉、血管神经干层　各部肌肉按肌群配布。各肌群位于深筋膜、肌间隔和骨所围成的骨筋膜鞘中。鞘内肌与肌之间形成肌间结构或肌间隙，血管神经干均行走于这些间隙中。

（1）臂部骨筋膜鞘：臂前骨筋膜鞘内有臂部前群肌（表 5-1）、肱血管、正中神经、肌皮神经、桡神经和尺神经上段。

表5-1 臂部前群肌

名　称	起　点	止　点	主要作用	神经支配
肱二头肌	肩胛骨盂上结节、喙突	桡骨粗隆	屈肘，前臂旋后	肌皮神经
喙肱肌	肩胛骨喙突	肱骨中份	肩关节内收、前屈	肌皮神经
肱肌	肱骨前面下半	尺骨粗隆	屈肘	肌皮神经

（2）前臂前骨筋膜鞘：前臂前骨筋膜鞘内有前臂前群肌（表 5-2）、桡血管神经束、尺血管神经束、骨间前血管神经束、正中神经等。

表5-2 前臂前群肌

名 称	起 点	止 点	主要作用	神经支配
肱桡肌	肱骨外上髁上方	桡骨茎突	屈肘、前臂旋前	桡神经
旋前圆肌	肱骨内上髁、前臂筋膜	桡骨中部	前臂旋前、屈肘	正中神经
桡侧腕屈肌	肱骨内上髁、前臂筋膜	第2掌骨底前面	屈肘、屈腕、手外展	正中神经
掌长肌	肱骨内上髁、前臂筋膜	掌腱膜	屈腕、紧张掌腱膜	正中神经
尺侧腕屈肌	肱骨内上髁、前臂筋膜	豌豆骨	屈腕、手内收	尺神经
指浅屈肌	肱骨内上髁、前臂筋膜	第2～5指中节指骨底	屈近侧指关节、屈腕、屈掌指关节	正中神经
拇长屈肌	桡骨中1/3段、骨间膜前面	拇指远节指骨底	屈拇指	正中神经
指深屈肌	尺骨、骨间膜前面	第2～5指远节指骨底	屈腕、屈掌指关节、屈远侧指关节	正中神经、尺神经
旋前方肌	尺骨远侧1/4前面	桡骨远侧1/4前面	前臂旋前	正中神经

（3）手掌骨筋膜鞘：

外侧鞘（鱼际鞘）：由鱼际筋膜、掌外侧肌间隔和第1掌骨围成，内含拇短展肌、拇短屈肌、拇对掌肌、拇长屈肌腱及其腱鞘和至拇指的血管、神经等。

中间鞘：由掌腱膜、掌内侧和外侧肌间隔、骨间掌侧筋膜和拇收肌筋膜共同围成，其内有指浅、深屈肌腱及屈肌总腱鞘、蚓状肌、掌浅弓及其分支、尺神经的浅支、正中神经的分支（指掌侧总神经）等。掌浅弓在掌腱膜的深面，由尺动脉的末端和桡动脉的掌浅支吻合而成，由弓发出指掌侧总动脉和小指尺（掌）侧固有动脉，在各蚓状肌和指浅屈肌腱浅面与同名神经伴行至指蹼间隙，分为两条指掌侧固有动脉，其沿二指相对缘至手指末端（图5-3）。

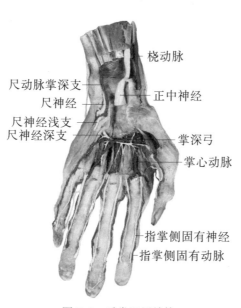

桡动脉
尺动脉掌深支
尺神经
正中神经
尺神经浅支
尺神经深支
掌深弓
掌心动脉
指掌侧固有神经
指掌侧固有动脉

图5-3 手掌深层结构

5-3

小鱼际鞘（内侧鞘）：由小鱼际筋膜、掌内侧肌间隔和第5掌骨围成，内有小指展肌、小指短屈肌、小指对掌肌和至小指的血管、神经等。

此外，在中间鞘的深面，骨间掌侧筋膜与骨间掌侧肌之间有掌深弓。掌深弓由桡动脉终支和尺动脉掌深支吻合而成，从弓上发出三条掌心动脉，其在掌指关节附近与各相应的指掌侧总动脉吻合。

3. 肌间结构

（1）三角肌胸大肌间沟：位于三角肌前缘与胸大肌外上缘之间，内有头静脉通过。

（2）肱二头肌内侧沟：位于肱二头肌的内侧，向上通腋窝，沟内有肱动、静脉、正中神经、尺神经等通过。近沟的下端有时可见肘淋巴结。

（3）前臂桡侧沟：位于前臂外侧中下部，介于肱桡肌（外侧）、桡侧腕屈肌（内侧）之间。沟内有桡神经浅支与桡动、静脉组成的血管神经束通过。桡神经浅支是桡神经干的直接延续，下行于桡动脉的外侧，在前臂近侧1/3处两者相距较远，中1/3处相伴行，远侧1/3处又分开。桡神经浅支最后经肱桡肌腱深面，转至前臂后区。桡动脉有两条静脉伴行，其远侧1/3位置表浅，位于桡侧腕屈肌腱和肱桡肌之间，为触摸脉搏处（图5-4）。

（4）前臂正中沟：位于前臂正中，上半位于指浅屈肌和指深屈肌之间，下半介于桡侧腕屈肌、掌长肌和指浅屈肌之间。该沟下端通入腕管，沟内有正中神经通过。正中神经自肘窝向下穿旋前圆肌浅头和深头后即进入前臂正中沟。在沟的下端，其表面仅覆盖掌长肌腱，易受外伤。

（5）前臂尺侧沟：位于前臂尺侧中下部，介于尺侧腕屈肌与指浅屈肌之间，沟内有尺动、静脉和尺神经组成的血管神经束通过。尺神经自肘后尺神经沟下行，穿尺侧腕屈肌起点后转至前臂前面，先于指深屈肌与尺侧腕屈肌之间行走，再于前臂尺侧沟内继续下行。尺动脉自肱动脉分出后，经旋前圆肌深面到臂前区，再经指深屈肌深面入前臂尺侧沟。在沟内，尺神经在尺血管的内侧。尺动脉的伴行静脉有两条。

4. 重要区域

（1）肘窝：位于肘关节前面，呈三角形（图5-5）。其上界为肱骨内、外上髁的连线，外侧界为肱桡肌，内侧界为旋前圆肌。顶由浅入深依次为皮肤、浅筋膜、深筋膜和肱二头肌腱膜，底为肱肌、旋后肌及肘关节囊。肘窝向上内方与肱二头肌内侧沟相通，上外方与桡神经管的延续部相通，向下与前臂的肌间隙相通。肘窝的内容由内向外依次为正中神经、肱动脉及其两分支——桡、尺动脉和与其伴行的静脉、肱二头肌腱、桡神经浅支与深支。肱二头肌腱在肘窝中心，是寻找血管和神经

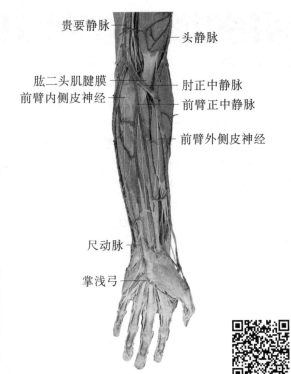

图5-4 前壁前区浅层结构　　5-4

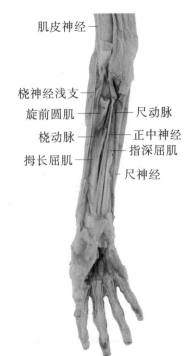

图5-5 前壁前区深层结构　　5-5

的标志。桡神经浅支经肱桡肌深面进入前臂桡侧沟，深支则穿旋后肌至前臂后区。肱动脉在肘窝内的位置表浅，是测量动脉血压时听诊的部位。在桡骨颈平面肱动脉分为桡动脉和尺动脉。肘深淋巴结位于肱动脉分叉处。

（2）腕管：由屈肌支持带（腕横韧带）和腕骨沟围成。腕管内有一条拇长屈肌腱及包绕在其表面的桡侧囊，4条指浅屈肌腱、4条指深屈肌腱及包绕在它们表面的尺侧囊和一条正中神经通过（图5-6）。

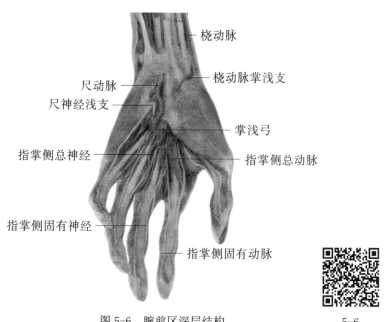

图 5-6　腕前区深层结构　　　　　　　5-6

（3）鱼际间隙：位于手掌的外侧半，前界为示指屈肌腱、第一蚓状肌，后界为拇收肌筋膜，内侧界为掌中隔，外侧界为掌外侧肌间隔。此间隙的近端是盲端，远侧端经第一蚓状肌管与示指背侧相交通，若直接刺伤间隙或示指腱鞘的脓液破溃后向上溢流，或患第1～3掌骨骨髓炎等，均可引起此间隙的感染。

（4）掌中间隙：位于掌心部的尺侧半。前界为第3～5指屈肌腱和第2～4蚓状肌，后界为骨间掌侧肌及其筋膜，外侧界即掌中隔，内侧界为掌内侧肌间隔。此间隙的近端变窄，居屈肌总腱鞘深面，经腕管与前臂屈肌后间隙相通；远侧经第2～4蚓状肌管，达第2～4指蹼间隙，并与第3～5指背相通。如同鱼际间隙，此间隙受伤感染以后，腔内的脓液可向所连通的间隙蔓延。

（5）手指：

皮肤：手指掌侧皮肤较厚，富有汗腺和指纹，但无毛和皮脂腺。指掌侧皮纹有3条，近侧适对近节指骨的中部；中、远侧纹与指关节相当。它们的两端，是指掌侧与背侧的分界标志。

浅筋膜：指掌侧皮下脂肪积聚成球，有纤维隔将皮肤连于屈肌腱鞘。在指横纹处，无皮下组织，皮肤直接与腱鞘相连，刺伤感染时，常导致腱鞘炎。在远节指骨远侧4/5的皮肤和骨膜之间，有纤维隔连于皮下和远节指骨骨膜及指深屈肌腱末端，形成指端的封闭间隙，称指髓间隙。纤维隔将指腹的脂肪分成小叶，当指端感染肿胀时，压迫指的血管和神经末梢，可引起剧烈疼痛，应及时进行指端侧方切开减压。此时，必须切断纤维隔，引流才能通畅。

指浅、深屈肌腱的附着：指浅屈肌腱在近节指骨处覆盖并包绕指深屈肌腱，向远侧分为两股，附于中节指骨的侧缘，形成腱裂孔，容指深屈肌腱穿过；指深屈肌腱止于远节指骨底。指深屈肌腱屈远侧指关节，指浅屈肌腱屈近侧指关节。

手指腱鞘：包绕浅、深屈指肌腱，由腱纤维鞘和腱滑膜鞘组成。第2～4指的腱滑膜鞘从远节指骨底向近侧延伸，均超过3个关节，达掌指关节的近侧。拇指及小指的腱滑膜鞘分别与桡侧囊、尺侧囊相连（图5-7）。

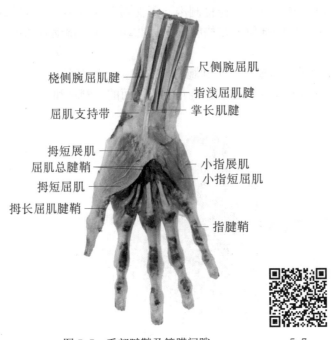

图 5-7　手部腱鞘及筋膜间隙　　　　　5-7

5.体表投影

（1）腋动脉与肱动脉：当上肢外展与躯干成直角，掌心向上时，由锁骨中点至肘窝中点引一直线，此线近 1/3 的深面即腋动脉，远 2/3 即肱动脉。

（2）桡动脉：由肘窝中央下方一横指处至桡骨茎突内侧半横指处引一连线，桡动脉正位于此连线的深面。

（3）尺动脉：由肱骨内上髁至豌豆骨作一连线，该线的下 2/3 段为尺动脉下 2/3 的投影。上述 2/3 段的上端再与肘窝中央下一横指处作一连线，即尺动脉上 1/3 段段投影。

（4）桡神经：由三角肌后缘中、下 1/3 交点处起，经三角肌止点后缘，再沿肱桡肌与肱肌之间向下至外上髁的前面。

（5）正中神经：在臂部的定位与肱动脉相同；在前臂则位于肱骨内上髁与肱二头肌腱连线的中点至腕前远侧纹中点稍外侧的连线。

（6）尺神经：在臂部的定位，上半段基本上与肱动脉一致，下半段偏内侧至内上髁的后方；在前臂则从肱骨内上髁至腕豆骨外侧缘的连线。

四、临床应用要点

1.锁骨的骨折与移位　锁骨的位置表浅，有胸锁乳突肌和胸大肌等附着，骨折一般多见于骨干的内、中 1/3 交界处。骨折后，内侧半骨折端受胸锁乳突肌牵引而往往向上向后移位，外侧半骨折端因胸大肌等结构的牵引和上肢的重力作用向前下移位。

2.肱骨干骨折与移位　如骨折线位于三角肌附着点以上，近侧端受胸大肌、背阔肌、大圆肌的作用向内移位，远侧端受三角肌收缩向上外方移位，并同时受纵向肌群作用，从而出现短缩。如骨折线位于三角肌附着点以下，骨折近侧端受三角肌及喙肱肌的作用而向前、向外移位，远侧端因纵向肌群作用而产生向上的移位。

3.桡骨的 Colles 骨折与移位　人跌倒时，可由于体位、力量、年龄等因素而发生不同的后果。当手掌着地，腕关节处于背伸位时，最可能发生的后果是 Colles 骨折（伸直型桡骨下端骨折）。骨折部位约在桡腕关节以上 2.5cm 处，远侧骨端由于受肱桡肌的作用而向桡背侧（后）移位，近侧骨端由于受旋前方肌的收缩而向前移位，而且通常发生骨折端的嵌插。

4.**腋神经损伤** 多见于肱骨外科颈骨折、肩关节脱位或使用腋杖不当，可发生三角肌瘫痪、肩关节不能外展、臂外侧上部皮肤感觉障碍等症状，若损伤时间长，还可出现三角肌萎缩，形成"方形肩"。

5.**桡神经损伤** 不同部位和不同原因所致的桡神经损伤可出现不同的症状。当桡神经穿经肱骨肌管时，可因肱骨中段骨折而损伤神经，出现"垂腕"、前臂旋前畸形等桡神经分布区的功能障碍。桡神经在肘窝前外侧肱肌和肱桡肌之间分为浅、深两支，深支主要分布于前臂后群肌，其向下后穿旋后肌至前臂背侧，称为骨间后（背侧）神经，分布于除桡侧腕长、短伸肌和旋后肌以外的前臂后群肌，可因各种原因引起旋后肌综合征和骨间后（背侧）神经卡压综合征；浅支受损伤以分布区的皮肤障碍为主。

6.**尺神经损伤** 尺神经在臂部无分支并与肱动脉伴行，在肘部行于内上髁后方的尺神经沟内，此处的骨折常可伤及尺神经，出现尺神经分布区的肌瘫痪和皮肤感觉障碍（如爪形手等），此处受压可引起肘管综合征；尺神经下部穿腕尺管至手掌，此处易受压引起腕尺管综合征。

7.**正中神经损伤** 肘关节以上正中神经受损伤可出现旋前圆肌以下所有该神经分布区肌肉麻痹和皮肤感觉障碍；正中神经在腕前上部位置较浅，受损伤时可出现拇指对掌功能障碍、外展无力、鱼际平坦及第1、2蚓状肌瘫痪和桡侧三个半指掌面及背面中、远节的皮肤感觉障碍。穿经旋前圆肌和腕管也易受压，临床称为旋前圆肌综合征、骨间前（掌侧）神经卡压综合征和腕管综合征；若手掌正中神经返支受损伤，则出现拇指部分功能丧失。

8.**旋前圆肌综合征** 是因正中神经通过旋前圆肌两个头之间及指浅屈肌起点处受肌腱弓或异常纤维带压迫引起，可出现正中神经分布区的运动和感觉障碍。

9.**肘管综合征** 是尺神经在肘管内受卡压所致。症状以小指感觉障碍、手部运动不灵活为主，严重时可出现尺侧腕屈肌及环、小指指深屈肌肌力弱，小鱼际肌萎缩，轻度爪形指畸形。肘管是由尺神经沟和尺侧腕屈肌深面的弓状韧带共同形成的骨纤维性管，并缺乏伸缩性。管内除尺神经外，还有尺侧上副动、静脉及一些结缔组织。

10.**腕尺侧管综合征** 屈肌支持带的内侧端附着于豌豆骨和钩骨，与腕掌侧韧带的远侧部分共同围成一骨性纤维鞘管，即腕尺侧管，尺神经在此处分为感觉性浅支和运动性深支，管内还有尺动脉、静脉。腕尺侧管综合征的症状根据受压解剖部位的不同，可有感觉或运动障碍。在豌豆骨处受压，产生混合性损害；在钩骨钩突处受压，形成尺神经在手部的运动障碍；腕尺管远端受压，只有尺神经的感觉性浅支的症状。

11.**断肢再植** 熟悉断面解剖结构是断肢再植的前提。而上肢肌肉数量多，起止不一，血管和神经丰富，走行复杂，故上肢各部断面的解剖结构变化较大。此外，要提高断肢的成活率和功能的恢复，还应熟悉上肢血管和神经的显微解剖，才能保证血管和神经的吻合质量。

（叶小康　沈良华）

第六章　背部、肩胛区、上肢后区浅层局部解剖

一、学习要求与掌握内容

1. 掌握皮下的尺神经手背支、桡神经浅支和指背神经及其分布范围。

2. 掌握肩胛骨、上肢背面浅层肌肉的名称、位置；肌间结构内的主要神经、血管的名称、位置及支配范围。

3. 熟悉背部各层次的结构特点，掌握深层肌肉、筋膜、神经、血管和间隙。

二、解剖步骤

1. 切皮　尸体俯卧，按图 6-1 所示的虚线行上肢的解剖切口。

（1）背部中线切口：自枕外隆凸至骶骨后面中部。

（2）枕部横切口：自枕外隆凸沿上项线向外侧直到乳突。

（3）肩部横切口：自第 7 颈椎棘突至肩峰，再垂直向下切至肱骨中段三角肌止点，然后向内侧环切上臂后面皮肤。

（4）背部横切口：沿肩胛骨下角水平线，自后正中线至腋后线。

（5）髂嵴弓形切口：自骶骨后正中线沿髂嵴弓状切至腋后线（此切口不可太深，以免损伤由竖脊肌外侧缘浅出在浅筋膜中跨越髂嵴行至臀部的臀上皮神经）。

2. 剥皮　先剥上肢背侧皮肤，从切口处拉起皮肤，向外侧剥去，至上肢外侧缘，皮瓣深面尽量不留脂肪，但不能过深，以免切断皮下静脉和皮神经。5 条切口将背部两侧的皮肤分为上、中、下 3 片，将皮肤与背部浅筋膜分离，然后再将皮肤自内侧向外翻。在翻皮片的过程中，注意背部皮肤的厚薄、质地和活动度。

3. 解剖皮神经和浅血管　在项部，在枕外隆凸外侧 2～3cm 处斜方肌的枕骨起始部，主要寻找枕大神经及其伴行的枕动脉。在胸背上部，在肩胛冈平面，肩峰附近寻找第 2 胸神经后支的皮支。在胸背下部，靠近肋角处寻找胸神经后支。在腰背部，从竖脊肌外侧缘寻找第 1～3 腰神经后支形成的臀上皮神经。

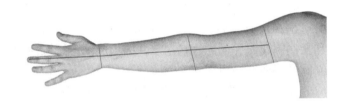

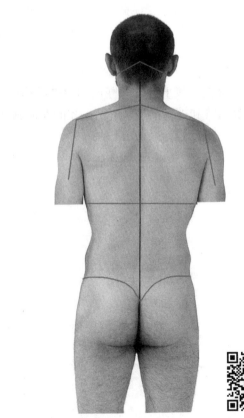

图 6-1　上肢后区及背部的切口　　　　6-1

4.在上臂背侧清理出臂后皮神经与前臂后皮神经，并观察其位置、来源和分布。

5.在手背部清理并观察手背静脉网，然后清理出桡神经浅支、尺神经手背支及指背神经。

6.检查、观察上肢各部深筋膜的性状（厚薄、紧张程度、形成的特殊结构、皮神经与浅静脉穿过的部位等）。

7.游离皮神经至穿出处，切除皮下组织及背侧各部的深筋膜，注意上部的深筋膜与肌肉结合较紧，不能强行去除，以免损伤肌肉。切除深筋膜，注意保留背侧的伸肌支持带，检查其与伸肌腱以及有关腱鞘的关系。

8.分离并检查浅层肌肉（三角肌、肱三头肌、桡侧腕长伸肌、桡侧腕短伸肌、指伸肌、小指伸肌、尺侧腕伸肌）的位置及排列。

三、知识点

1.背部境界与分区　背部是整个体腔的后壁，是脊柱和两侧的肋与软组织的总称。其范围是：上界自枕外隆凸和上项线外延至乳突；两侧界上自斜方肌前缘至肩峰，再由此沿腋中线垂直向下至髂嵴；下界通过两侧界的下端连髂嵴、骶骨的外下缘至尾骨尖。背部又可通过第7颈椎棘突至两侧肩峰的连线、第12胸椎棘突、第12肋下缘、第11肋前份的连线，两髂嵴后份及两髂后上棘的连线分为项区、胸背区、腰区和骶尾区。

2.体表标志

（1）枕外隆凸是枕鳞中部向后面最突出的隆起，其深面为窦汇。

（2）上项线是由枕外隆凸向两侧延伸的骨嵴，其深面为横窦。

（3）大部分椎骨棘突在后正中线上可触及。上6个颈椎棘突由于位置较深而难以摸到，第7颈椎棘突较长、末端不分叉，常作为辨认椎骨序数的标志。

（4）骶正中嵴末端有一倒"U"形裂孔，为骶管裂孔，是骶管的下口。裂孔两侧向下的突起为骶角，在体表易触及，是骶管麻醉的进针定位标志。

（5）尾骨由3～4块退化的尾椎融合而成，上接骶骨，下端游离为尾骨尖，位于肛门后方，有肛尾韧带附着。

（6）髂嵴和髂后上棘为髂骨翼的上缘，全长均可触及，其外唇向外突起为髂结节，两侧髂嵴最高点的连线平对第4腰椎棘突，两侧髂后上棘的连线平第2骶椎棘突。左、右髂后上棘与第5腰椎棘突和尾骨尖的连线，构成一菱形区。当第5腰椎或骶、尾椎骨折或骨盆畸形时，菱形区会变形。菱形区上、下角连线的深部为骶正中嵴，左、右角连线平对第2骶椎棘突，骶外侧嵴位于骶正中嵴和骶后孔之间，临床常以此作为经骶后孔做骶神经麻醉的定位标志。

（7）肩胛冈为肩胛骨背面横行的骨嵴。两侧肩胛冈内侧端的连线，平第3胸椎棘突。向外延伸为肩峰，是肩部的最高点。

（8）肩胛骨下角位于肩胛骨脊柱缘和腋缘汇合处，平对第7肋或第7肋间隙，是计数肋的标志。两侧肩胛骨下角的连线，平第7胸椎棘突。

（9）第12肋：在竖脊肌外侧可触及此肋，前端游离在腹壁肌肉之中，有时该肋骨很短，易将第11肋误认为是第12肋，以致腰部手术切口位置过高，有损伤胸膜的可能。

（10）竖脊肌：是在棘突两侧可见的纵行肌性隆起。其外侧缘与第12肋的交角，称肾区或脊肋角。肾门位于该角深部，患有肾盂肾炎时，该区有叩击痛。竖脊肌也是肾囊封闭常用的进针部位。

3.皮肤　厚而致密，移动性小，有较丰富的毛囊和皮脂腺，感觉神经末梢较少，灵敏性较差。

4.浅筋膜　致密而厚实，含有较多脂肪，项区上部的浅筋膜特别致密，通过结缔组织纤维束与皮肤和深筋膜相连，将脂肪分成许多小格，从而使项背部皮肤活动性减小，并在某种程度上限制了炎症的蔓延。在浅筋膜内有皮神经和浅血管。源自桡神经的臂后皮神经、前臂后皮神经，上肢后面的浅淋巴管分别回流至腋淋巴结群的外侧淋巴结和肘浅淋巴结。后者位于肱骨内上髁上方，又称滑车上淋巴结，收纳手和前臂尺侧半的浅淋巴管，其输出管和上肢其余部分的浅淋巴管注入外侧淋巴结。

（1）皮神经：主要来自脊神经后支（图6-2）。

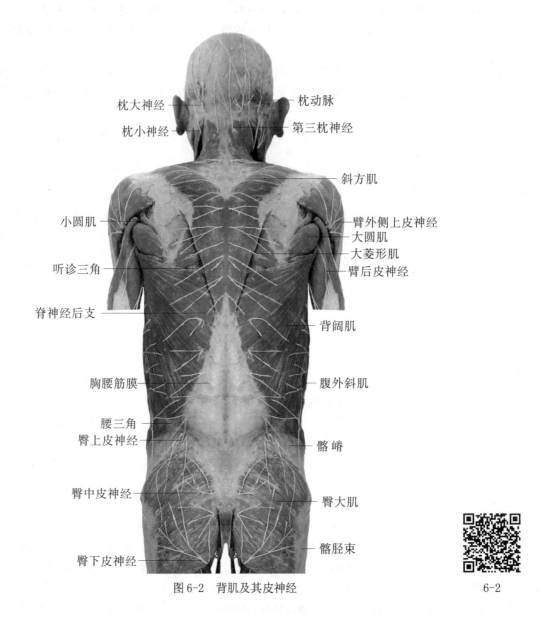

图6-2　背肌及其皮神经　　　　　　6-2

项区：来自颈神经后支的分支。较粗大的皮支有枕大神经和第3枕神经。枕大神经是第2颈神经后支的分支，在上项线下方穿斜方肌浅出，伴枕动脉分支上行，分布至枕部皮肤，并有小分支与枕小神经和耳大神经相交通。第3枕神经是第3颈神经后支的分支，在枕大神经稍下方穿斜方肌浅出，分布至项区上部和枕外隆凸附近的皮肤。

胸背区和腰区：来自胸、腰神经后支的分支。各支在棘突两侧浅出，上6～7对胸神经后支的内侧支沿后正中线两侧穿斜方肌和背阔肌至皮下，然后几乎呈水平位向外走行，其中第2胸神经后内侧支最长，在肩胛冈平面穿出，向外达肩峰附近；下5～6对胸神经后支的外侧支穿出肌肉的部位距后正中线较远，后斜向外下，分布至胸背区和腰区的皮肤。第12胸神经后支的分支可分布至臀区。第1～3腰神经后外侧支组成臀上皮神经，于骶棘肌外侧缘穿出筋膜，越过髂嵴分布至臀区上部。

骶尾区：来自骶、尾神经后支的分支。其中第1～3骶神经后支的分支组成臀中皮神经，分布至臀中区皮肤。

（2）浅血管：项区的浅动脉主要来自枕动脉的分支；胸背区则主要来自肋间后动脉的分支；腰区来自腰动脉的分支；骶尾区来自臀上、下动脉等的分支。其中，枕动脉较粗，肋间后动脉和腰动脉较细。各动脉与相应的静脉和神经伴行。

5. 深筋膜　背部的深筋膜分为浅、深两层，浅层较薄弱，覆盖斜方肌和背阔肌，并与颈、胸、腹部的深筋膜浅层相移行。上肢背面伸肌支持带向深面发出 5 个纤维隔，附着于桡、尺骨背面，形成 6 个骨纤维管，从桡侧向尺侧依次有：①拇长展肌和拇短伸肌腱及其腱鞘；②桡侧腕长、短伸肌腱及其腱鞘；③拇长伸肌腱及其腱鞘；④指伸肌和示指伸肌腱及其腱鞘；⑤小指伸肌腱及其腱鞘；⑥尺侧腕伸肌腱及其腱鞘。腕背的腱鞘如果增厚增大，可形成腱鞘囊肿。

6. 肌肉、血管神经干层

（1）臂后骨筋膜鞘内含肱三头肌、肱深血管、桡神经和尺神经的臂部下段。臂部后群肌的起止、作用与神经见表 6-1。

表6-1　臂部后群肌

名　称	起　点	止　点	作　用	神　经
肱三头肌	肩胛骨盂下结节、肱骨后面	尺骨鹰嘴	伸肘	桡神经
肘肌	肱骨外上髁	鹰嘴、尺骨后面	伸肘	桡神经

（2）前臂后骨筋膜鞘内含前臂后群肌和骨间后血管神经束等。前臂后群肌的起止、主要作用与神经支配见表 6-2。

表6-2　前臂后群肌

名　称	起　点	止　点	主要作用	神经支配
桡侧腕长伸肌	肱骨外上髁	第 2 掌骨底背面	伸、外展腕关节	桡神经
桡侧腕短伸肌	肱骨外上髁	第 3 掌骨底背面	伸腕关节	桡神经
指伸肌	肱骨外上髁	第 2～5 指骨中远节指骨底	伸指、伸腕	桡神经
小指伸肌	肱骨外上髁	小指指背腱膜	伸小指、伸腕	桡神经
尺侧腕伸肌	肱骨外上髁	第 5 掌骨底	伸、内收腕关节	桡神经
旋后肌	肱骨外上髁、尺骨	桡骨前面上 1/3	前臂旋后	桡神经
拇长展肌	桡、尺骨背面	第 1 掌骨底	外展拇指及腕关节	桡神经
拇短伸肌	桡、尺骨背面	拇指近节指骨底	伸拇指	桡神经
拇长伸肌	桡、尺骨背面	拇指远节指骨底	伸拇指	桡神经
示指伸肌	桡、尺骨背面	示指中节指骨底	伸示指	桡神经

7.肱骨肌管（或称桡神经管）　位于肱三头肌的内、外侧头和肱骨的桡神经沟之间。管内有桡神经、肱深动、静脉经过。桡神经在上臂后外侧绕至掌侧，走行于肱肌与肱桡肌之间，继续向下入肘窝的外侧部。

8.桡神经浅支　桡神经浅支是桡神经干的直接延续，下行于桡动脉的外侧，在前臂近侧1/3处，两者相距较远，中1/3相伴行，远侧1/3处又分开。桡神经浅支最后经肱桡肌腱深面，转至前臂后区。体表投影：在桡骨茎突上方约5cm处穿深筋膜浅出转至手背，分布于手背桡侧半边皮肤，包括拇指近、远节，食指近节及中指近节桡侧区域，共两个半指背皮肤。

9.尺神经手背支　在腕上方约5cm处发自尺神经，至腕的尺侧稍上方穿深筋膜浅出，转向手背与贵要静脉起始部伴行，分布于手背尺侧半边区域，无名指近节及中、远节尺侧区域为尺神经支配，而桡侧为正中神经支配；中指近节尺侧区域为尺神经支配，桡侧为桡神经支配，而中、远节为正中神经支配；小指近、中、远节区域均为尺神经支配（图6-3）。

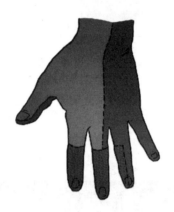

尺神经支配区域 ▬▬
桡神经支配区域 ▬▬
正中神经支配区域 ▬▬

图6-3　手部皮肤神经分布　　　　　　6-3

四、临床应用要点

肌皮瓣的临床解剖学原理：由于背部皮肤和肌肉的面积较大，临床上常用背阔肌和斜方肌制作皮肌瓣或肌瓣，以修复大面积缺损，或用以心脏成形术，此时不会对正常功能产生严重影响。取肌皮瓣时应保护血管和神经进出肌的部位，即"肌门"，以保证瓣的成活和功能。

（王　征　曾宪智）

第七章　背部、肩胛区、上肢后区深层局部解剖

一、学习要求与掌握内容

1.熟悉肩胛区、上肢背面深层肌肉的名称、位置，肌间结构内的主要神经、血管的名称、位置及支配范围。

2.掌握三边孔、四边孔的组成及通行结构。

二、解剖步骤

1.修洁斜方肌和背阔肌　清除深筋膜浅层，并修洁斜方肌和背阔肌。在项部，修洁到斜方肌外侧缘时要注意不能损伤副神经和颈丛的分支。在胸背部修洁背阔肌时，注意保留胸腰筋膜。

2.观察背浅肌和浅部肌间三角　观察斜方肌和背阔肌的起止点，检视听诊三角和腰下三角的围成，观察胸腰筋膜后层的形状和其周围的关系。

3.切翻斜方肌和背阔肌　钝性分离斜方肌，再沿正中线外侧 1cm 处由下往上纵行切开斜方肌，并向外侧翻起，直至肩胛冈的止点。其深面紧贴菱形肌，小心不要伤及。再沿上项线斜方肌的枕部起点，向下翻起。注意保留枕大神经，翻开斜方肌以后，沿副神经及其伴行血管清除结缔组织，保留神经和小动脉。钝性分离背阔肌，再沿背阔肌的肌性部分与腱膜的移行线外侧 1cm 处斜行切开背阔肌，翻向外侧。其深面为下后锯肌，接近腋区可见胸背神经、动脉和静脉进入背阔肌深面，清理并观察。

4.观察背浅肌的深层和腰上三角

（1）背浅肌深层的肌肉：包括肩胛提肌、菱形肌、上后锯肌和下后锯肌。修洁肩胛提肌和菱形肌，在中线旁 1cm 切开并外翻菱形肌，注意解剖寻找肩胛背神经和血管。菱形肌深面有较薄的上后锯肌，切断上后锯肌，翻向外侧，显露属于背深肌的夹肌。在胸背部和腰部移行处观察下后锯肌，它起自正中线，止于第 9 ~ 12 肋。

（2）观察腰上三角：由下后锯肌的下缘、竖脊肌的外侧缘和腹内斜肌的后缘共同围成。有时第 12 肋也参与围成，则成腰上四角。腰上三角的表面由背阔肌覆盖，深面是腹横肌腱膜，腹横肌深面有肋下神经、髂腹下神经和髂腹股沟神经斜向穿行，腹膜后脓肿常从此突出，也是腰区的肾手术入路。

5.解剖背部深筋膜深层　解剖并观察胸腰筋膜。胸腰筋膜在腰区特别发达，覆盖竖脊肌，并分为 3 层。沿竖脊肌的中线，纵行切开胸腰筋膜浅层，翻向两侧，显露竖脊肌；将竖脊肌牵拉向内侧，观察深面的胸腰筋膜中层。在胸腰筋膜中层的深面，还有腰方肌和胸腰筋膜的深层。

6.解剖竖脊肌　竖脊肌纵列于脊柱的两侧，是背部深层的长肌，下方起自骶骨的背面和髂嵴的后部，向上分为 3 列：外侧列是髂肋肌，止于各肋；中间列为最长肌，止于脊椎的横突，上端止于乳突；内侧列为棘肌，止于脊椎的棘突。小心钝性分离竖脊肌的 3 列纤维。

7.解剖椎管　将尸体头部下垂、腹部垫高，在各椎骨关节突内侧和骶骨的骶中间嵴内侧纵行锯开椎弓板，凿开椎管的后壁，进入硬膜外隙，清除隙内的脂肪和椎内静脉丛，沿中线纵行剪开硬脊膜，观察蛛网膜下隙、脊髓、脊髓圆锥、马尾和终丝等结构，并观察脊髓表面的软脊膜和齿状韧带。最后，用咬骨钳咬除几个椎间孔后壁，观察椎间盘、后纵韧带、脊神经根、脊神经节和脊神经前、后支。

8.切断三角肌在肩胛冈的起点，翻开三角肌后半，找出其深面的肱三头肌长头，检视其内、外侧的裂隙：三边孔、四边孔及穿过孔的结构（旋肩胛血管、旋肱后血管、腋神经）。在肱三头肌长头和外侧头之间作钝性分离，寻找进入肱骨肌管的桡神经和肱深血管。分开肱桡肌与肱肌外侧缘之间的肱二头肌外

侧沟，可见沟内桡动脉的上端发出的桡侧返动脉和桡神经的下段（图 7-1）。

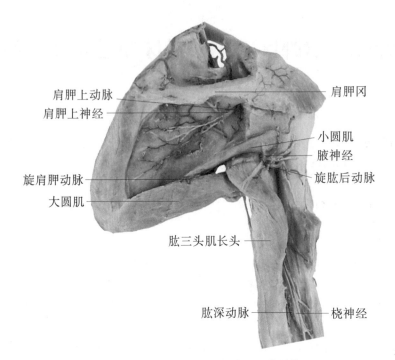

图 7-1 三角肌区与肩胛区的结构　　　　7-1

9. 向内翻开指伸肌，分离并检查其深面的肌肉（旋后肌、拇长展肌、拇短伸肌、拇长伸肌、示指伸肌）。

10. 在旋后肌的下缘找出前臂骨间背侧动、静脉和神经，观察其来源、走向、供给区。注意观察旋前圆肌与旋后肌止点的位置（旋前圆肌止于桡骨外侧面的中部，旋后肌止于桡骨前面的上部）。

11. 观察手背侧的伸肌支持带、肌腱及腱鞘。同样可注入清水，观察各腱鞘的范围（图 7-2）。

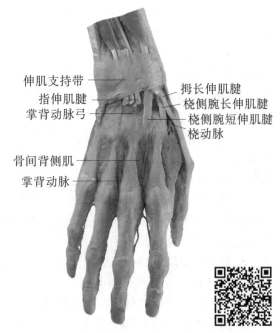

图 7-2 手背深层结构　　　7-2

三、知识点

1. 背部肌肉、血管、神经干层（表 7-1）

（1）第一层：有斜方肌、背阔肌和腹外斜肌后部，斜方肌位于项部和胸背上部，由副神经支配，血液供应主要来自颈浅动脉和肩胛背动脉。背阔肌位于胸背下部和腰部，由胸背神经支配，血液供应主要来自胸背动脉和节段性的肋间后动脉和腰动脉的分支。

（2）第二层：有肩胛提肌、菱形肌、上后锯肌、下后锯肌和腹内斜肌后部。肩胛提肌和菱形肌被斜方肌覆盖，前者在项区偏外侧，后者在胸背区脊柱两侧，其深面为上后锯肌。下后锯肌在腰区，背阔肌深面。

（3）第三层：有竖脊肌、夹肌和腹横肌后部；竖脊肌是背肌中最长的肌肉，纵行于脊柱的两侧，下起自骶骨背面，向上达枕骨和颞骨，由脊神经后支支配。

（4）第四层：有枕下肌、横突棘肌和横突间肌等。

表7-1　背肌

名　称	起　点	止　点	主要作用	神经支配
斜方肌	上项线、枕外隆凸、项韧带、全部胸椎棘突	锁骨外 1/3、肩峰、肩胛冈	拉肩胛骨向中线靠拢，上部纤维提、下部纤维降肩胛骨	副神经
背阔肌	下 6 个胸椎棘突、全部腰椎棘突、髂嵴	肱骨小结节嵴	肩关节后伸、内收及内旋	胸背神经
肩胛提肌	上位颈椎横突	肩胛骨上角和内侧缘上面	上提肩胛骨	肩胛背神经
菱形肌	下位 2 个颈椎和上位 4 个胸椎棘突	肩胛骨内侧缘	牵引肩胛骨向内上并向脊柱靠拢	肩胛背神经
竖脊肌	骶骨后面、髂嵴后部、腰椎棘突	肋骨、椎骨及颞骨乳突	一侧收缩脊柱向同侧屈，两侧收缩脊柱后伸、仰头	脊神经后支
夹肌	项韧带下部、下位颈椎棘突、上位胸椎棘突、棘上韧带	上位椎骨横突、乳突及上项线	单侧收缩使头转向同侧，两侧同时收缩使头后仰	颈神经后支

2.背部血管

（1）动脉：项区动脉主要来自枕动脉、颈横动脉和椎动脉等的分支。胸背区则来自肋间后动脉、肩胛背动脉和胸背动脉等的分支。腰区来自腰动脉和肋下动脉的分支。骶尾区来自臀上、下动脉等的分支。

枕动脉是颈外动脉的分支，经颞骨乳突与寰椎横突之间进入项部，位于胸锁乳突肌和头夹肌附着点的深面，穿出斜方肌后与枕大神经伴行。

肩胛背动脉是锁骨下动脉的分支，向外穿越臂丛，经中斜角肌前方到肩胛提肌深面，与同名神经伴行，向内下至菱形肌深面，分布于背肌和肩带肌，并与肩胛上动脉和旋肩胛动脉吻合，形成肩胛动脉网。有时肩胛背动脉与颈浅动脉共干起自颈横动脉。颈横动脉为甲状颈干的分支，其浅支为颈浅动脉，深支即肩胛背动脉。

椎动脉是锁骨下动脉第一段的分支，于前斜角肌和颈长肌之间上行，穿第 6 ～ 1 颈椎横突孔，经枕下三角至寰椎侧块上关节面转向后内，通过椎动脉沟，穿寰枕后膜和硬脊膜，经枕骨大孔进入颅腔，向前达斜坡，于脑桥下端左右汇合成一条基底动脉。

（2）静脉：背部的深静脉与动脉伴行。项区的静脉汇入椎静脉、颈内静脉和锁骨下静脉；胸背区的静脉汇入奇静脉和半奇静脉；腰区的静脉汇入下腔静脉；骶尾区的静脉汇入髂内静脉；脊柱区的深静脉经椎静脉丛与椎管内、外、颅内和盆部的深静脉相交通，是沟通上、下腔静脉和颅内、外静脉的重要通道。

3.神经　来自 31 对脊神经后支、副神经、胸背神经和肩胛背神经。

（1）脊神经后支：为混合性神经，较细，自椎间孔处由脊神经分出后，绕上关节突外侧向后行，至相邻横突间分为内侧支和外侧支。肌支分布于项、背、腰、骶部的深层肌肉；皮支分布于枕、项、胸、腰、骶和臀部的皮肤。脊神经后支呈明显节段性分布，各神经支配相应部位的肌肉和皮肤感觉。

（2）副神经：自胸锁乳突肌后缘中、上 1/3 交界处斜向外下，经枕三角至斜方肌前缘中、下 1/3 交界处深面进入该肌，分支支配胸锁乳突肌和斜方肌。

（3）胸背神经：起自臂丛后束，沿肩胛骨外侧缘伴同名血管下行，支配背阔肌。

（4）肩胛背神经：起自臂丛锁骨上部神经根，穿中斜角肌向外下至肩胛提肌深面，沿肩胛骨内侧缘与同名血管伴行，支配肩胛提肌与菱形肌。

4.背部深筋膜　在肌层的两面，包括项筋膜、胸腰筋膜。

（1）项筋膜：位于斜方肌深面，包裹夹肌和半棘肌，内侧附于项韧带，上方附于上项线，向下移行为胸腰筋膜后层。

（2）胸腰筋膜：在胸背区较为薄弱，覆于竖脊肌表面，向上续项筋膜，内侧附于胸椎棘突和棘上韧带，外侧附于肋角，向下至腰区增厚，并分为前、中、后三层（图7-3）。

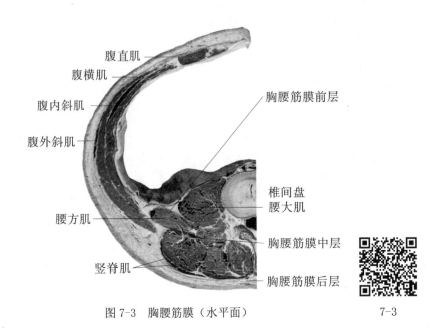

图 7-3　胸腰筋膜（水平面）　　　　　　　7-3

后层是三层中最厚的一层，位于竖脊肌的后面，向后内附于棘上韧带和腰椎棘突，外侧附于肋角，在竖脊肌外侧缘与中层愈合，形成竖脊肌鞘，向下附于髂嵴，是背阔肌和下后锯肌的起始腱膜，色白而光亮；中层位于竖脊肌与腰方肌之间，向内附于腰椎横突尖和横突间韧带，向外在腰方肌外侧缘与深层愈合，形成腰方肌鞘，向上附于第12肋下缘，向下附于髂嵴。中层上部在第12肋与第1腰椎横突之间的部分增厚，形成腰肋韧带，韧带的锐利边缘是胸膜下方返折线的标志，在行肾手术时，切断此韧带可加大第12肋的活动度，便于显露肾；前层位于腰方肌前面，是腹内筋膜的一部分，也称腰方肌筋膜，向内经腰大肌后方附于腰椎横突尖，向下附于髂腰韧带和髂嵴后份，向上附于十二肋下缘和游离端，增厚形成内、外侧弓状韧带，是膈肌后部的起始部位。

后、中、前三层在腰方肌外侧缘合成胸腰筋膜板，是腹内斜肌和腹横肌起始腱膜。由于项、腰部活动度大，在剧烈活动中，项韧带和胸腰筋膜均可能被扭伤，尤以腰部的胸腰筋膜损伤更为多见，是腰背痛原因之一。

5.胸内筋膜　位于胸廓内面，向上覆盖于胸膜顶上面，称胸膜上膜，向下覆盖于膈肌上面，称膈胸膜筋膜。

6.腹横筋膜　位于腹横肌内表面，是腹内筋膜的一部分。

7.枕下三角　位于枕下、项区上部深层，是由枕下肌围成的三角（图7-4）。其内上界为头后大直肌，外上界为头上斜肌，

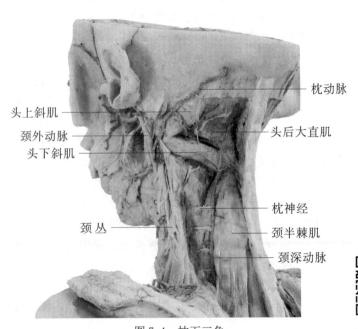

图 7-4　枕下三角　　　　　　　7-4

外下界为头下斜肌。三角的底为寰枕后膜和寰椎后弓，浅面为夹肌和半棘肌，枕大神经于头下斜肌下方穿出，行于该三角表面，支配枕部皮肤。三角内有枕下神经和椎动脉通过。椎动脉穿寰椎横突孔转向内侧，行于寰椎后弓上面的椎动脉沟内，再穿寰枕后膜进入椎管，最后经枕骨大孔进入颅。颈椎的椎体钩骨质增生，头部过分旋转或枕下肌痉挛都可压迫椎动脉，使脑供血不足。枕下神经是第1颈神经的后支，在椎动脉和寰椎后弓间穿出，行经枕下三角，支配枕下肌。

8. 听诊三角　其内上界为斜方肌的外下缘，外侧界为肩胛骨脊柱缘，下界为背阔肌上缘，三角的底为薄层脂肪组织、深筋膜和第6肋间隙，表面覆于皮肤和浅筋膜，因为缺少一层肌肉，故是背部听诊呼吸音最清楚的部位。当肩胛骨向前外移位时，该三角的范围会扩大。

9. 腰上三角　位于背阔肌深面，第12肋下方。三角的内侧界为竖脊肌外缘，外下界为腹内斜肌后缘，上界为第12肋。如果下后锯肌在第12肋的附着处与腹内斜肌后缘相距较近，则下后锯肌也参与构成一个边，共同构成一个不等边四边形的间隙，称列氏四角或腰上四角。三角的底为腹横肌腱膜，腱膜深面有3条与第12肋平行排列的神经，自上而下为肋下神经、髂腹下神经和髂腹股沟神经。腱膜的前方有肾和腰方肌。

10. 腰下三角（图7-5）　位于腰区下部，腰上三角的外下方。外侧界为腹外斜肌后缘，后上界为背阔肌的前下缘，下界为髂嵴。三角的底为腹内斜肌，表面仅覆以皮肤和浅筋膜。此三角为腹后壁的又一薄弱区，也可形成腰疝，但机会较少。

在右侧，三角的前方与阑尾和盲肠相对应，故发生盲肠后位阑尾炎时，此三角也会有明显压痛。腰区深部脓肿也可经腰下三角出现于皮下。

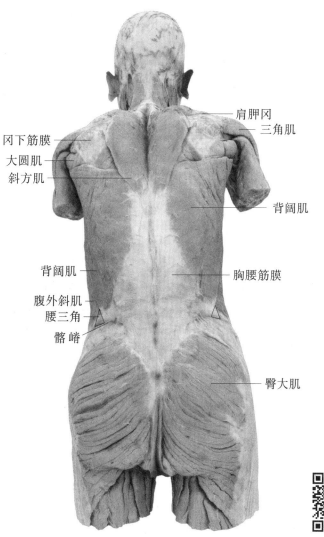

图 7-5　腰上三角和腰下三角　　　7-5

11. 椎管　是由 24 块游离椎骨的椎孔和骶骨的骶管与椎骨之间的骨连结共同形成的骨纤维管道，上通过枕骨大孔与颅腔相通，下达骶管裂孔。容纳脊髓、脊神经根及其周围的血管和被膜。椎管前壁为椎体后面、椎间盘和后纵韧带。侧壁为椎弓根和椎间孔，孔内有脊神经通过。后壁为椎弓板、黄韧带和关节突关节。颈段和腰段椎管近似三角形，较大，胸段椎管近似圆形而较小。

12. 脊髓被膜和脊膜腔　脊髓在椎管内上端平枕骨大孔连于脑，下端终于第 1 腰椎下缘（小儿平第 3 腰椎），向下以终丝附于尾骨背面。脊髓表面被覆三层被膜（图 7-6、图 7-7），由外向内依次为硬脊膜、脊髓蛛网膜和软脊膜。各层膜之间及硬脊膜与椎管骨膜间存在腔隙，由外向内依次为硬膜外隙、硬膜下隙和蛛网膜下隙。

13. 脊神经根　脊神经根丝自脊髓发出后，即横行或斜行于蛛网膜下隙，前、后根合成脊神经，穿蛛网膜和硬脊膜，行于硬膜外隙中。脊神经根分为蛛网膜下隙段（在硬脊膜囊以内的一段）和硬膜外段（穿出硬脊膜囊的一段）。脊神经根离开脊髓时被覆以软脊膜，在穿脊髓蛛网膜和硬脊膜时，带出该两层膜，形成蛛网膜鞘和硬脊膜鞘。此三层被膜向外达椎间孔处，逐渐与脊神经内膜、脊神经束膜和脊神经外膜延续。蛛网膜下隙可在神经根周围向外延伸，至脊神经节近端附近，一般即逐步封闭消失。如果此时进行脊髓旁注射，药物就可能由此进入蛛网膜下隙的脑脊液内。脊神经根的硬膜外段较短，借硬脊膜鞘紧密连于椎间孔周围，以固定硬脊膜囊和保护鞘内的神经根不受牵拉。此段在椎间孔处最易受压。颈部椎间孔呈水平位，较长，约为 1.2cm；下腰部的脊神经根需先在椎管的侧隐窝内斜向下方走行一段距离后，才紧贴椎间孔的上半出孔。所以，临床上有时将包括椎间孔在内的脊神经根的通道称为椎间管或神经根管。椎间盘向后外侧突出，黄韧带肥厚和椎体边缘及关节突骨质增生是压迫脊神经根引起腰腿疼最常见的原因，临床手术减压主要针对这些因素。

14. 脊髓的血管、脊神经的脊膜支

（1）动脉：由起自椎动脉的脊髓前、后动脉和起自节段性动脉的根动脉共同组成。脊髓前动脉沿脊髓前正中裂下降，沿途发出分支营养脊髓灰质和侧索、前索的深部；脊髓后动脉沿脊髓后外侧沟下降，

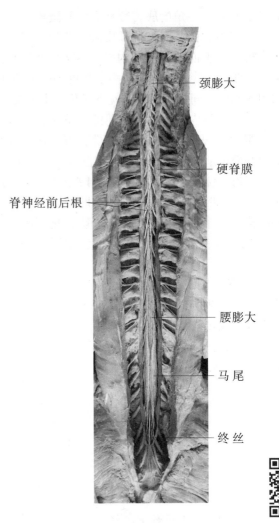

图 7-6　脊髓被摸和脊髓腔　　　7-6

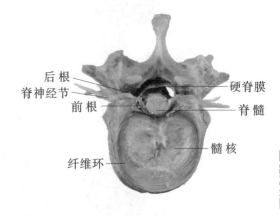

图 7-7　脊髓及其被膜　　　7-7

沿途发出分支营养脊髓后角和后索；根动脉由椎动脉、颈深动脉、肋间后动脉、肋下动脉、腰动脉、骶外侧动脉的分支组成，分为前、后根动脉和脊膜支，前根动脉与脊髓前动脉吻合，供应脊髓腹侧前2/3区域，后根动脉与脊髓后动脉吻合，供应脊髓侧索后部；脊髓前、后动脉和前、后根动脉组成动脉冠，可发出分支营养脊髓周边部。营养脊髓的动脉吻合，在胸4和腰1节段常较缺乏，又称乏血区，易发生循环障碍。

（2）静脉：脊髓表面有6条纵行静脉，行于前正中裂、后正中沟和前、后外侧沟内，纵行静脉之间有许多交通支互相吻合，并穿硬脊膜与椎内静脉丛相交通。

（3）脊神经的脊膜支：硬脊膜的神经来自脊神经的脊膜支，也称窦椎神经。脊膜支自脊神经干发出后，与来自椎旁交感干的交感神经一起，经椎间孔返回椎管内，分布至硬脊膜、脊神经根的外膜、后纵韧带、椎管内动、静脉表面和椎管骨膜等结构。脊膜支含丰富的感觉纤维和交感神经纤维。

四、临床应用要点

1. 脊神经后支与腰背疼　腰神经后支分出后向后行，经骨纤维孔至横突间肌内侧缘分为后内侧支和后外侧支，后内侧支穿经骨纤维管斜向下内。

骨纤维孔又称脊神经后支骨纤维孔。该孔位于椎间孔的后外方，呈长圆形，纵径大、横径小，有时被横行的纤维束分隔成2～3个小管，分别容血管和神经通过。骨纤维管又称腰神经后内侧支骨纤维管。该管位于腰椎乳突和副突间的骨沟处，管的前、上、下壁为骨质，后壁为韧带。

在正常情况下，这些孔、管或裂隙有保护通过其内的血管和神经的作用，但由于孔管细小，周围结构坚韧而缺乏弹性，而且腰部活动度大，故在病理情况下，这些孔管变形，变窄，压迫通过的神经和血管，导致腰腿疼。

第1～3腰神经的后支的外侧支参与组成臀上皮神经，跨越髂嵴后部达臀区上部，臀上皮神经在髂嵴上方处比较集中，当腰部急剧扭转时，该神经易被拉伤，是导致腰腿痛的常见原因之一。

2. 肾区与临床　肾手术的腹膜外入路必经腰上三角。当切开腹横肌腱膜时，应注意保护肋下神经、髂腹下神经和髂腹股沟神经。第12肋前方与胸膜腔相邻，为扩大手术视野，常需切断腰肋韧带，将第12肋上提，此时，应注意保护胸膜，以免损伤造成气胸。肾周围脓肿时，可在此处切开引流。腰上三角是腹后壁的薄弱区之一，腹腔器官可经此三角向后突出，形成腰疝。腹后壁脓肿也可自此穿破。

3. 寰枢关节与临床　寰枢关节包括寰枢外侧关节和寰枢正中关节，前者由寰椎下关节面和枢椎的上关节面组成，有较大的活动度；后者由寰椎的齿突凹、枢椎齿突和寰椎横韧带共同组成，齿突与寰椎横韧带之间有滑膜囊，寰椎横韧带中部向上、向下各发出一纵行纤维束，分别附着于枕骨大孔的前缘和枢椎体的后面，纵横纤维组成寰椎十字韧带（图7-8），有限制齿突后移的作用，一旦寰椎十字韧带损伤，齿突后移，压迫脊髓，有生命危险。

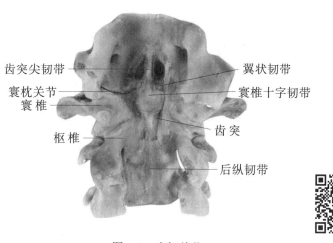

图 7-8　寰枢关节

4.颈椎病 第 3～7 颈椎的椎体上面外侧缘有椎体钩，与上一椎体的下面外侧缘的相应部位的凹陷共同组成钩椎关节，又称 Luschka 关节，椎体钩可防止上一椎体向两侧移位（图 7-9），增加颈椎椎体间的稳固性，并防止椎间盘向后外方脱出。如果过度增生肥大，可使椎间孔狭窄，压迫脊神经，产生症状，是颈椎病的病因之一。

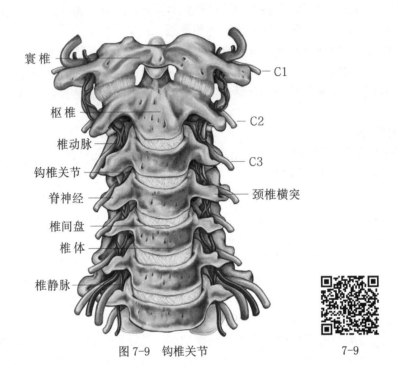

图 7-9　钩椎关节　　　　　7-9

相邻颈椎椎弓根的上、下切迹围成颈椎间孔，是骨纤维性管道。其前内侧壁为椎体钩、椎间盘和椎体的下部，后外侧壁为颈部椎间关节突关节。颈椎的椎体钩、横突和关节突构成一骨性复合体，有颈脊神经和椎动脉等在此通过（图 7-10）。复合体的任何组成结构的病变均可压迫颈脊神经和血管，如压迫椎动脉，可引起脑供血不足。

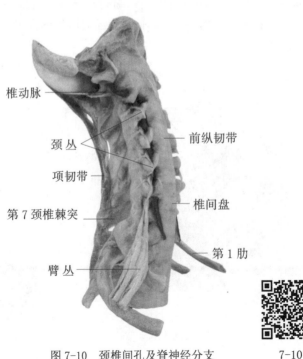

图 7-10　颈椎间孔及脊神经分支　　　7-10

5. 椎间盘与临床　随年龄的增长，椎间盘易发生退行性变，水分减少，脆性增加，过度负重或剧烈运动可导致纤维环破裂，髓核突出，称椎间盘突出症，以第 4～5 腰椎间者多见。椎间盘前方有宽的前纵韧带，后方中部有窄的后纵韧带加强。后纵韧带窄细而坚韧，与椎体上、下缘和椎间盘纤维环紧密结合，与椎体结合较疏松，有防止椎间盘向后突出和限制脊柱过度前屈的作用。椎间盘的后外侧薄弱并对向椎间孔，因此髓核常向后外侧突出，压迫神经根。颈椎间盘的后外方有椎体钩加固，胸段脊柱活动度小，故颈、胸段的椎间盘突出症较腰段少见。

椎间盘突出时，为了减轻对受压脊神经根的刺激，患者常常处于强迫的脊柱侧凸体位。此时，脊柱侧凸的方向，取决于椎间盘突出的部位与受压神经根的关系。当椎间盘突出从内侧压迫神经根时，脊柱将弯向患侧；如果椎间盘突出从外侧压迫神经根时，脊柱将弯向健侧。有时，椎间盘突出患者会出现左右交替性脊柱侧凸现象，其原因可能是突出椎间盘组织的顶点正巧压迫脊神经根。无论脊柱侧凸弯向何方，均可缓解突出椎间盘对脊神经根的压迫。

6. 黄韧带与临床　黄韧带又称弓间韧带，是连于相邻两椎弓板之间的韧带，参与围成椎管的后壁和神经根管的后外侧壁。腰穿或硬膜外麻醉，需穿经此韧带才能达椎管。两侧黄韧带间在中线有一窄隙，有小静脉通过。随年龄的增长，黄韧带可能出现退变，增生肥厚，以腰段多见，可导致腰椎管狭窄，压迫神经和腰脊神经根，引起腰腿疼。

7. 蛛网膜下隙穿刺（腰椎穿刺）是穿刺入蛛网膜下隙，抽取脑脊液以诊断某些中枢神经疾病；或注入麻药、其他药品以麻醉和治疗。由于腰椎棘突近水平位，第 2 腰椎以下无脊髓，故穿刺常在第 3、4 或第 4、5 腰椎间进行。应注意正确的体位（膝胸位）、经过的层次（依次穿过皮肤、浅筋膜、深筋膜、棘上韧带、棘间韧带、黄韧带、硬脊膜和蛛网膜）。

（姜华东）

附 上肢、脊柱区部分复习思考题

一、选择题

1. 以下关于三边孔的描述中，正确的是···（　）
   - A. 由小圆肌、大圆肌和肱二头肌长头围成
   - B. 由大圆肌、肱三头肌长头和肩胛下肌围成
   - C. 由肱三头肌、肩胛下肌、背阔肌围成
   - D. 由肩胛下肌、小圆肌、大圆肌围成
   - E. 由小圆肌、肱三头肌短头、大圆肌围成

2. 胸长神经支配···（　）
   - A. 胸大肌　　　　B. 背阔肌　　　　C. 菱形肌　　　　D. 前锯肌　　　　E. 斜方肌

3. 肱骨中段骨折，损伤桡神经后，最主要的临床表现为···（　）
   - A. 手腕下垂　　　　B. 不能主动伸指间关节　　　　C. 不能主动伸掌指关节
   - D. 手指桡侧感觉消失　　　　E. 拇指不能外展

4. 肱骨外科颈骨折，最易受损伤的神经是···（　）
   - A. 肌皮神经　　　B. 腋神经　　　C. 正中神经　　　D. 桡神经　　　E. 尺神经

5. 以下关于掌深弓的描述中，错误的为···（　）
   - A. 由桡动脉末端和尺动脉掌深支组成
   - B. 位于屈指肌腱深面
   - C. 往往平腕掌关节高度
   - D. 与掌浅弓间有吻合
   - E. 由弓发出指掌侧总动脉到第 2～5 指

6. 穿锁胸筋膜的结构是···（　）
   - A. 胸长和胸前神经　　　　　　　B. 头静脉和贵要静脉
   - C. 胸肩峰动脉和头静脉　　　　　D. 前臂内侧皮神经和胸前神经
   - E. 腋神经和旋肱后动脉

7. 沿腋静脉近侧端排列的淋巴结是···（　）
   - A. 腋淋巴结尖群　　　　B. 腋淋巴结中央群　　　　C. 腋淋巴结外侧群
   - D. 肩胛下淋巴结　　　　E. 胸肌淋巴结

8. 穿过四边孔的结构是 ·· （　）

    A. 胸背动脉　　　B. 胸背神经　　　C. 腋神经　　　D. 桡神经和肱深动脉　　　E. 旋肩胛动脉

9. 在肱骨肌管内行走的神经是 ·· （　）

    A. 桡神经　　　　B. 腋神经　　　　C. 肌皮神经　　D. 正中神经　　　　　E. 尺神经

10. 肌皮神经 ··· （　）

    A. 发自臂丛后束　　　　　　　　　B. 穿过肱三头肌长头

    C. 肌支支配上臂前群的全部肌肉　　D. 皮支支配前臂背侧（后部）皮肤

    E. 以上均不对

11. 腋神经 ··· （　）

    A. 与旋肱前动脉伴行　　　B. 穿三边孔　　　　　　　C. 紧贴肱骨外科颈后方

    D. 支配三角肌和大圆肌　　E. 是臂丛外侧束的分支

12. 前锯肌 ··· （　）

    A. 受胸背神经支配　　　　B. 受胸长神经支配　　　　C. 受肩胛下神经支配

    D. 受肋间神经支配　　　　E. 该肌止于肩胛骨腋缘

13. 四边孔 ··· （　）

    A. 上界为大圆肌　　　　　B. 下界为小圆肌　　　　　C. 内侧界为肱骨外科颈

    D. 外侧界为肱三头肌长头　E. 内有腋神经和旋肱后血管经过

14. 不通过腕管的结构为 ··· （　）

    A. 指浅屈肌腱　　B. 指深屈肌腱　　C. 掌长肌肌腱　　D. 拇长屈肌腱　　E. 正中神经

15. 行乳腺癌根治术时应注意保护的结构是 ·· （　）

    A. 胸肩峰动脉、胸前神经　　　　　B. 头静脉、胸长神经、胸背神经

    C. 肩胛下动脉、胸背神经　　　　　D. 胸外侧动脉、胸长神经

    E. 头静脉、胸前神经

16. 乳房外侧部炎症或癌肿最先受侵入的腋淋巴结是 ·· （　）

    A. 外侧群淋巴结　　　　　B. 胸肌淋巴结　　　　　　C. 肩胛下淋巴结

    D. 中央群淋巴结　　　　　E. 腋尖淋巴结

17. 掌浅弓 ··· （　）

    A. 由桡动脉主干和尺动脉掌浅支组成

    B. 弓顶端平对远侧掌横纹

    C. 位于掌腱膜深方，正中神经的浅面

    D. 位于指浅、深屈肌腱之间

    E. 发出三条掌心动脉，并与掌深弓的分支吻合

18. 肩膨隆的外形消失而出现"方肩"，提示 ……………………………………………… （　　）

    A. 桡神经损伤　　　　　B. 肩胛上神经损伤　　　C. 肩胛下神经损伤

    D. 腋神经损伤　　　　　E. 肩胛背神经损伤

19. 下列关于肘窝的描述，哪项是错误的 ……………………………………………… （　　）

    A. 上界为肱骨内、外上髁的连线

    B. 外侧界为肱桡肌、内侧界为旋前圆肌

    C. 窝底为肱肌的下份

    D. 肘窝内有肱动、静脉，桡动、静脉和尺动、静脉

    E. 肘窝内神经有正中神经、桡神经和尺神经

20. 正中神经 ……………………………………………………………………………… （　　）

    A. 起自臂丛后束

    B. 在臂部与肱动脉伴行，并支配喙肱肌

    C. 在前臂行于指浅、深屈肌之间

    D. 越过腕横韧带表面进入手掌部

    E. 支配鱼际肌及第1，2蚓状肌

21. 尺神经 ………………………………………………………………………………… （　　）

    A. 由臂丛内侧束与外侧束合并而成

    B. 绕肱骨外侧髁内侧的尺神经沟下行

    C. 在前臂发支支配尺侧腕屈肌和指浅屈肌尺侧半

    D. 穿过腕管进入掌部

    E. 在手掌发支支配拇收肌

22. 掌中间隙 ……………………………………………………………………………… （　　）

    A. 近端为盲端　　　　　B. 前界为掌长肌　　　　C. 桡侧为掌中隔

    D. 尺侧为外侧肌间隔　　E. 深面为拇收肌

23. 通过腕管的结构，除指浅、深屈肌腱外，还有 ………………………………… （　　）

    A. 正中神经、尺神经、尺动脉、尺动脉掌浅支

    B. 尺神经深支、尺动脉、正中神经

    C. 正中神经、拇长屈肌腱

    D. 正中神经、尺神经手掌支

    E. 正中神经

24. 旋前圆肌 ……………………………………………………………………………… （　　）

    A. 构成肘窝的外侧界

    B. 起于肱骨外上髁，止于尺骨

    C. 有尺动脉经其浅面

    D. 有正中神经穿过

    E. 受尺神经支配

25. 前锯肌 ………………………………………………………………………………………… ( )

    A. 位于腋窝内侧壁，由胸长神经支配

    B. 位于腋窝后壁，由胸背神经支配

    C. 位于腋窝内侧壁，由胸前内侧神经支配

    D. 位于腋窝前壁，由胸长神经和胸前内侧神经支配

    E. 位于腋窝内侧壁，由胸背神经支配

26. 臂丛后束发出的神经是 ……………………………………………………………………… ( )

    A. 肌皮神经   B. 正中神经   C. 桡神经

    D. 尺神经   E. 前臂内侧皮神经和臂内侧皮神经

27. 在三角肌、胸大肌间沟内走行的静脉是 ……………………………………………………… ( )

    A. 头静脉   B. 贵要静脉   C. 肱静脉   D. 腋静脉   E. 锁骨下静脉

28. 沿胸外侧血管排列的腋淋巴结为 ……………………………………………………………… ( )

    A. 尖群淋巴结   B. 外侧群淋巴结   C. 中央群淋巴结

    D. 肩胛下淋巴结群（后群）   E. 胸肌淋巴结群（前群）

29. 鱼际间隙 ………………………………………………………………………………………… ( )

    A. 位于拇收肌筋膜的后方   B. 内有正中神经返支

    C. 掌浅弓部位位于鱼际间隙   D. 前界为示指屈肌腱、第1蚓状肌及掌中隔

    E. 近侧端可与前臂屈肌间隙相通

30. 穿三边孔的结构为 ……………………………………………………………………………… ( )

    A. 腋神经及腋动、静脉   B. 旋肱前动脉   C. 腋神经及旋肱后动脉

    D. 旋肩胛动脉及胸背神经   E. 旋肩胛动、静脉

31. 桡神经深支穿过 ………………………………………………………………………………… ( )

    A. 旋后肌   B. 旋前圆肌   C. 三边孔   D. 肱骨肌管   E. 四边孔

32. 解剖学上"鼻烟窝"的边界是 …………………………………………………………………… ( )

    A. 桡骨茎突、拇长展肌、拇短伸肌腱

    B. 桡骨茎突、拇长伸肌腱、桡侧腕长伸肌腱

    C. 桡骨茎突、拇长展肌、拇短伸肌腱、拇长伸肌腱

    D. 桡骨茎突、拇长伸肌腱、桡侧腕短伸肌腱

    E. 以上都不是

33. 前臂屈肌后间隙 ………………………………………………………………………………… ( )

    A. 位于指浅、深屈肌之间   B. 向下经腕骨可达鱼际间隙

    C. 向下经腕骨可达掌中间隙   D. 向下可通手掌的外侧骨筋膜鞘

    E. 向下可通手掌的内侧骨筋膜鞘

34. 若损伤正中神经返支，则拇指 ………………………………………………………… （ ）

    A. 不能外展　　B. 不能对掌　　C. 不能内收　　D. 不能屈曲　　E. 全部运动功能丧失

35. 乳房外侧和上部的淋巴管首先注入 ………………………………………………… （ ）

    A. 胸骨旁淋巴结　　　　　　　B. 腋淋巴结尖群　　　　　　C. 胸肌淋巴结

    D. 腋淋巴结中央群　　　　　　E. 与肝的淋巴管相吻合

36. 根据乳房小叶、输乳管等解剖特点，乳房脓肿切开排脓时，切口应采用 …………… （ ）

    A. 环形切口　　B. 横行切口　　C. 弧形切口　　D. 斜行切口　　E. 放射状切口

37. 枕大神经来自 ……………………………………………………………………………… （ ）

    A. 第 1 颈神经后支　　　　　　B. 第 2 颈神经后支　　　　　C. 第 3 颈神经后支

    D. 第 4 颈神经后支　　　　　　E. 第 5 颈神经后支

38. 通过枕下三角的结构为 …………………………………………………………………… （ ）

    A. 枕动脉、枕大神经　　　　　B. 枕下神经、椎动脉　　　　C. 枕小神经、椎动脉

    D. 枕大神经、枕小神经　　　　E. 枕动脉、枕下神经

39. 副神经支配 ………………………………………………………………………………… （ ）

    A. 背阔肌　　B. 斜方肌　　C. 菱形肌　　D. 上后锯肌　　E. 肩胛提肌

40. 肩胛背神经支配 …………………………………………………………………………… （ ）

    A. 背阔肌　　B. 菱形肌　　C. 斜方肌　　D. 上后锯肌　　E. 冈上肌

41. 不参与组成肌腱袖的肌肉为 ……………………………………………………………… （ ）

    A. 小圆肌　　B. 大圆肌　　C. 肩胛下肌　　D. 冈上肌　　E. 冈下肌

42. 经过肩胛上横韧带深面进入冈上窝的结构是 …………………………………………… （ ）

    A. 肩胛上动脉　　B. 肩胛上静脉　　C. 肩胛上神经　　D. 肩胛背神经　　E. 肩胛背动脉

43. 肩胛上神经支配 …………………………………………………………………………… （ ）

    A. 肩胛下肌　　B. 小圆肌　　C. 大圆肌　　D. 冈下肌　　E. 三角肌

二、填空题

1. 与拇指运动有关的神经有_____、_____和_____。

2. 鼻烟窝内有_____、_____、_____经过。

3. 肱桡肌由_____神经支配，此肌为_____窝的外侧界，它与肱肌之间藏有_____神经，肱肌与肱二头肌外侧缘之间有_____神经浅支，该窝的中央有_____肌的腱止于桡骨粗隆，

此腱内侧紧邻_____血管_____神经。

4.四边孔内有_____及_____通过，三边孔内有_____通过。

5.锁胸筋膜呈三角形，位于_____、_____和_____之间，穿过胸筋膜的结构有_____、_____、_____。

6.腕管内有_____、_____、_____和_____通过。

7.掌浅弓位于_____和_____之间，由_____末端和_____吻合而成。

8.尺动脉的掌深支与_____动脉的末端吻合成掌深弓，此弓向远侧发出三支_____动脉，分别与掌浅弓的三支_____动脉吻合。

9.腕管由_____和_____构成，管内有_____神经、指浅、深肌腱及_____肌腱通过。

10.前臂下份前面于屈腕时可以看到三条肌腱，位于尺侧的一条肌腱为_____，它止于_____骨，靠近桡侧的一条为_____，中间一条则为_____。

11.行乳癌根治术清扫腋窝淋巴结前群时，应注意勿伤及_____神经，以免发生_____肌麻醉而造成_____肩。在清扫肩胛下淋巴结时，注意保护_____神经，该神经支配_____肌。

12.临床上常在肘部浅静脉进行药物注射、输血或取血，肘部浅静脉有_____、_____和_____。

13.腋鞘为_____筋膜延续，包绕_____和_____而成。

14.写出与下列淋巴结伴行的血管：腋淋巴结外侧群_____，胸肌淋巴结_____，肩胛下淋巴结_____。

15.下列结构骨折时，常可损伤的神经为：肱骨中段_____，肱骨外科颈_____，桡骨颈_____，肱骨内上髁_____。

16.桡神经主干在臂部与一血管伴行，尺神经在臂部与_____动脉伴行，腋神经在_____孔与_____血管伴行，正中神经于肱二头肌腱膜下和_____动脉伴行，掌深弓与_____神经的_____支伴行。

17.与下列神经伴行的血管为：腋神经_____，尺神经深支_____，桡神经（在臂中部）_____，骨间前神经_____。

18.肘窝上界为_____，外侧界为_____，内侧界为_____，窝底由_____和_____组成。

19.肱骨肌管由_____肌与_____形成的绕肱骨中份后面的管道，内有_____和_____通过。

20.前臂外侧皮神经为_____神经终支，在前臂与_____伴行；前臂内侧皮神经则与_____伴行。

21. 肩胛上动脉经肩胛上横韧带的_____。肩胛上神经经过肩胛上横韧带的_____入冈上窝，它们支配_____肌、_____肌。

22. 肩胛区的小圆肌由_____神经支配，大圆肌由_____神经支配。

23. 经肩胛上横韧带浅面进入冈上窝的结构为_____，经此韧带深面入冈上窝的结构为_____。

24. _____与_____的交角称脊肋角。枕大神经来自第_____颈神经后支的分支。

25. 背阔肌由_____神经支配，斜方肌由_____神经支配。

26. 肌腱袖又称肩袖，是由_____肌、_____肌、_____肌和_____肌的腱包绕肩关节囊周围而成的腱板。

27. 组成肌腱袖的肌腱分别经肩关节的_____方、_____方和_____方，止于肱骨的_____和_____，对肩关节起稳定作用。

28. 肩胛下神经支配_____肌和_____肌。

三、名词解释

1. 正中神经返支：

2. 四边孔：

3. 三边孔：

4. 腕管：

5. 掌浅弓：

6. 掌深弓：

7. 鱼际间隙：

8. 掌中间隙：

9. 肱骨肌管：

10. 鼻烟窝：

11. 肘窝：

12. 锁胸筋膜：

13. 肩胛动脉网：

14. 腋窝：

15. 掌腱膜：

16. 桡侧囊：

17. 乳房悬韧带：

18. 胸肌间隙：

19. 腋鞘：

20. 脊肋角：

21. 胸腰筋膜：

22. 听诊三角：

23. 腰上三角：

24. 腰下三角：

25. 枕下三角：

26. 肌腱袖：

四、问答题

1. 试述手的肌肉和皮肤的神经支配。

2. 试述上肢肌肉的神经支配。

3. 试述手掌由浅入深经过的层次。

4. 试述掌中间隙的边界。若掌中间隙感染化脓，脓液可经何途径向何处蔓延？

5. 试述臂肌的名称、起止点、作用及神经支配。

6. 试述肘窝的界限。肘窝内有哪些主要结构？

7. 腋淋巴结的分群、各群收集的范围及伴行结构。

8. 试述正中神经、尺神经及桡神经在上肢的支配范围。

9. 试述乳房的淋巴回流。

10. 乳癌行乳房根治手术时，应清除哪些结构，保护哪些结构？

11. 试述腋动脉的分支及支配范围。

12. 自桡侧向尺侧依次写出通过伸肌支持带（腕背侧韧带）深面的肌腱及其腱滑膜鞘。

13. 试述鱼际间隙的边界及连通。

14. 若肱骨中段骨折，易损伤何神经？引起哪些临床表现？为什么？

15. 掌指关节可作哪些运动？试述运动此关节的肌肉名称、作用及神经支配。

16. 三边孔和四边孔是如何围成的，其内各有何结构通过？

17. 前臂旋前或旋后运动的肌有哪些？各受何神经支配？

18. 试述脊肋角的位置及临床意义。

19. 何谓胸腰筋膜? 分几层? 各层的位置怎样?

20. 试述听诊三角的位置、境界及临床意义。

21. 试述枕下三角的境界及通过的结构。

22. 试述腰上三角的位置、境界、内容及临床意义。

23. 试述腰下三角的位置、境界及临床意义。

24. 试述在腰上三角处做肾脏手术时, 由浅入深肾脏的结构有哪些?

25. 试述肌腱袖 (肩袖) 的构成及作用。

26. 试述肩胛动脉网的位置、构成及临床意义。

27. 肩胛上神经、肩胛下神经、肩胛背神经、腋神经分别支配哪些肌肉?

（姜华东）

第八章　股前内侧区浅层局部解剖

一、学习要求与掌握内容

1. 解剖并观察股前内侧区的浅静脉、皮神经和浅淋巴结的形态、位置及分布，解剖出阔筋膜。
2. 掌握股前内侧区浅层的肌肉。

二、解剖步骤

1. 切皮　由髂前上棘至耻骨结节作一斜切口（上切口），在膝部作一横切口（下切口），由上切口中点向下，沿大腿前面作纵切口，直达下切口（图8-1）。上述切口均宜浅切。

2. 从纵、横切口相交处开始剥去下肢前内侧的皮肤，由切口向两侧翻开，注意不要损坏浅静脉、皮神经和深筋膜。

3. 在腹股沟韧带下方，观察腹股沟浅淋巴结，它沿腹股沟韧带下方和大隐静脉上段的两侧排列，为8～10个。寻找腹壁浅静脉（由腹壁的脐部走向隐静脉裂孔）、阴部外静脉（由外阴部向外走向隐静脉裂孔）和旋髂浅静脉（沿腹股沟韧带外侧半向内下方行走）（图8-2）。在股前部的脂肪组织内解剖出大隐静脉以及在其内外侧的股内侧浅静脉和股外侧浅静脉，分离这些静脉至股三角部（解剖大隐静脉时，可以先在股骨内侧髁后方找到它，然后向上追踪）。再将腹股沟浅淋巴结整块地从外侧翻起（或摘去一部分），在其深侧腹股沟韧带内、中1/3交界处外下方约2cm处找出隐静脉裂孔。观察隐静脉裂孔边缘和筛筋膜的形态以及穿过筛筋膜的大隐静脉根部，注意大隐静脉的5个属支注入大隐静脉的位置。

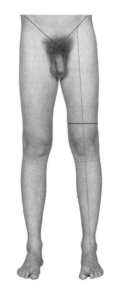

图8-1　下肢的皮肤切口　　8-1

4. 在大腿前面脂肪组织中解剖出皮神经。① 股外侧皮神经：它在髂前下棘下方8～10cm处穿出阔筋膜下行（为腰丛的分支，分布于大腿前外侧部皮肤）。② 股神经前皮支：有2～3支，分为股中间皮神经和股内侧皮神经两部分。前者在股前中线上、中1/3交界处穿出阔筋膜下行；后者在股内侧中、下1/3交界处穿出阔筋膜下行。

5. 在大腿外侧部，清除脂肪组织，观察髂胫束的位置和形状。

6. 解剖并观察股前内侧肌肉及表面阔筋膜：保留浅静脉、皮神经主干，将大隐静脉及其5个属支与深部组织分离后抬起，然后沿髂胫束前缘切开阔筋膜（注意不要切断髂胫束），再沿腹股沟韧带的下缘1cm处，切开阔筋膜至隐静脉裂孔外侧缘折向下，绕隐静脉裂孔下缘横切至股内侧（保留完整的隐静脉裂孔）。将阔筋膜向内侧翻开（或剥除）。在股三角处，仔细将阔筋膜与深层的组织分离，并注意保留穿过隐静脉裂孔的血管、神经。尽量保留腹股沟浅淋巴结。在剥离阔筋膜时，应注意观察阔筋膜各处的厚薄以及与深层组织的关系。观察大腿浅层肌的名称、位置以及股三角的境界。

三、知识点

1. 皮肤及浅筋膜　下肢皮肤的厚薄和移动性各部不一，臀部的皮肤较厚，大腿外侧部和后部的皮肤较内侧部厚而移动性小；小腿后部的皮肤较前部薄而移动性大；足背皮肤较足底薄而移动性大；关节屈侧面的皮肤移动性最大。下肢的浅筋膜互相移行，并与腹部和背部的浅筋膜移行。臀部和足底部的浅筋膜中脂肪厚并富含纤维。大腿前部的脂肪也较厚。浅筋膜内有浅血管、皮神经、浅淋巴结和淋巴管（图 8-2、图 8-3 ）。

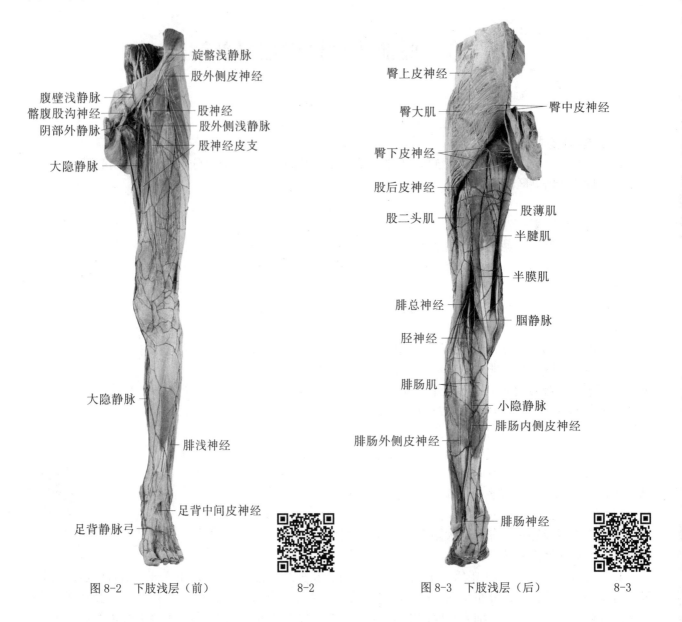

图 8-2　下肢浅层（前）　　　　　　8-2　　　　　　图 8-3　下肢浅层（后）　　　　　　8-3

2. 皮神经　在大腿外侧、前部和内侧分别有股外侧皮神经、股神经前皮支。

3. 浅血管

（1）足背静脉弓：趾背静脉向后行至足背，互相吻合成足背静脉弓，其内侧端移行为大隐静脉，外侧端移行为小隐静脉。

（2）大隐静脉：是全身最粗、最长的浅静脉，起自足背静脉弓的内侧端，经内踝前方，沿小腿内侧缘上行，经膝关节后内侧至大腿，再于大腿内侧上行，在耻骨结节外下方约 3 ～ 4cm 处穿隐静脉裂孔注入股静脉（图 8-4）。大隐静脉在内踝前方位置表浅、恒定，临床上多在此做静脉穿刺或切开插管。大隐静脉注入股静脉前接受以下 5 条属支：腹壁浅静脉、阴部外静脉、旋髂浅静脉、股内侧浅静脉和股外侧浅静脉。5 条属支注入大隐静脉的形式有多种。大隐静脉在皮下行程长，而且缺乏肌肉支持。有些人由于静脉管壁先天性薄弱，加上长期从事站立劳动或其他使下肢静脉回流受阻等因素（如怀孕、盆腔内肿瘤等），可使大隐静脉内血液回流困难，压力增高，管腔扩大，瓣膜关闭不全，引起下肢静脉曲张。由于下肢静脉曲张而做大隐静脉高位结扎术时，应将全部属支在其根部逐个结扎切断，以防复发。由内踝前方 1cm 处向上至股骨内侧髁，再至耻骨结节外下方 3.5cm 处连一线，此线即为大隐静脉的体表投影。

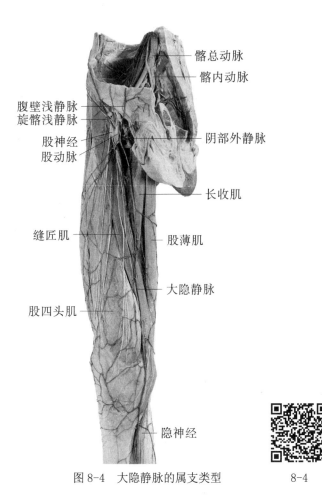

髂总动脉
髂内动脉
腹壁浅静脉
旋髂浅静脉
股神经
股动脉
阴部外静脉
长收肌
缝匠肌
股薄肌
大隐静脉
股四头肌
隐神经

图 8-4 大隐静脉的属支类型 8-4

（3）腹壁浅动脉：在腹股沟韧带下方约 1cm 处发自股动脉，穿筛筋膜与腹壁浅静脉伴行。上行达腹前壁，分布于浅筋膜和皮肤。

（4）旋髂浅动脉：于腹壁浅动脉起点处的附近发自股动脉，穿阔筋膜，沿腹股沟韧带下方向外上斜行，分布于附近皮肤、浅筋膜和淋巴结。

（5）阴部外动脉：于上述两条浅动脉起点处的附近发自股动脉，穿筛筋膜与同名静脉伴行，分布于外阴部皮肤。

4. 腹股沟浅淋巴结　可分上、下两群。腹股沟上浅淋巴结约有 5～6 个，位于腹股沟韧带下方与其平行排列。腹股沟下浅淋巴结约有 4～5 个，沿大隐静脉根部的两侧纵行排列。腹股沟浅淋巴结的输出管部分入腹股沟深淋巴结，部分经股血管周围和股管上行注入髂外淋巴结。

5. 深筋膜　下肢深筋膜发达而包被下肢肌表面，并形成一些韧带。深筋膜还向深部发出肌间隔，附于骨，分隔肌群。在某些部位还有分隔深、浅肌的深筋膜深层。大腿深筋膜又称阔筋膜，为一层坚韧的纤维膜包绕大腿全部肌肉。其外侧部特别坚厚，形成腱膜样结构，称髂胫束。其上 1/3 部分两层包绕阔筋膜张肌，临床上有时利用它作为修补体壁薄弱处或缺损之用。在股三角部，阔筋膜形成一卵圆窝称隐静脉裂孔，其表面覆盖一层有多孔的疏松结缔组织膜，称筛筋膜或外筛板。隐静脉裂孔的外侧缘锐利呈镰状，称镰状缘。其上、下两端呈弓状弯向内侧，形成上、下角。上角向内延伸附着于耻骨结节，并与腹股沟韧带及腔隙韧带相接；下角向内延伸，与耻骨肌筋膜相续。前方有大隐静脉跨过，并穿筛筋膜汇入股静脉。大腿阔筋膜向深部发出股内、外侧及股后肌间隔，伸入肌群间并附于股骨粗线，分隔三群大腿肌。外侧肌间隔位于股外侧肌和股二头肌之间，内侧肌间隔在股内侧肌和内收肌群之间，股后肌间隔较薄，在内收肌群和股后肌群之间，三个肌间隔与阔筋膜、骨一起形成前、内侧和后三个骨筋膜鞘（图 8-5）。

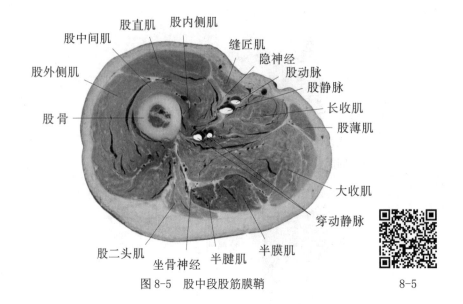

图 8-5　股中段股筋膜鞘　　　　　　　　8-5

6. 筋膜鞘与肌肉　与上肢一样,下肢各肌群位于深筋膜、肌间隔和骨形成的骨筋膜鞘内。肌之间也形成一些肌间结构和肌间隙,其内有血管神经干通过并充填疏松结缔组织,这种肌间结构和肌间隙依次互相连通,常为炎症蔓延的途径。

（1）前骨筋膜鞘:内容股前肌群、股动脉、股静脉、股神经及腹股沟深淋巴结等。

（2）内侧骨筋膜鞘:内容股内侧肌群、闭孔动脉、闭孔静脉及闭孔神经等。

（3）后骨筋膜鞘:容纳股后肌群及坐骨神经等。此鞘上通臀大肌下间隙,向下通腘窝。

大腿各肌起止、主要作用和神经支配见表 8-1。

表8-1　大腿肌

名　称	起　点	止　点	主要作用	神经支配
缝匠肌	髂前上棘	胫骨体上端内侧面	屈髋、屈膝并内旋	股神经
股直肌	髂前下棘及髋臼上缘	四个头向下合成一个腱,包绕髌骨,延续为髌韧带,止于胫骨粗隆	伸膝,股直肌屈髋	股神经
股中间肌	股骨体前面			
股外侧肌	股骨粗线外侧唇			
股内侧肌	股骨粗线内侧唇			
耻骨肌	耻骨梳	股骨体的耻骨肌线	内收、外旋、微屈髋	股神经、闭孔神经
长收肌	耻骨支前面、耻骨结节下方	股骨粗线内侧唇	内收、外旋、微屈髋	闭孔神经
短收肌	耻骨体和耻骨支	股骨粗线内侧唇	内收、外旋、微屈髋	闭孔神经
大收肌	闭孔前下缘、坐骨结节	股骨粗线内侧唇和收肌结节	内收、微屈髋	闭孔神经
股薄肌	耻骨体和耻骨支	胫骨上端内侧	内收、外旋髋	闭孔神经

四、临床应用要点

1. 当需要急救或大量输血输液时，既可在内踝前方切开大隐静脉，也可在耻骨结节外下方切开。在内踝前方行大隐静脉切开术时，须注意不要将紧挨着它的隐神经一并结扎，否则患者会感到难以忍受的疼痛。

2. 大隐静脉 5 条属支之一的腹壁浅静脉，通过胸腹壁静脉与腋静脉的胸外侧静脉的属支相交通。在下腔静脉梗阻或门静脉高压时，这些静脉发生扩张，可在胸腹壁清楚地看出它们的轮廓。

3. 骨筋膜腔综合征：大腿阔筋膜向深部发出三个肌间隔，伸入肌群间并附于股骨粗线，分隔三群大腿肌。三个肌间隔与阔筋膜、骨一起形成前、内侧、后三个骨筋膜鞘。在脊柱结核、骶髂关节结核及腹膜后淋巴结感染时，脓液可由腹股沟韧带深面至股前，亦可经梨状肌上、下孔至臀部。大腿前侧脓肿可分为浅、深两种，浅脓肿位于阔筋膜与股四头肌之间，深脓肿可在股直肌与股中间肌之间，也可在股四头肌与股骨之间或在股骨周围。髋关节脓液可向后扩散至臀大肌深面，继而进入骨盆腔内，亦可向前至股四头肌深面或沿股直肌向大腿蔓延，或者经闭膜管进入盆腔内。若髂腰肌筋膜间隙受到波及，可扩散至小转子或向近侧流入髂窝。

（王俊波　郑莲顺）

第九章　股前内侧区深层局部解剖

一、学习要求与掌握内容

1.解剖并观察股三角、血管腔隙、肌腔隙、收肌管的境界及内容。

2.掌握股前内侧区的肌肉、血管、神经。

二、解剖步骤

1.清理出股三角，先分离出股鞘（暂时不要切开）并观察其形态、位置，然后沿股鞘中线作一纵切口，观察鞘内自外侧向内侧排列的股动脉、股静脉、股管以及分离三者的纤维隔。仔细观察股管和股环的位置、构成、大小和内容，可以用镊子轻轻地向管内探测一下（不要插入太深，以免破坏股环处的结构）。将股鞘与其深侧组织分离，观察股三角底面的髂腰肌筋膜与耻骨肌筋膜。将髂腰肌筋膜作一纵向切口，在其深侧找出并观察股神经和髂腰肌。了解血管腔隙和肌腔隙的位置、内容和交通。

2.在股三角内找出并观察股深动脉及其分支——旋股内、外侧动脉和穿动脉。

3.在大腿中部翻起缝匠肌（勿切断），找出并观察收肌管的位置、构成、内容和交通。

4.在大腿内侧分离和修洁股薄肌，再将位于股三角底部的长收肌分离并向外牵拉，显露短收肌。清理短收肌，观察位于其浅面和深面的闭孔神经前、后支及伴行的闭孔血管。

三、知识点

1.肌腔隙和血管腔隙　腹股沟韧带附于髂前上棘和耻骨结节之间，它和髂骨之间有一个大的腔隙，这个腔隙被附于腹股沟韧带和髂耻隆起之间的髂耻弓分隔成外侧的肌腔隙与内侧的血管腔隙。血管腔隙前界为腹股沟韧带，后界为耻骨梳韧带，内侧界为腔隙韧带（陷窝韧带），外侧界为髂耻弓。腔隙内有股鞘及其包含的股动脉、股静脉、股管等结构，其与腹膜后间隙连通。肌腔隙的前界为腹股沟韧带，后外侧界为髂骨，内侧界为髂耻弓，内有髂腰肌和股神经通过（图9-1）。

2.股三角　位于股前区上1/3段，呈一底边向上、尖朝下的三角形，下续收肌管。境界：上界为腹股沟韧带，外侧界为缝匠肌的内侧缘，内侧界为长收肌的内侧缘，前壁为阔筋膜，后壁凹陷，由外侧向内侧有髂腰肌、耻骨肌和长收肌及其筋膜。股三角内，

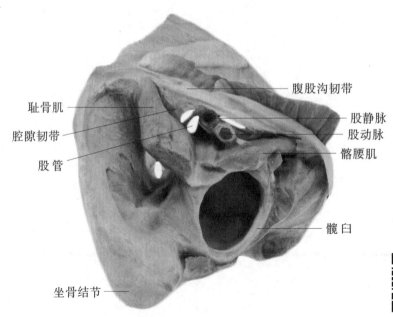

图9-1　肌腔隙与血管腔隙

（图中标注：腹股沟韧带、耻骨肌、腔隙韧带、股管、股静脉、股动脉、髂腰肌、髋臼、坐骨结节）

由外向内有股神经、股动脉、股静脉、股管等结构。借此关系，临床上可进行股动脉压迫止血、插管造影、股神经阻滞麻醉或股静脉穿刺等（图9-2）。股三角向上经血管腔隙通腹腔的腹膜后间隙，向下通收肌管。患腰椎结核时，脓液可沿腰大肌下行，经肌腔隙通股三角直达小转子。

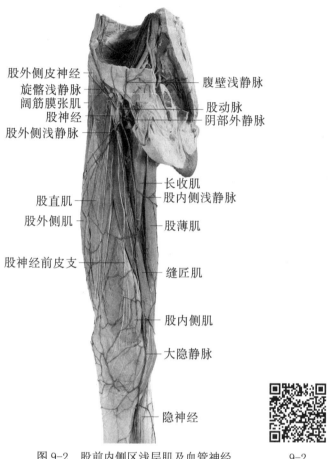

图 9-2　股前内侧区浅层肌及血管神经　　9-2

3. 股鞘、股管和股环　股鞘为腹横筋膜和髂筋膜向下包裹股动脉和股静脉上段的筋膜鞘，呈漏斗形，长约 3～4cm，向下与股血管的外膜融合。股鞘有两条纵行的纤维隔，将鞘腔分为 3 部分：外侧部分容纳股动脉，中间部容纳股静脉，内侧部称股管（图9-3）。股动脉在髋关节外展外旋时，由髂前上棘与耻骨结节的连线中点，向股骨内上髁（或收肌结节）引一直线，此线的上 2/3 即为股动脉的体表投影。

股管是一个漏斗状间隙，长约 1～1.5cm。其前壁为腹股沟韧带和筛筋膜，后壁为耻骨梳韧带、耻骨肌及其筋膜，内侧壁为腔隙韧带及股鞘内侧壁，外侧壁为股静脉内侧的纤维隔。

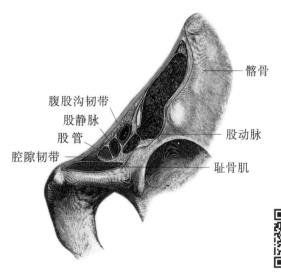

图 9-3　股鞘与股管（模式图）　　9-3

股管的上口称股环，呈卵圆形，由腹股沟韧带（前界）、腔隙韧带（内侧界）、耻骨梳韧带（后界）和股静脉内侧的纤维隔（外侧界）围成。股环上面覆盖有薄层疏松结缔组织膜，称为股环隔。股环隔的上面衬有腹膜，呈一小凹，称股凹，距股环约1cm。当腹压增高时，腹内脏器可被推向股凹，经股环至股管，于隐静脉裂孔处突出，形成股疝。由于股环的前、内、后三面均为韧带，延展性差，因此股疝易发生绞窄。来自腹壁下动脉的闭孔支或异常的闭孔动脉行经腔隙韧带附近，故行股疝修补手术时，应注意避免损伤此动脉。

4.收肌管　位于大腿中部的前内侧，是股前部肌肉之间的间隙。管的前壁为缝匠肌、收肌腱板（图9-4）；管的外侧壁为股内侧肌，后壁为长收肌及大收肌。收肌管的上口接股三角尖，下口为收肌腱裂孔，通腘窝上角。管内通过的结构，由前向后有股神经的股内侧肌支、隐神经、股动脉和股静脉以及周围的淋巴管等。在收肌管的下段，股动脉发出膝降动脉，与隐神经一起穿过管的前壁而至膝关节的内侧。

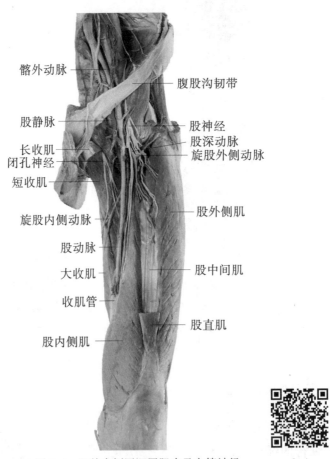

髂外动脉　　　　　腹股沟韧带
股静脉　　　　　　股神经
长收肌　　　　　　股深动脉
闭孔神经　　　　　旋股外侧动脉
短收肌
旋股内侧动脉　　　股外侧肌
股动脉
大收肌　　　　　　股中间肌
收肌管
股直肌
股内侧肌

图9-4　股前内侧区深层肌肉及血管神经　　　9-4

四、临床应用要点

股外侧皮神经为感觉性神经，在髂前上棘附近穿经腹股沟韧带进入大腿近端的外侧。若于穿经韧带处受压，则可引起烧灼样异常感觉。大腿外侧面皮肤高度敏感，轻触觉检查也可引起异常感觉。神经受压的原因是：过紧的腰带、衣服；不适当的牵引或下腹部手术造成的损伤等。保守治疗便可。

（刘文庆）

第十章　小腿前外侧区浅层局部解剖

一、学习要求与掌握内容

1.掌握小腿前外侧区的浅静脉、皮神经。

2.掌握足背的浅静脉、皮神经。

二、解剖步骤

1.切皮　延长股前切口，向下经踝关节前方中点到第三趾背，在踝部作一条横行切口（图10-1），上述切口均宜浅切。从纵、横切口相交处开始剥去小腿前面的皮肤，向两边翻开，注意不要损坏浅静脉、皮神经和深筋膜。

2.在股骨内侧髁的内后方找出大隐静脉及其伴行的隐神经。在小腿内侧部脂肪组织中，解剖出大隐静脉以及与它伴行的隐神经（来源、支配区）。在小腿下1/3部偏外侧找出下行至足背的腓浅神经，观察其来源和支配区。在足背解剖出足背静脉弓和足背的皮神经，追踪皮神经的来源。在小腿下部和足部清理脂肪组织，观察小腿的伸肌上、下支持带的位置和性状。

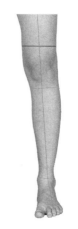

图10-1　小腿前　　10-1
外侧皮肤切口

3.将小腿前外侧和足背部的浅静脉、皮神经游离（勿切断），然后剥去小腿前外侧和足背的深筋膜，保留伸肌上支持带和伸肌下支持带。不要破坏浅静脉主干和皮神经。剥离筋膜时，应注意观察各处筋膜的厚薄与深层肌的关系以及肌间隔。

4.观察小腿前外侧的肌肉以及足背的肌腱的名称、位置。

5.分开胫骨前肌和趾长伸肌之间的肌缝以及胫骨前肌和𧿹长伸肌之间的肌缝，在肌缝的深层找出贴着骨间膜前面向下行走的胫前动、静脉和腓深神经。

6.在小腿中部腓骨肌和趾长伸肌之间的间隙内找出腓浅神经。

7.在足背后部的𧿹长伸肌腱的外侧，找出并观察足背动、静脉及腓深神经。

三、知识点

1.皮肤及浅筋膜　足背皮肤较足底薄而移动性大。浅筋膜内有浅血管、皮神经、浅淋巴结和淋巴管。

2.浅静脉

（1）足背静脉弓：趾背静脉向后行至足背，互相吻合形成足背静脉弓，其内侧端移行为大隐静脉，外侧端移行为小隐静脉。

（2）大隐静脉：是全身最粗、最长的浅静脉，起自足背静脉弓的内侧端，经内踝前方，沿小腿内侧缘上行，经膝关节后内侧至大腿，再于大腿内侧上行，在耻骨结节外下方约3～4cm处穿隐静脉裂孔注入股静脉（图10-2）。

（3）小隐静脉：起自足背静脉弓的外侧端，经外踝后方沿小腿后面中线上行，在腓肠肌内、外侧头之间穿腘筋膜注入腘静脉。

3.皮神经　在小腿内侧有隐神经与大隐静脉伴行；腓浅神经在小腿前外侧中、下1/3交界处穿出深筋膜下行，分出足背内侧皮神经和足背中间皮神经。腓深神经于足部浅出，分布于足的第1、2趾相对缘的皮肤（图10-3）。

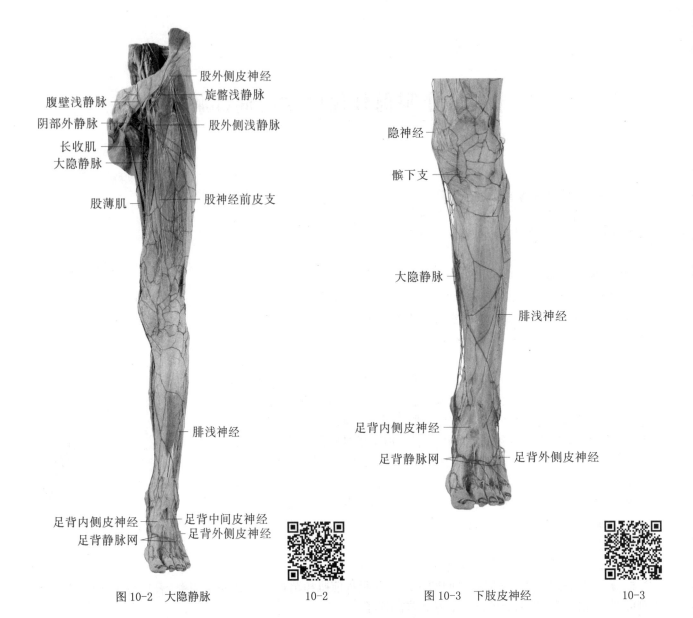

图 10-2　大隐静脉　　10-2　　　　图 10-3　下肢皮神经　　10-3

（图中标注）

股外侧皮神经
腹壁浅静脉
旋髂浅静脉
阴部外静脉
股外侧浅静脉
长收肌
大隐静脉
股薄肌
股神经前皮支
腓浅神经
足背内侧皮神经
足背中间皮神经
足背静脉网
足背外侧皮神经

隐神经
髌下支
大隐静脉
腓浅神经
足背内侧皮神经
足背静脉网
足背外侧皮神经

4. 深筋膜　小腿深筋膜由浅层、深层、肌间隔三部分组成。浅层包被小腿肌表面，其下端在踝关节附近增厚，形成若干固定肌腱的支持带，例如踝关节内侧的屈肌支持带，前侧稍上方的伸肌上支持带（小腿横韧带）（图 10-4），外侧的腓骨肌上、下支持带和足背的伸肌下支持带（小腿十字韧带）（图 10-5）。小腿深筋膜深层分隔小腿后侧深浅两层肌。

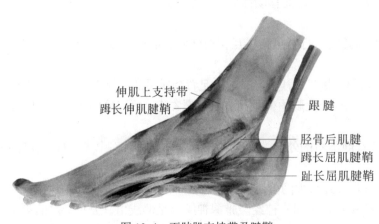

（图中标注）

伸肌上支持带
踇长伸肌腱鞘
跟腱
胫骨后肌腱
踇长屈肌腱鞘
趾长屈肌腱鞘

图 10-4　下肢肌支持带及腱鞘　　10-4

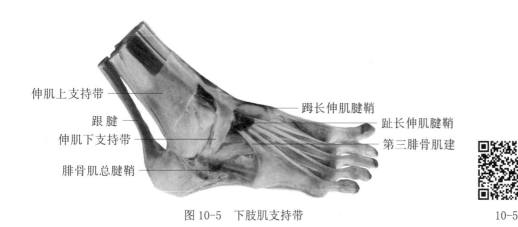

图 10-5　下肢肌支持带　　　　　　10-5

小腿深筋膜浅层向深部发出前后两个肌间隔，分别附于腓骨前后缘，前肌间隔分隔前肌群和外侧肌群，后肌间隔分隔外侧肌群和后肌群。小腿深筋膜的浅层、肌间隔和胫腓骨一起形成 3 个骨筋膜鞘，分别为外侧骨筋膜鞘、前骨筋膜鞘和后骨筋膜鞘。

足背深筋膜分为浅、深两层。浅层为伸肌下支持带的延续，附于足两侧缘的肌膜上。深层又名骨间背侧筋膜，覆盖于骨间背侧肌的背面，并与跖骨骨膜相愈着。浅、深两层间围成足背筋膜间隙，内有趾长伸肌腱、趾短伸肌及其腱、腓深神经的分支及足背动、静脉等通过。

5. 足背

（1）足背的皮肤薄，活动性较大：浅筋膜较疏松，下肢水肿时，常以足背显现较早。在浅筋膜内有浅静脉及皮神经走行（图 10-6）。

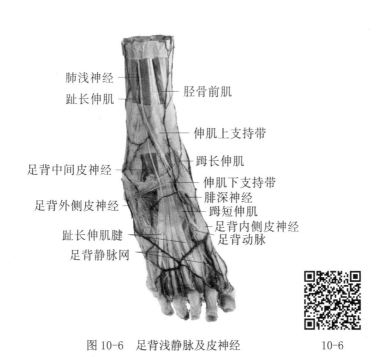

图 10-6　足背浅静脉及皮神经　　　　10-6

（2）足背静脉弓及其属支：静脉弓横位于足背远侧，它由趾背静脉汇合而成。弓的内侧端向后续为大隐静脉，经内踝前方至小腿内侧上行；弓的外侧端向后续为小隐静脉，经外踝后方至小腿后面上行。

（3）分布于足背皮肤的皮神经有：① 隐神经，分布于足背内侧缘。② 足背外侧皮神经，为腓肠神经的延续，分布于足背外侧缘。③ 足背内侧皮神经及足背中间皮神经，为腓浅神经的皮支，分布于足背和第 2 到第 5 趾背的相对缘。④ 腓深神经的皮支，分布于第 1 和第 2 趾背的相对缘。

（4）深筋膜：踝部前、外侧面深筋膜增厚，分别形成伸肌与腓骨肌的支持带，并向深部的骨面发出纤维隔，形成骨纤维性管，具有约束肌腱和保护深部血管、神经的作用。

伸肌下支持带（小腿十字韧带）位于伸肌上支持带的下方足背区，呈横置"Y"形（图10-7）。其外侧部附着于跟骨外侧面前份；内侧部分为上、下两束，上束附着于内踝，下束向内下与足底深筋膜相续。伸肌下支持带向深部发出纤维隔，形成三个骨纤维管，内有伸肌腱、血管及神经通过。其中，内侧管通过胫骨前肌腱及其滑膜鞘，中间管通过跛长伸肌腱及其滑膜鞘、足背动脉和腓深神经，外侧管通过趾长伸肌腱、腓骨第三肌腱及其滑膜鞘。

腓骨肌上、下支持带（图10-8）位于外踝后下方。上支持带附着于外踝与跟骨之间，将腓骨长、短肌腱约束在外踝的后方。下支持带位于跟骨外侧面，是伸肌下支持带外侧部向后下方的延续，它限制腓骨长、短肌腱于跟骨的外侧面，两肌腱通过支持带深面时，有腓骨肌总腱鞘包绕。

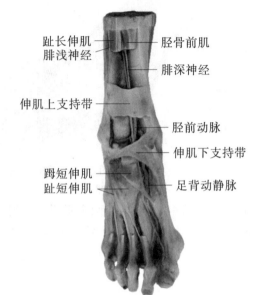

图 10-7　踝前区与足背　　10-7

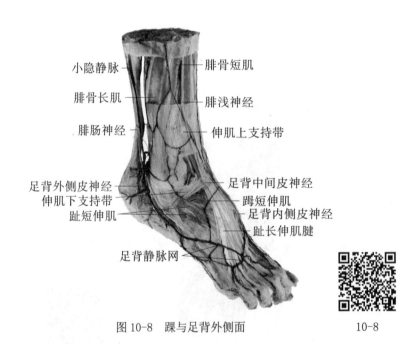

图 10-8　踝与足背外侧面　　10-8

（5）肌肉：足背肌较薄弱，位于足背长伸肌腱深面，由内侧向外侧为跛短伸肌和趾短伸肌。

（6）血管神经（图10-9）：足背动脉在踝关节前方中点处续自胫前动脉，向下经跛长伸肌腱与趾长伸肌腱之间前行，再经跛短伸肌腱深面至第1跖骨间隙的近侧端分为足底深支和第1跖背动脉两终支。足底深支，穿第1跖骨间隙至足底，与足底外侧动脉吻合，组成足底弓。第1跖背动脉，向前分支至跛趾内侧缘及第1、2趾相对缘。足背动脉还发出一些分支分布于邻近结构及第2到第5趾的趾骨两侧。

腓深神经沿足背动脉内侧，经跛长伸肌腱与跛短伸肌之间下行，发肌支支配跛短伸肌和趾短伸肌，皮支分布于第1、2趾相对缘的皮肤。

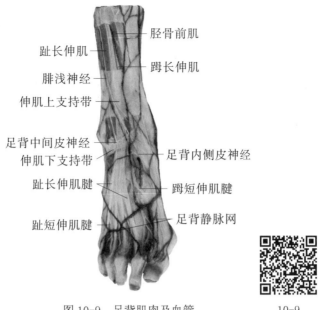

图 10-9　足背肌肉及血管　　　　　10-9

6.体表投影

（1）胫前动脉：自胫骨粗隆和腓骨头连线的中点至内踝和外踝连线的中点连成直线，此线即为胫前动脉体表投影。

（2）足背动脉：内、外踝经足背连线的中点与第 1、2 跖骨底之间的连线，即为足背动脉的投影。

（3）大隐静脉：由内踝前 1cm 处向上至股骨内侧髁，再至耻骨结节外下方 3.5cm 处连一线，此线即为大隐静脉的体表投影。

（4）胫神经：自腘窝中点至内踝后侧一横指处引一直线，即为胫神经的体表投影。

（5）腓总神经：沿腘窝外上缘向外下方至腓骨头下方 1cm 处为腓总神经的体表投影。

四、临床应用要点

1.下肢静脉曲张一般先出现于大隐静脉及小隐静脉的主干，随后才波及其分支和交通支，临床上只要深静脉没有阻塞和瓣膜功能完好，一般可用手术方法治疗，即将曲张的浅静脉结扎或切除。若深静脉有阻塞和瓣膜功能不全，就不能手术治疗。因此，对下肢静脉曲张要检查交通支和深静脉的瓣膜是否完好，深静脉是否有阻塞，以便确定治疗方针。

2.大隐静脉在小腿内侧与隐神经伴行，后者的分支初位于静脉的内侧，逐渐越过静脉表面至其前方，在行大隐静脉剥脱术时，若不慎，则有可能损伤隐神经的分支，从而引起小腿内侧皮肤麻木。

（俞　洪）

第十一章　小腿前外侧区深层局部解剖

一、学习要求与掌握内容

掌握小腿前外侧区的肌肉、血管及神经支配。

二、解剖步骤

1. 观察小腿前外侧区的肌肉以及足背的肌腱的名称、位置。

2. 分开胫骨前肌和趾长伸肌之间的肌缝以及胫骨前肌和踇长伸肌之间的肌缝，在肌缝的深层找出贴着骨间膜前面向下行走的胫前动、静脉和腓深神经。

3. 在小腿中部腓骨肌和趾长伸肌之间的间隙内找出腓浅神经。

4. 在足背后部的踇长伸肌腱的外侧，找出并观察足背动、静脉及腓深神经。

三、知识点

1. 小腿深筋膜浅层　向深部发出前后两个肌间隔，分别附于腓骨前后缘，前肌间隔分隔前肌群和外侧肌群，后肌间隔分隔外侧肌群和后肌群。小腿深筋膜的浅层、肌间隔和胫腓骨一起形成3个骨筋膜鞘，分别为外侧骨筋膜鞘、前骨筋膜鞘和后骨筋膜鞘（图11-1）。

2. 前侧骨筋膜鞘　内容小腿前群肌肉、腓深神经和胫前血管。

3. 外骨筋膜鞘　有小腿外侧群肌肉、腓浅神经。

4. 后骨筋膜鞘　分为浅、深两部。浅部容纳小腿浅层肌（小腿三头肌），深部内容为小腿后群深层肌和腘肌。胫神经和胫后血管行于浅、深肌层之间。

小腿肌前外侧群起止、主要作用及神经支配见表11-1。

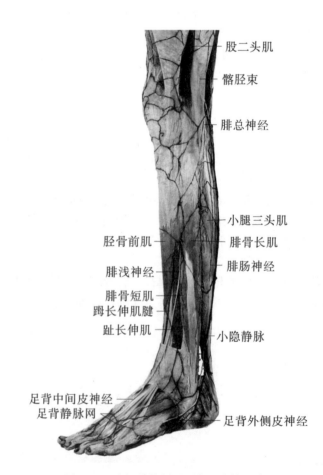

（图中标注）

股二头肌
髂胫束
腓总神经
小腿三头肌
腓骨长肌
腓肠神经
小隐静脉
足背外侧皮神经

胫骨前肌
腓浅神经
腓骨短肌
踇长伸肌腱
趾长伸肌
足背中间皮神经
足背静脉网

图 11-1　小腿前外侧区肌肉、血管、神经

11-1

表11-1　小腿肌前外侧群

名　称	起　点	止　点	主要作用	神经支配
胫骨前肌	胫骨上半外侧面	内侧楔骨和第1跖骨足底面	伸踝、足内翻	腓深神经
趾长伸肌	腓骨前面、胫骨上端及骨间膜	第2～5趾中、远节趾骨底	伸踝、伸第2～5趾	腓深神经
踇长伸肌	胫、腓骨上段及骨间膜前面	踇趾远节趾骨底	伸踝、伸踇趾	腓深神经
腓骨长肌	腓骨外侧面上2/3部	内侧楔骨和第1跖骨底	屈踝、足外翻	腓浅神经
腓骨短肌	腓骨外侧面下1/3部	第5跖骨粗隆	屈踝、足外翻	腓浅神经

四、临床应用要点

　　腓总神经由腓骨头后下方、腓骨颈外侧越过时，因接近表面，易受损伤。敷石膏过紧、膝外侧副韧带撕裂、腓骨小头撕脱、腓骨上段骨折移位，均能引起该神经损伤，使小腿前及外侧群肌瘫痪（即所有足部伸肌及外翻肌瘫痪），呈现马蹄内翻足畸形，整个小腿与足背的前外侧面感觉丧失。腓总神经损伤的患者走路时，患脚提得特别高，即髋关节和膝关节高度屈曲，形成跨阈步态，以避免足尖擦地。脚着地时，拍打地面作响。

（陈爱君　郁　迪）

第十二章　臀区、下肢后区局部解剖

一、学习要求与掌握内容

1.臀区、下肢后区的浅静脉、皮神经。

2.臀区、下肢后区的肌肉、血管和神经。

3.掌握腘窝、踝管的境界、内容。

二、解剖步骤

1.将尸体俯卧，做下列切口：循髂嵴切口向前切至髂前上棘；由骶骨中部向下切至尾骨尖；自尾骨尖沿臀沟向下方切至股外侧；在腘窝及踝上方由前方切口环切，沿着股后正中线做皮肤切口，将大腿、小腿和足部的皮肤由内侧向外侧翻开（图12-1）。

2.在竖脊肌外侧缘与髂结节之间的髂嵴上缘的浅筋膜内找出臀上皮神经，在腘窝上方穿出深筋膜的股后皮神经；在小腿后侧中线找出小隐静脉，观察其起点与注入点。同时找出与小隐静脉伴行的腓肠内侧皮神经以及在小腿中、下1/3交界处该皮神经与腓肠外侧神经汇合而成的腓肠神经，观察其支配区。

3.臀部　修洁臀大肌的边缘，观察臀大肌以及位于臀大肌外上方的臀中肌。先分清楚臀大肌的外上缘，将臀大肌的外上部抬起，并与深层的组织分离，然后在距臀大肌的起点1cm处慢慢地切断臀大肌并将其翻向外下方（注意在内下部不可损坏骶结节韧带），显露臀大肌下间隙。辨认臀大肌深层的肌肉的名称、位置和形态，梨状肌上、下孔，以及臀上血管与神经、臀下血管与神经、坐骨神经、阴部内血管和阴部神经。注意坐骨神经与梨状肌的关系以及坐骨神经在臀部的定位。

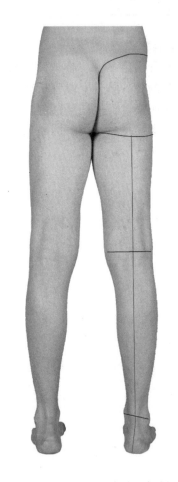

图12-1　臀区、下肢后区皮肤切口　　　12-1

4.股后区和腘窝　先沿髂胫束后缘纵行切开股后区深筋膜，然后剥去该部深筋膜（勿损伤髂胫束）和腘筋膜，注意观察与深层组织的关系和肌间隔。观察在股后深筋膜深层沿中线行走的股后皮神经。辨认股后肌群的名称、位置和腘窝的境界。分开股二头肌与半腱肌、半膜肌之间的股后间隙，找出并辨认坐骨神经、胫神经和腓总神经以及穿动脉。细心摘去腘窝内脂肪组织，在腘窝外上缘股二头肌腱下方，找出并观察腓总神经。在中线上找出并观察由浅入深排列的胫神经、腘静脉和腘动脉以及邻近的腘淋巴结，再找出并观察由腘动、静脉向两侧及向深部发出的分支（属支），最后观察并小结腘窝的组成、内容和交通。

5.小腿后区　游离小隐静脉和腓肠神经，细心剥去小腿后侧深筋膜，观察筋膜的厚薄、与深部组织的关系以及肌间隔。观察浅层肌的名称、位置。切断腓肠肌的内侧头，将腓肠肌向外侧翻开，观察比目鱼肌的位置、形态，切开比目鱼肌的起点，并将它向外翻开，露出小腿后间隙。剥去覆盖在小腿后区深层肌表面的小腿后区深筋膜深层，观察该层肌肉的名称和位置。在中线上找出并观察胫前后动、静脉和胫神经，在腘肌下缘处找出并观察胫前、后动脉和静脉的起始。在内踝后侧屈肌支持带的深层找出并观察绕过内踝走向足底的胫骨后肌腱、趾长屈肌腱、胫后动脉及静脉、胫神经和踇长屈肌腱。

三、知识点

1.体表投影

（1）腘动脉：平股部的中、下 1/3 交点作一环线，此线与股后正中线相交处内侧约 2.5cm 处为起点，该点至腘窝中点的连线，即为腘动脉斜行段的投影。经腘窝中点向下的垂线，为腘动脉垂直段的投影。

（2）胫后动脉：自腘窝下界（或腘窝中点下方约 7～8cm）至内踝后一横指处（或内踝与跟结节之间的中点）引一直线，此线即为胫后动脉的体表投影。

（3）坐骨神经：经髂后上棘至坐骨结节连线的上 1/3 与中 1/3 的交点，大转子与坐骨结节连线的中点（或内 1/3 与中 1/3 的交点）以及股骨内、外侧髁之间的中点连成一线，此线即为坐骨神经的体表投影。

（4）胫神经：自腘窝中点至内踝后侧一横指处引一直线，即为胫神经的体表投影。

（5）腓总神经：沿腘窝外上缘向外下方至腓骨头下方 1cm 处为腓总神经的体表投影。

2.浅筋膜　臀部浅筋膜中脂肪厚并富含纤维。

（1）小隐静脉：起自足背静脉弓的外侧端，经外踝后方沿小腿后面中线上行，在腓肠肌内、外侧头之间穿腘筋膜注入腘静脉。

（2）腘浅淋巴结：位于腘窝，小隐静脉注入腘静脉处。

（3）皮神经：在臀部的内上方有臀上皮神经穿出，分布于臀上部的皮肤。在大腿后区有股后皮神经，小腿后区有腓肠内侧皮神经和腓肠外侧皮神经。两者在小腿中、下 1/3 交界下合成腓肠神经，伴小隐静脉行走，分出足背外侧皮神经（图 12-2）。

3.深筋膜　下肢深筋膜发达而包被下肢肌表面，并形成韧带。深筋膜还向深部发出肌间隔，附于骨，分隔肌群。臀筋膜向上附着于髂嵴，向下续于阔筋膜，外侧部分连于髂胫束。臀筋膜较薄而致密，经纤维隔深入肌肉，故不易与肌肉剥离。

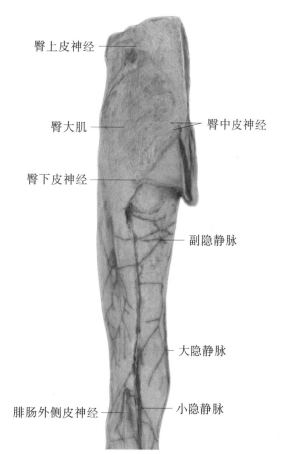

臀上皮神经

臀大肌

臀中皮神经

臀下皮神经

副隐静脉

大隐静脉

腓肠外侧皮神经

小隐静脉

图 12-2　臀区、下肢后区浅层血管、神经

12-2

4. 臀区、下肢后区肌肉、血管、神经如图 12-3 所示。大腿后群肌的起止、主要作用和神经支配见表 12-1，小腿后群肌的起止、主要作用和神经支配见表 12-2。

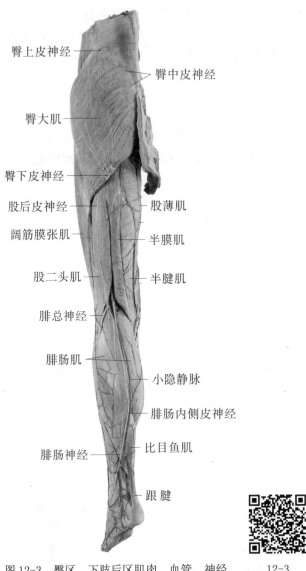

臀上皮神经
臀中皮神经
臀大肌
臀下皮神经
股后皮神经
股薄肌
阔筋膜张肌
半膜肌
股二头肌
半腱肌
腓总神经
腓肠肌
小隐静脉
腓肠内侧皮神经
比目鱼肌
腓肠神经
跟腱

图 12-3 臀区、下肢后区肌肉、血管、神经　　12-3

表12-1　大腿后群肌

名　称	起　点	止　点	主要作用	神经支配
股二头肌	长头：坐骨结节 短头：股骨粗线	腓骨头	屈膝、伸髋、小腿微外旋	坐骨神经
半腱肌	坐骨结节	胫骨粗隆内侧	屈膝、伸髋、小腿微内旋	坐骨神经
半膜肌	坐骨结节	胫骨内侧髁	屈膝、伸髋、小腿微内旋	坐骨神经

表12-2　小腿后群肌

名　称	起　点	止　点	主要作用	神经支配
腓肠肌	内、外侧头分别起自股骨内、外上髁	跟骨结节	屈踝、屈膝	胫神经
比目鱼肌	腓骨上部后面、胫骨比目鱼肌线及比目鱼肌腱弓	跟骨结节	屈踝	胫神经
跖肌	腘面外下部及膝关囊后面	跟骨结节	屈踝、屈膝	胫神经
腘肌	股骨外侧髁的外侧面上缘	胫骨比目鱼肌线以上骨面	屈和内旋膝	胫神经
胫骨后肌	胫、腓骨及骨间膜后面	舟骨粗隆和第1～3楔骨跖面	屈踝、足内翻	胫神经
趾长屈肌	腓骨后面中1/3	第2～5趾远节趾骨底	屈踝、屈第2～5趾、足内翻	胫神经
拇长屈肌	腓骨后面下2/3	拇趾远节趾骨底	屈踝、屈拇趾	胫神经

5. 梨状肌上、下孔　梨状肌经坐骨大孔时，将坐骨大孔分为上、下两部，分别称为梨状肌上孔和梨状肌下孔。前者自外侧向内侧依次有臀上神经、臀上动脉和臀上静脉穿过；后者自外侧向内侧依次有坐骨神经、股后皮神经、臀下神经、臀下动脉、臀下静脉、阴部内静脉、阴部内动脉和阴部神经穿过（图12-4）。

6. 腘窝　是一个大的肌间隙，呈菱形，其上外侧壁为股二头肌，上内侧壁为半腱肌及半膜肌，下外侧壁和下内侧壁分别为腓肠肌的外侧头和内侧头。腘窝的表面为腘筋膜覆盖。腘筋膜是大腿阔筋膜的延续，向下移行为小腿深筋膜。腘窝内除大量脂肪组织外，还有胫神经、腓总神经、腘动、静脉及其分支和腘淋巴结。腓总神经沿股二头肌腱向外下方行走，在腘窝上外侧缘时可在体表摸到。腘窝中部的内容由浅入深为胫神经、腘静脉、腘动脉（略偏内侧），小隐静脉入腘窝注入腘静脉（图12-5）。腘窝向上通收肌管和股后间隙，向下通小腿后间隙。

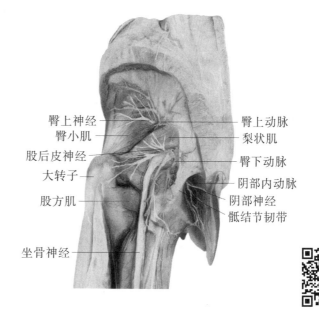

臀上神经　　　　臀上动脉
臀小肌　　　　　梨状肌
股后皮神经　　　臀下动脉
大转子　　　　　阴部内动脉
股方肌　　　　　阴部神经
　　　　　　　　骶结节韧带
坐骨神经

图12-4　臀部的血管、神经　　　12-4

7. 踝管　由屈肌支持带、内踝与跟骨共同构成。韧带向深部发出纤维隔，构成4个骨纤维管。管内由前向后依次为胫骨后肌腱、趾长屈肌腱、胫后动脉、胫后静脉、胫神经和拇长屈肌腱（图12-6）。踝管内有疏松结缔组织，是小腿后区通向足底的重要路径。小腿或足底感染时，可经踝管相互蔓延；踝后区的外伤、出血或肿胀均会压迫踝管的内容物，引起踝管综合征。

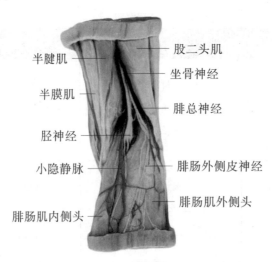

图 12-5 腘窝及其内容   12-5

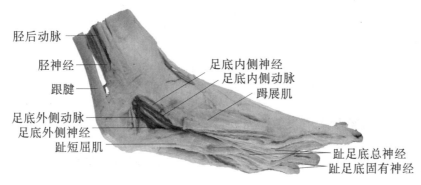

图 12-6 踝后区内侧面与足底   12-6

四、临床应用要点

1.支配臀中、小肌和阔筋膜张肌的臀上神经损伤后,大腿不能外展,内旋力弱,大腿呈外旋位,出现跛行。嘱患者以患肢单腿站立时,患者站不稳,骨盆和身体均向健侧倾斜。

2.支配臀大肌的臀下神经损伤后,伸髋无力,上楼登高困难,臀部消瘦。

3.坐骨神经损伤常见的主要原因是开放性损伤和骨折,如骨盆骨折、髋关节脱位及股骨开放性骨折等。在坐骨神经损伤的病例中,首先应确定其损伤部位,如为腓总神经受损,主要引起运动障碍;而坐骨神经干和胫神经损伤,除有运动障碍外,还有十分重要的肌营养性变化。

4.梨状肌综合征   梨状肌为外旋肌,下肢外旋时紧张。在正常情况下,坐骨神经由梨状肌下缘穿出,垂直向下,其行程不受肌肉阻挡,下肢进行任何方向运动,包括梨状肌收缩增粗时,坐骨神经均不致受到压迫与异常刺激。但如腓总神经高位分支,由梨状肌肌束间或由肌束上穿出,或坐骨神经由梨状肌穿出,当下肢外旋时,梨状肌肌束幅度改变,肌束间间隙缩小,由其间穿出的神经便受阻受压,引起下肢疼痛和异常感觉,即出现所谓的梨状肌综合征。

5.胫神经损伤,导致小腿后群肌收缩无力,主要表现为足不能跖屈,不能足尖站立,内翻力减弱、足底感觉障碍。另外,由于小腿后群肌收缩无力,小腿前群肌过度牵拉,出现足呈背屈、外翻位,呈"钩状足"畸形。

（叶小康）

第十三章　足底局部解剖

一、学习要求与掌握内容
了解足底肌肉、血管、神经走行。

二、解剖步骤
1. 修清楚跖腱膜的境界，将跖腱膜的内、外侧缘的前缘切开，从前向后翻开跖腱膜（让其后端附于跟结节上）。不要损伤深层的结构，特别注意其前端的 5 条纤维束及间隙和通过该间隙的血管、神经。翻开跖腱膜后，观察其深侧的趾短屈肌。

2. 在趾短屈肌和足底内侧肌群之间找出并观察足底内侧动、静脉和神经。抬起趾短屈肌，找出并观察足底方肌、趾长屈肌腱以及斜过足底方肌浅面的足底外侧动、静脉和神经。

三、知识点
1. 浅层结构　足底皮肤坚厚致密，汗腺较多，移动性差，在重力支持点的足跟、第 1 跖骨头和足底外侧缘处皮肤特别增厚。浅筋膜增厚，有致密的纤维束，将皮肤与足底深筋膜紧密相连。足底皮肤分别为足底内、外侧神经的皮支所分布。

2. 深层结构

（1）深筋膜（图 13-1）：足底深筋膜可分两层。浅层又分内、中、外三部分，内侧部薄，覆盖跨展肌和跨短屈肌，外侧部稍厚，覆盖小趾展肌和小趾短屈肌，中部最厚，称跖腱膜（又称足底腱膜），覆盖趾短屈肌。深层为骨间足底筋膜。足底腱膜约呈三角形，尖向后附着于跟骨结节，底向前分成五束，至各趾的趾腱鞘。该腱膜具有保护足底血管、神经和维持足纵弓的作用。足底腱膜两侧缘向深部发内、外侧肌间隔，分别附着于第 1、5 跖骨，将足底分为内侧、中间、外侧三个骨筋膜鞘，分别含足底内侧群肌、中间群肌和外侧群肌。

（2）肌肉（图 13-2）：足底肌内侧群包括跨展肌、跨短屈肌和跨收肌。外侧群包括小趾展肌和小趾短屈肌。中间群由浅入深为趾短屈肌、足底方肌、蚓状肌和骨间肌。趾短屈肌位于足底腱膜深面，起自跟骨，止于第 2～5 趾。足底方肌位于趾短屈肌深面，起自跟骨，斜向前内，止于趾长屈肌腱。蚓状肌有四条，起自趾长屈肌腱，止于第 2～5 趾的趾背腱膜。三群肌之间形成足底内、外侧沟。

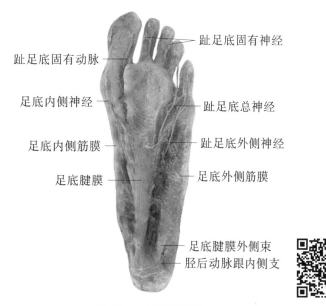

趾足底固有神经
趾足底固有动脉
足底内侧神经
趾足底总神经
足底内侧筋膜
趾足底外侧神经
足底腱膜
足底外侧筋膜
足底腱膜外侧束
胫后动脉跟内侧支

图 13-1　足底深筋膜　　　　13-1

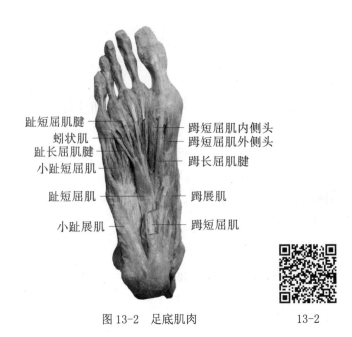

趾短屈肌腱
蚓状肌
趾长屈肌腱
小趾短屈肌
趾短屈肌
小趾展肌

㾢短屈肌内侧头
㾢短屈肌外侧头
㾢长屈肌腱
㾢展肌
㾢短屈肌

图 13-2　足底肌肉　　　　　13-2

（3）血管、神经（图 13-3）：

① 足底内、外侧动脉：胫后动脉在穿踝管处分为足底内、外侧动脉，经㾢展肌深面进入足底。足底内侧动脉较细小，与同名静脉和神经伴行于㾢展肌与趾短屈肌间的足底内侧沟中，分布于邻近组织。足底外侧动脉较粗大，与同名静脉和神经伴行于趾短屈肌与小趾展肌之间的足底外侧沟中，其终支向内侧走行，与起自足背动脉的足底深支相吻合，形成足底弓。从弓上发出四支跖足底动脉，至跖趾关节附近成为趾足底总动脉，再各分两支趾足底固有动脉分布于足趾。

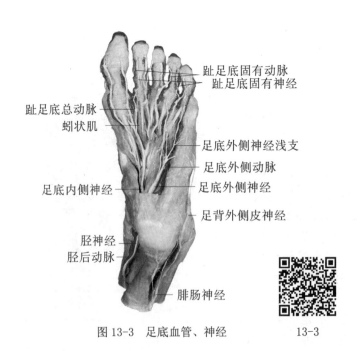

趾足底固有动脉
趾足底固有神经

趾足底总动脉
蚓状肌

足底外侧神经浅支
足底外侧动脉

足底内侧神经

足底外侧神经

足背外侧皮神经

胫神经
胫后动脉

腓肠神经

图 13-3　足底血管、神经　　　　　13-3

② 足底内、外侧神经：胫神经在穿踝管处分为足底内、外侧神经，行程与足底内、外侧动脉相同。足底内侧神经的肌支支配邻近肌肉，皮支分布于足底内侧半及内侧三个半足趾底面的皮肤。足底外侧神经的肌支支配邻近肌肉，皮支分布于足底外侧半及外侧一个半足趾底面的皮肤。

（方马荣）

附　下肢部分复习思考题

一、选择题

1. 以下关于大隐静脉走行的描述，不正确的是…………………………………………………（　　）

    A. 大腿内侧　　　　　　　B. 内踝前方一横指左右　　　　C. 耻骨结节外下方 3～4cm 处

    D. 小腿内侧　　　　　　　E. 股骨内侧髁前方

2. 下列哪个不是大隐静脉注入股静脉前的属支…………………………………………………（　　）

    A. 阴部内浅静脉　　　　　B. 腹壁浅静脉　　　　　　　　C. 旋髂浅静脉

    D. 股外侧浅静脉　　　　　E. 股内侧浅静脉

3. 隐静脉裂孔…………………………………………………………………………………………（　　）

    A. 位于大腿的前外侧部分　　　　　　　B. 被筛筋膜所覆盖

    C. 有一锐利的内侧缘　　　　　　　　　D. 有隐神经通过

    E. 下方为股动脉

4. 以下关于小隐静脉的描述，不正确的是…………………………………………………………（　　）

    A. 起自足背静脉弓的外侧端　　　B. 经足外踝后方　　　　　　C. 沿小腿后方上行

    D. 与腓肠神经伴行　　　　　　　E. 注入股静脉中段

5. 股动脉………………………………………………………………………………………………（　　）

    A. 是髂内动脉的延续　　　　B. 位于股鞘外侧　　　　C. 在收肌管中发出股深动脉

    D. 在大腿全程均有肌肉覆盖　　E. 在隐静脉裂孔的内侧

6. 以下关于股动脉的描述，不正确的是……………………………………………………………（　　）

    A. 它是下肢的主干动脉　　　　　　　　B. 位于腹股沟韧带的下方中点

    C. 它由髂内动脉延续而来　　　　　　　D. 通过股三角尖进入收肌管

    E. 穿收肌腱裂孔进入腘窝

7. 以下关于闭孔动脉的描述，不正确的是…………………………………………………………（　　）

    A. 为髂内动脉的分支

    B. 伴同名静脉、神经经闭膜管出盆腔

    C. 出盆后分为前、后两支骑跨耻骨肌

    D. 前支分布股内收肌群

    E. 后支分布于髋关节和股方肌等

8. 参与膝关节动脉网的有 ··· （　）

    A. 腘动脉的 5 个关节支和旋股内侧动脉的降支

    B. 腘动脉的 5 个关节支和胫后动脉的返支

    C. 腘动脉的 5 个关节支和旋股外侧动脉的降支

    D. 膝上内侧动脉和胫后动脉的返支

    E. 以上全不对

9. 不是腘动脉关节支的是 ··· （　）

    A. 膝上内动脉　　　B. 膝下内动脉　　　C. 膝上外动脉　　　D. 膝下外动脉　　　E. 膝降动脉

10. 以下关于腘动脉的叙述，正确的是 ································· （　）

    A. 在腘窝的上端续于股动脉　　　　　B. 在腘肌上缘分为胫前、后动脉

    C. 腘窝内它位于胫神经的浅面　　　　D. 肌支供应腓肠肌、比目鱼肌和跖肌

    E. 腓动脉起自腘动脉

11. 足背动脉走行在 ··· （　）

    A. 紧贴胫骨前肌腱外侧　　　　　　　B. 趾长伸肌腱外侧

    C. 趾长伸肌腱与姆长伸肌腱之间　　　D. 内踝前方

    E. 姆长伸肌腱内侧

12. 以下关于胫前动脉的叙述，错误的是 ····························· （　）

    A. 在小腿上部走在腓骨长肌与腓骨短伸肌之间

    B. 在小腿下部走在胫骨前肌与姆长伸肌之间

    C. 上端体表投影是胫骨粗隆与腓骨小头连线的中点

    D. 在腘肌下缘发自腘动脉

    E. 在其起始处发出胫前返动脉，参与膝关节动脉网

13. 股神经 ··· （　）

    A. 行于股鞘内　　　　　　　　　　　B. 表面覆盖髂腰肌筋膜

    C. 走在腹股沟韧带中点的下方　　　　D. 在股部始终伴随股动脉和股静脉

    E. 股神经发出隐神经分支

14. 不受股神经支配的肌肉是 ·· （　）

    A. 耻骨肌　　　　B. 缝匠肌　　　　C. 股内侧肌　　　　D. 髂腰肌　　　　E. 股外侧肌

15. 下列哪一块肌肉不受闭孔神经支配 ································· （　）

    A. 耻骨肌　　　　B. 闭孔内肌　　　　C. 股股肌　　　　D. 大收肌　　　　E. 股方肌

16. 坐骨神经损伤导致 ·· （　）

    A. 整个大腿、小腿和足的后面感觉缺失

    B. 大腿的后面感觉缺失

C. 小腿内侧和足的外侧感觉缺失

D. 小腿后面外侧部和足的大部分感觉缺失

E. 只有足底的大部分感觉缺失

17. 足背第 1 趾蹼及第 1、2 趾相对缘皮肤感觉缺失，可能是由于伤及 ⋯⋯⋯⋯⋯⋯⋯⋯ （　）

　　A. 隐神经　　　　B. 胫神经　　　　C. 腓浅神经　　　　D. 足背内侧皮神经　　　　E. 腓深神经

18. 小腿外侧上部皮肤感觉缺失，可能是由于伤及 ⋯⋯⋯⋯⋯⋯⋯⋯⋯⋯⋯⋯⋯⋯ （　）

　　A. 股神经　　　　B. 腓总神经　　　　C. 腓浅神经　　　　D. 胫神经　　　　　　E. 腓肠神经

19. 足底第 1 趾皮肤感觉缺失，可能是由于伤及 ⋯⋯⋯⋯⋯⋯⋯⋯⋯⋯⋯⋯⋯⋯⋯ （　）

　　A. 胫神经　　　　B. 隐神经　　　　C. 腓深神经　　　　D. 腓浅神经　　　　　E. 腓肠神经

20. 股三角的界线是 ⋯⋯⋯⋯⋯⋯⋯⋯⋯⋯⋯⋯⋯⋯⋯⋯⋯⋯⋯⋯⋯⋯⋯⋯⋯⋯ （　）

　　A. 腹股沟韧带、缝匠肌的内侧缘、长收肌的内侧缘

　　B. 腹股沟韧带、缝匠肌的内侧缘、股薄肌的内侧缘

　　C. 腹股沟韧带、股内侧肌的内侧缘、长收肌的外侧缘

　　D. 腹股沟韧带、大收肌的外侧缘、耻骨肌的内侧缘

　　E. 以上都不正确

21. 股三角的后壁为 ⋯⋯⋯⋯⋯⋯⋯⋯⋯⋯⋯⋯⋯⋯⋯⋯⋯⋯⋯⋯⋯⋯⋯⋯⋯⋯ （　）

　　A. 髂腰肌、耻骨肌、大收肌　　　　　　　B. 髂腰肌、长收肌、大收肌

　　C. 长收肌、大收肌、耻骨肌　　　　　　　D. 大收肌、耻骨肌、腰大肌

　　E. 髂腰肌、耻骨肌、长收肌

22. 以下关于股管的说法，错误的是 ⋯⋯⋯⋯⋯⋯⋯⋯⋯⋯⋯⋯⋯⋯⋯⋯⋯⋯⋯ （　）

　　A. 股管位于股三角内

　　B. 管内容纳脂肪组织和腹股沟深淋巴结

　　C. 股管上口与腹膜腔相通

　　D. 后壁大部分贴附于耻骨肌筋膜

　　E. 前壁是阔筋膜

23. 股环 ⋯⋯⋯⋯⋯⋯⋯⋯⋯⋯⋯⋯⋯⋯⋯⋯⋯⋯⋯⋯⋯⋯⋯⋯⋯⋯⋯⋯⋯⋯⋯ （　）

　　A. 内侧界是耻骨梳韧带　　　　　　　　　B. 外侧借纤维隔与股动脉分开

　　C. 外侧界是腔隙韧带（陷窝韧带）　　　　D. 为股鞘的上口

　　E. 上面覆盖有薄层的结缔组织膜

24. 收肌管内的结构有 ⋯⋯⋯⋯⋯⋯⋯⋯⋯⋯⋯⋯⋯⋯⋯⋯⋯⋯⋯⋯⋯⋯⋯⋯⋯ （　）

　　A. 隐神经、股动脉、股静脉　　　　　　　B. 股动脉、股静脉、膝降动脉

　　C. 股静脉、胫动脉返支、隐神经　　　　　D. 隐神经、旋股内侧动脉

　　E. 股神经、股动脉、股静脉

25. 不穿经梨状肌下孔的结构为 ·· （　　）

  A. 臀下神经和血管   B. 阴部神经及阴部内血管

  C. 闭孔神经及闭孔血管   D. 坐骨神经

  E. 股后皮神经

26. 腘窝内由浅入深排列依次为 ··· （　　）

  A. 胫神经、腘静脉、腘动脉   B. 胫神经、腓总神经、腘动脉

  C. 胫神经、腘动脉、腘静脉   D. 腘动脉、腘静脉、胫神经

  E. 腘动脉、腓总神经、胫神经

27. 下列哪项不是踝管的结构 ·· （　　）

  A. 跛长伸肌腱   B. 胫骨后肌腱   C. 趾长屈肌腱

  D. 跛长屈肌腱   E. 胫后动、静脉及胫神经

二、填空题

1._____、_____、_____三点的连线为坐骨神经的体表投影。

2. 大隐静脉在穿隐静脉裂孔前的属支有_____、_____、_____、_____、_____；与深静脉之间的交通支以_____、_____为最多；大隐静脉在_____的一段位置表浅，常在此处进行静脉穿刺或切开。

3. 小隐静脉起于_____，注入_____，在其下段_____神经、上段_____神经与之在小腿后面伴行。

4. 腹股沟浅淋巴结分为_____、_____、_____三组，其中前两者沿着_____排列，后者沿着_____排列。腘浅淋巴结位于_____周围，其输出管注入_____淋巴结。

5. 肌腔隙前界为_____，后界为_____，内侧界为_____，内有_____、_____及_____通过；血管腔隙前界为_____，后界为_____，外侧界为_____，内侧界为_____（或_____），其容纳的结构为_____、_____。

6. 股管的上口称_____，前界为_____，后界为_____，内侧界为_____，外侧界借纤维隔与_____分开。

7. 由_____动脉发出的闭孔支或异常的_____动脉走行于腔隙韧带的上方，施行股疝修补术时应加以注意。

8. 股深动脉在腹股沟韧带下方_____cm处由股动脉发出。在该动脉起始处发出_____和_____动脉，行程中发出3～4支_____动脉。

9. 股神经肌支支配_____、_____、_____，关节支分布于_____，皮支分布于_____，末支为_____，分布于_____。

10. 收肌管位于_____，前内侧壁为_____，前外侧壁为_____，后壁为_____。

管内结构由前向后有_____、_____、_____。

11. 闭孔神经分前、后两支骑跨短收肌,前支行于短收肌浅面,分支支配_____、_____、_____和_____关节;后支行于短收肌的深面,分支支配_____、_____。

12. 腘窝呈菱形,有顶、底及四壁。上内侧壁为_____,上外侧壁为_____,下内侧壁为_____,下外侧壁为_____。窝顶为_____,窝底为_____、_____和_____。

13. 胫神经至腘肌下缘穿_____进入小腿后区。该神经在腘窝内发出分支分布于邻近肌肉及关节,其皮支为_____。

14. 腓总神经沿腘窝上外侧缘向外下斜行,穿腓骨长肌起始部分为_____、_____两终支,腓总神经绕_____处位置表浅,容易受伤。

15. 胫前动脉在腘肌下缘起自腘动脉,在小腿骨间膜前上段行于_____与_____之间,下段行于_____与_____之间。胫前动脉全程均与_____伴行。

16. 踝前伸肌下支持带向深部发出两个纤维隔,形成三个骨纤维管,内侧管容纳_____,中间管容纳_____、_____、_____,外侧管容纳_____、_____。

17. 踝后区屈肌支持带又名_____,它与内踝、跟骨内侧面围成踝管,踝管内的结构由前向后依次为_____、_____、_____、_____、_____、_____。

三、名词解释

1. 卵圆窝:

2. 肌腔隙:

3. 股鞘:

4. 股管:

5. 股环:

6. 股三角:

7. Hunter 管:

8. 收肌腱裂孔:

9. 踝管:

10. 足弓:

11. 坐骨大孔:

12. 坐骨小孔:

13. 臀部十字吻合:

14. 腘窝：

15. 小腿十字韧带：

16. 分裂韧带：

17. 隐静脉裂孔：

18. 阔筋膜：

19. 髂胫束：

20. 血管腔隙：

四　问答题

1. 试述大隐静脉的行经、属支及其临床意义。

2. 简述髋周动脉网的组成。

3. 简述膝关节动脉网的组成。

4. 股三角界线如何确定？其内有哪些结构？

5. 收肌管位于何处，管内有哪些结构通过？

6. 梨状肌上、下孔各有哪些结构通过，排列关系如何？

7. 腓骨颈骨折可能出现什么症状，为什么？

8. 大腿前、内侧肌群受哪些神经支配？这些神经来源于何神经丛？

9. 腘窝界线如何确定？其内由浅入深排列哪些结构？

10. 从解剖学角度分析下肢静脉曲张的原因以及进行大隐静脉高位结扎时的注意点。

11. 试根据解剖学知识说明股疝容易发生嵌顿绞窄的原因。

12. 股骨下段骨折为何容易导致动脉出血？

（林海燕　孙百强）

第十四章 颈前区局部解剖

一、学习要求与掌握内容

1. 颈部的境界和分区、颈部的层次结构。

2. 掌握颈部筋膜的分布特点，了解筋膜间隙的分布。

3. 颈前区重要器官的位置、形态、血管神经的分布、与周围结构的邻接关系。

二、解剖步骤

1. 尸位 仰卧位，肩部垫木枕，使头部后仰。

2. 切口与翻皮片 沿前正中线、下颌底和锁骨上缘切开皮肤（图 14-1）。颈部皮肤薄，与颈阔肌连接紧密，所以切口不宜过深。将皮肤从正中线切口向两侧剥翻至斜方肌前缘，注意保护其深面的颈阔肌，切勿将之与皮肤一起翻去。

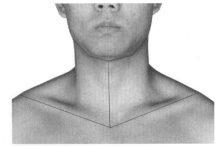

图 14-1 颈部切口　　　　14-1

3. 解剖颈部浅层

（1）上翻颈阔肌：将颈阔肌下缘切断并向上翻起到下颌底，注意边翻边分离位于肌深面的血管、神经，尤其是颈丛皮支。

（2）观察颈部浅层结构：胸锁乳突肌表面纵行的颈外静脉，向下穿过深筋膜，注入锁骨下静脉。在颈外静脉附近有颈外侧浅淋巴结，在胸锁乳突肌后缘中点附近找出颈丛皮支：① 耳大神经，较粗大，垂直上行于该肌表面到耳廓下部；② 枕小神经，循肌后缘行向后上至耳后；③ 颈横神经，1～2 支，在肌表面横行到颈中部；④ 锁骨上神经，分前、中、后 3 支下行到锁骨附近，分布于肩部及第 1 肋间。

（3）颈中线两侧有颈前静脉纵行向下，其下端常向内分支合成颈静脉弓。该弓位于胸骨上间隙内，向外一般经胸锁乳突肌深面注入颈外静脉的下端。颈前静脉附近可有颈前浅淋巴结。

4. 翻剥封套筋膜 清理浅筋膜内少量脂肪结缔组织，观察深筋膜浅层（封套筋膜）的形状，为一层完整的致密结缔组织，在前正中线（沿颈白线）纵行切开封套筋膜，将之向后剥翻至胸锁乳突肌前缘；在斜方肌前缘切断该筋膜，向前翻剥至胸锁乳突肌后缘。注意封套筋膜在舌骨部和颈白线的愈着特点，以及形成的下颌下腺囊和胸锁乳突肌鞘。

5. 解剖颈前区的三角

（1）观察颏下三角：清理两侧二腹肌前腹，它们与舌骨间形成颏下三角，注意三角内的颏下淋巴结。

（2）观察下颌下三角的围成和内容：清理二腹肌前后腹，先分辨下颌下三角的境界，再观察其内容：下颌下腺位于三角内，其前后端可超出三角的边界。腺的被囊由封套筋膜形成，可将之剥离。下颌下腺周缘与下颌底之间有下颌下淋巴结分布。将腺后端向前翻，其深面有面动脉穿过，并在咬肌止点前缘越过下颌底到面部。面动脉后方有面静脉下行。腺前端深面发出腺管，注意其走行。在下颌下腺深面、舌骨舌肌表面找出居下方的舌下神经和居上方的舌神经。

（3）观察颈动脉三角的围成和内容：理出肩胛舌骨肌上腹，观察颈动脉三角的境界。找出舌骨大角，以它为标志，再观察：舌骨大角与二腹肌后腹之间有舌下神经和舌动脉弓形向前。舌骨大角下方找出甲状腺上动脉及伴行的喉上神经外支。动脉下行至甲状腺上极，神经继续向前下至环甲肌。喉上神经的内支伴喉上动脉穿甲状舌骨膜入喉。三角后部为颈动脉鞘上 1/3 部，在鞘周围有颈外侧深淋巴结，鞘表面可找出颈袢上根。

三、知识点

1.境界和分区 颈部的上界为下颌骨下缘、下颌角、乳突尖、上项线和枕外隆凸的连线，以此与头部分界。

下界为胸骨颈静脉切迹、胸锁关节、锁骨、肩峰至第 7 颈椎棘突的连线，以此与胸部、上肢分界。被两侧斜方肌前缘分为颈部和项部。前者指两侧斜方肌前缘之间的部分，为狭义的颈部，属本章讨论内容；后者指两侧斜方肌前缘之后的部分，为项部。

颈部以胸锁乳突肌分为颈前区、胸锁乳突肌区和颈外侧区三部（图 14-2）。颈前区位于胸锁乳突肌前缘和颈前正中线、下颌骨下缘之间，呈底边在上的三角形。此区又被二腹肌前、后腹及肩胛舌骨肌上腹分为下颌下三角、颏下三角、颈动脉三角和肌三角。胸锁乳突肌区位于该肌前、后缘之间，狭长而斜行。颈外侧区位于胸锁乳突肌后缘、斜方肌前缘、锁骨上缘之间，被肩胛舌骨肌下腹分为枕三角和锁骨上大窝。

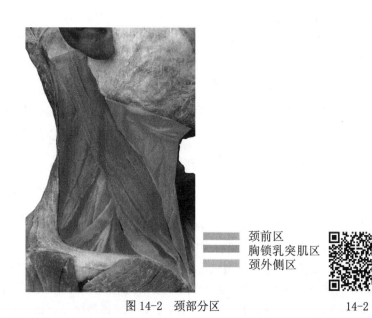

颈前区
胸锁乳突肌区
颈外侧区

图 14-2 颈部分区   14-2

2.颈部体表标志

（1）环状软骨：相当于第 6 颈椎水平，是喉与气管交界之处，可作为计数气管环的标志。交感干颈中神经节和第 6 颈椎的颈动脉结节位于此水平，后者是颈部压迫止血点。

（2）舌骨：双目平视时，舌骨体平颏隆突下缘，后方平第 3 颈椎，体的两侧向后可触及舌骨大角。

（3）甲状软骨：位于舌骨下方，其上缘平第 4 颈椎，前正中线有喉结。

（4）胸锁乳突肌：是颈部重要的标志肌，可明显见到前、后缘。

（5）前斜角肌：位置较深。在胸锁乳突肌下端外缘，沿锁骨后侧向深部可触及该肌肌腱及其附着的第 1 肋，是颈路阻滞麻醉臂丛的标志。

3.体表投影

（1）颈总动脉：自下颌角与乳突尖连线的中点向下，右侧至胸锁关节，左侧至胸锁乳突肌的胸骨头和锁骨头之间作一连线。该连线在甲状软骨上缘水平以下部分为颈总动脉的投影。

（2）臂丛：在环状软骨平面，胸锁乳突肌后缘中、下 1/3 交点到锁骨中、外 1/3 交点的连线为臂丛上界；前斜角肌腱外端到锁骨中点连线为臂丛下界。

（3）锁骨下动脉：由胸锁关节到锁骨中点向上作一弧形连线，最高点在锁骨上方。该弧线为锁骨下动脉的投影。

（4）副神经：胸锁乳突肌后缘上、中 1/3 交点到斜方肌前缘中、下 1/3 交点的连线。

（5）肺尖和胸膜顶：位于锁骨内 1/3 的上方，其最高点在锁骨上方 2.5 ～ 3cm。

4. 皮肤　颈部皮肤较薄，活动性较大。其皮纹横行，颈部手术较常采用与皮纹一致的横切口。

5. 浅筋膜　颈部浅筋膜脂肪较少，前外侧部内有宽阔而菲薄的颈阔肌，属皮肌。在颈阔肌的深面有如下结构（图 14-3）：

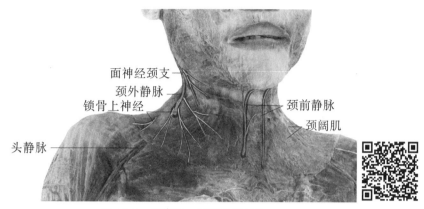

面神经颈支
颈外静脉
锁骨上神经
头静脉
颈前静脉
颈阔肌

图 14-3　颈阔肌、颈部浅层结构　　　　14-3

（1）面神经颈支：在下颌角下方 1cm 处进入颈阔肌，在其前方有面动脉的颏下动脉。颈阔肌肌皮瓣可用于修复口腔颌面部组织缺损，取材时应注意保护上述神经和血管。

（2）颈丛皮支：枕小神经和耳大神经向上、颈横神经向前、锁骨上神经向下行走。它们均在胸锁乳突肌后缘中点穿出深筋膜，分布于相应部分的皮肤。故颈部手术时可在胸锁乳突肌后缘中点进行颈丛阻滞麻醉。

（3）颈部浅静脉：颈外静脉沿胸锁乳突肌表面下行，穿深筋膜注入锁骨下静脉，是静脉插管的常用静脉。在右心衰竭时，颈外静脉可发生怒张。颈前静脉位于颈前正中线两侧，较细小，下行向外侧注入颈外静脉。两侧颈前静脉下端有横行的吻合支，称颈静脉弓。

（4）颈部浅淋巴结：沿颈外静脉排列的为颈外侧浅淋巴结，收集耳后及枕部淋巴，注入颈外侧深淋巴结。在颈前静脉附近有颈前浅淋巴结，注入颈外侧深淋巴结或锁骨上淋巴结。

6. 颈部肌　分浅、中、深 3 层，浅层为颈阔肌和胸锁乳突肌，中层为舌骨上、下肌群，深层为前、中、后斜角肌和椎前肌群（表 14-1）。

表14-1　颈部肌

名　称	起　点	止　点	主要作用	神经支配
颈阔肌	三角肌和胸大肌筋膜	面部筋膜和口角	紧张颈部皮肤	面神经颈支
胸锁乳突肌	胸骨柄前面、锁骨胸骨端	颞骨乳突	一侧收缩使头向同侧倾斜，两侧收缩头后仰	副神经
下颌舌骨肌	下颌体内面	舌骨体	上提舌骨	下颌神经
二腹肌	后腹：乳突	前腹：下颌体	上提舌骨，降下颌骨	前腹：下颌神经 后腹：面神经
茎突舌骨肌	茎突	舌骨大角	上提舌骨	面神经

（续表）

名 称	起 点	止 点	主要作用	神经支配
颏舌骨肌	下颌骨颏棘	舌骨体	上提舌骨	C1 前支
胸骨舌骨肌	胸骨柄及锁骨内侧后面	舌骨体内侧半	下拉舌骨	颈袢
胸骨甲状肌	胸骨柄及第1肋后面	甲状软骨板斜线	下拉甲状软骨	颈袢
甲状舌骨肌	甲状软骨板斜线	舌骨体与大角	下拉舌骨	颈袢
肩胛舌骨肌	下腹：肩胛骨上缘	上腹：舌骨体外侧半	下拉舌骨	颈袢
前斜角肌	第3～6颈椎横突	第1肋	上提第1肋助吸气	颈神经前支
中斜角肌	第1～6颈椎横突	第1肋	上提第1肋助吸气	颈神经前支
后斜角肌	第4～6颈椎横突	第2肋	上提第2肋助吸气	颈神经前支
头长肌	第3～6颈椎横突	枕骨基底部下面	屈头	C1～C6 前支
颈长肌	第1～3胸椎体、第3～6颈椎横突、下3个颈椎椎体	第5～7颈椎横突、寰椎前弓、第2～4颈椎椎体	屈颈	C3～C8 前支

7. **深筋膜**　颈部深筋膜位于浅筋膜和颈阔肌深面，包绕在颈部诸肌、颈部脏器和血管的周围，可分为浅层、气管前层、椎前层和颈动脉鞘（图 14-4）。

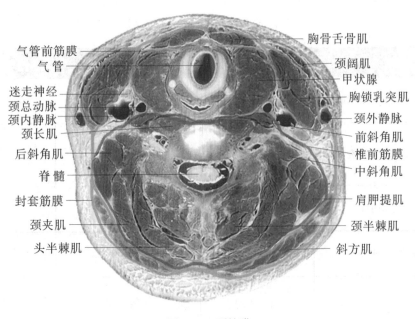

气管前筋膜——　　　　　　　　　——胸骨舌骨肌
气管——　　　　　　　　　　　　——颈阔肌
　　　　　　　　　　　　　　　　——甲状腺
迷走神经——　　　　　　　　　　——胸锁乳突肌
颈总动脉——
颈内静脉——　　　　　　　　　　——颈外静脉
颈长肌——　　　　　　　　　　　——前斜角肌
后斜角肌——　　　　　　　　　　——椎前筋膜
　　　　　　　　　　　　　　　　——中斜角肌
脊髓——
封套筋膜——　　　　　　　　　　——肩胛提肌
颈夹肌——　　　　　　　　　　　——颈半棘肌
头半棘肌——　　　　　　　　　　——斜方肌

图 14-4　颈筋膜　　　　　　　　14-4

（1）浅层又称封套筋膜，是包裹整个颈部结构的总筋膜套。其后方附于项韧带，向前分别包绕斜方肌和胸锁乳突肌，形成该两肌的肌鞘；在前正中线处与对侧同名筋膜交织成颈白线；上方附着于上项线及乳突，向前包绕腮腺，形成腮腺囊，继而延续为腮腺咬肌筋膜；在下颌骨下方包绕下颌下腺，形成下颌下腺囊，并向上附着于下颌底；下方附着于肩峰、锁骨；在胸骨柄上方分为两层，分别附于颈静脉切迹前、后缘，围成胸骨上间隙。

（2）气管前层又称气管前筋膜、颈内脏筋膜，为中层筋膜。此层筋膜位于舌骨下肌群深面，包裹甲状腺，形成甲状腺假被囊，继而经过气管前方入胸腔，附于纤维心包。此外，气管前层还包绕在颈部脏器周围，形成食管筋膜和气管筋膜等。

（3）椎前层又称椎前筋膜，为深层筋膜。此层筋膜覆盖颈部深层肌表面，上方附于颅底，下方随颈长肌入胸腔，约在第3胸椎高度附于前纵韧带。在斜角肌间隙处，椎前层包绕臂丛和锁骨下动、静脉，伸向腋窝，形成腋鞘。

（4）颈动脉鞘又称颈血管鞘或颈鞘，为颈部筋膜在大血管周围增厚而成，内含颈总动脉和颈内动脉、颈内静脉、迷走神经。颈动脉鞘借疏松结缔组织与前方的颈深筋膜浅层和气管前层、后方的椎前层相连，鞘内有纵行的纤维分隔动脉和静脉。

8.颈部筋膜间隙　位于颈筋膜各层之间，为疏松结缔组织间隙。

（1）胸骨上间隙位于颈前中部、胸骨柄上方。颈深筋膜浅层在该处分为两层，该两层筋膜与胸骨柄之间即围成胸骨上间隙，高约3cm，间隙内有颈静脉弓和少量脂肪。

（2）气管前间隙介于气管前筋膜与气管之间，内有脂肪结缔组织和甲状腺下静脉，下半部偶可出现甲状腺最下动脉、胸腺上端、左头臂静脉、头臂干等。气管切开时要注意勿伤及上述结构。气管前间隙向下通上纵隔。

（3）咽后间隙位于咽后方与椎前层筋膜之间，由结缔组织分隔为左、右两部，向上抵达颅底，向下经食管后间隙连于上纵隔和后纵隔。其位于咽壁侧方的部分，即为咽旁间隙。

（4）椎前间隙位于椎前筋膜与颈部脊柱之间。颈椎结核脓肿时脓液多积于此间隙，并可向下蔓延至纵隔，向两侧至颈侧部，经腋鞘至腋窝，或穿破椎前层至咽后间隙。

9.颈前区　颈前区内界为颈前正中线，外界为胸锁乳突肌前缘，上界为下颌底。该区分为下颌下三角、颈动脉三角、肌三角和颏下三角。

（1）下颌下三角：

①境界：下颌下三角位于下颌底和二腹肌前、后腹之间。三角的底（深面）由下颌舌骨肌和舌骨舌肌组成。其表面为皮肤、浅筋膜、颈阔肌和颈深筋膜浅层所覆盖。

②内容：下颌下三角内的主要结构是下颌下腺、舌神经、舌下神经、下颌下神经节、舌动脉、面动脉和淋巴结（图14-5）。

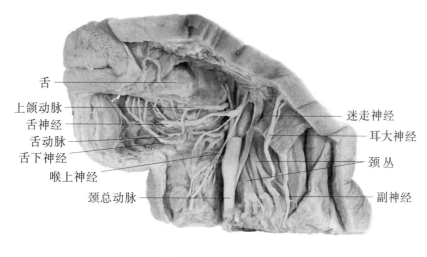

图14-5　下颌下三角

14-5

下颌下腺占据下颌下三角的大部分，表面被由颈深筋膜浅层形成的囊包绕。腺体分浅、深两部。浅部较大，位于下颌舌骨肌浅面；深部自下颌舌骨肌后缘伸向前内，其前端发出下颌下腺管，在下颌舌骨肌和舌骨舌肌之间行向前上方入口底间隙，开口于口底黏膜的舌下阜。下颌下腺周围有下颌下淋巴结。面动脉由颈外动脉发出后，经二腹肌后腹深面进入下颌下三角，穿过下颌下腺后端深面，绕下颌骨下缘至面部。面动脉后方有面静脉，在腺体后方下行。舌动脉在进入下颌下三角后位置较深，于舌骨舌肌深面行向前上方。下颌下腺深面与舌骨舌肌浅面之间上 1/3 有舌神经、下 1/3 有舌下神经横行向前。舌神经下方连有下颌下神经节。颈深筋膜浅层与下颌下三角底面之间为下颌下间隙。该间隙向前与口底间隙、向后与翼颌间隙相通。

（2）颏下三角位于两侧二腹肌前腹与舌骨之间，内有颏下淋巴结等。

（3）颈动脉三角：

① 境界：颈动脉三角位于胸锁乳突肌前缘、二腹肌后腹下缘和肩胛舌骨肌上腹上缘之间。其底面为椎前筋膜，浅面为皮肤、浅筋膜、颈阔肌和封套筋膜。

② 内容：三角内有舌骨大角、颈总动脉及其分支（颈内、外动脉）、颈内静脉及其属支、舌下神经及其降支、迷走神经及其分支喉上神经等（图14-6）。

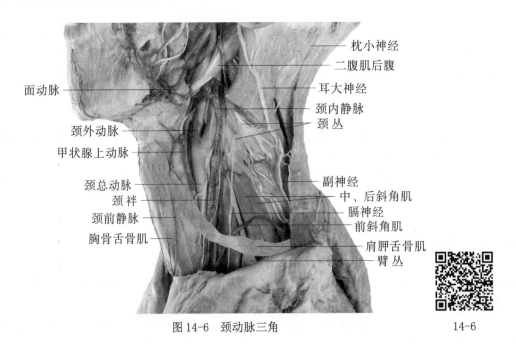

图 14-6　颈动脉三角　　　　　　　　　14-6

舌骨大角是颈动脉三角内的重要定位标志。在舌骨大角后方，平甲状软骨上缘处，颈总动脉分为颈内动脉和颈外动脉。颈总动脉分叉处有颈动脉小球和颈动脉窦，分别为化学感受器和压力感受器。在颈动脉三角内，颈总动脉及其分叉处位置浅表，可按摩颈动脉窦治疗室上性心动过速；此处若受暴力打击，则可能反射性地引起心脏骤停。颈外动脉自颈总动脉发出后，先位于颈内动脉前内侧，再至其外侧上行。在舌骨大角下方，颈外动脉分出甲状腺上动脉，行向前下；在舌骨大角上方，向前依次分出舌动脉和面动脉，向后分出枕动脉。临床上结扎颈外动脉时，除根据其位置关系外，还必须根据有无分支与颈内动脉相鉴别：颈外动脉在颈部有一系列分支，而颈内动脉在颈部无一分支。在舌骨大角的上方，舌下神经由后向前弓形越过颈内、外动脉的浅面，发出降支（颈袢上根）后经二腹肌后腹深面进入下颌下三角。

在舌骨大角的下方，迷走神经的喉上神经内支和外支经颈内、外动脉深面，较粗大的内支穿甲状舌骨膜入喉，较细小的外支下行至环甲肌。甲状腺上动脉分出的喉上动脉则与喉上神经内支伴行。

四、临床应用要点

1. 颈部常用切口　行颈部手术切口时应注意：尽量与皮纹平行，减少术后瘢痕；少破坏皮肤的血供，防止术后皮瓣坏死；有利于暴露和切除病变。最简单的切口为：颈前区切口应为水平的，与皮纹一致，如甲状腺手术；胸锁乳突肌区和颈外侧区切口取直线形或弧形，自后上斜向前下，如颈侧和咽侧肿瘤手术。还可根据具体情况作延长或改进，如颈淋巴结清扫术，可取半"H"或"Y"形切口。

2. 颈淋巴结与临床　颈部淋巴结常因颈部和头面部病变而肿大，甚至胸、腹腔器官的疾患也可累及颈淋巴结。在取颈淋巴结活检时，应注意保护其邻近结构：如在颈动脉三角和肌三角内，需保护颈动脉鞘及其深面的颈交感干；在枕三角内，应避免损伤副神经；在颈根部，要保护锁骨下静脉、胸膜顶和胸导管等。对头颈部恶性肿瘤引起的颈淋巴转移癌，多采取颈淋巴结切除术，由于颈外侧深淋巴结与颈内静脉关系密切，必要时可剥离颈动脉鞘，暴露颈内静脉，在颈根部将之缝扎切断，向上连淋巴结一并切除，但应保护迷走神经、舌下神经、颈交感干等结构。

（王　征　张　凤）

第十五章　肌三角、胸锁乳突肌区、枕三角局部解剖

一、学习要求与掌握内容

1. 掌握肌三角重要器官的位置、形态、血管神经的分布、与周围结构的邻接关系。
2. 掌握胸锁乳突肌区重要器官的位置、形态、血管神经的分布、与周围结构的邻接关系。
3. 掌握枕三角重要器官的位置、形态、血管神经的分布、与周围结构的邻接关系。

二、解剖步骤

1. 解剖和观察肌三角　在胸骨柄上缘切断舌骨下肌群及其后方的气管前筋膜，将其向上翻起，暴露和观察气管前间隙及肌三角的内容。

（1）气管及食管周围均为疏松间隙。气管前方为气管前间隙，内有甲状腺下静脉，注意观察有无甲状腺最下动脉、胸腺上端（小儿）等其他结构。气管与食管间沟内有喉返神经。

（2）观察甲状腺的被囊、侧叶的位置、峡与气管环的关系、有无锥状叶。在侧叶上方找出甲状腺上动脉，侧叶下 1/3 外缘找出甲状腺下动脉，并观察它在侧叶后方与喉返神经的关系。侧叶中部及峡有与环状软骨和气管相连的纤维束，为甲状腺悬韧带。将侧叶稍翻向前内，在其后方、真假被膜之间辨认甲状旁腺，注意其位置和数目。一般地，上甲状旁腺在侧叶后方上中 1/3 交界处，下甲状旁腺在甲状腺下动脉附近。

（3）观察甲状腺的邻接。侧叶内侧为喉及气管，外侧有颈动脉鞘和颈交感干通过。

2. 解剖胸锁乳突肌区

（1）切翻胸锁乳突肌：修清胸锁乳突肌前后缘，在下端切断其胸骨头及锁骨头，向上翻起，保留肌表面和后缘的颈丛皮支。肌深面的肩胛舌骨肌（有中间腱附于胸锁乳突肌）和副神经亦应分离和保留。

（2）观察胸锁乳突肌深部的结构：找出颈动脉鞘表面的颈袢及其上、下根，观察颈袢的位置及其分支支配的肌。在鞘的周围找出颈外侧深淋巴结，观察其数目和大小。切开颈动脉鞘，分离出颈总动脉、颈外动脉、颈内动脉，注意颈内、外动脉的位置关系，颈总动脉外侧为颈内静脉，有面静脉和甲状腺上、中静脉注入。介于颈总动脉、颈内静脉之间的后方有迷走神经及其心支。在颈内动脉起始部观察颈动脉窦，在颈总动脉分叉部后内侧找出与颈动脉小球相连的舌咽神经颈动脉窦支。

（3）在颈动脉鞘后方分开椎前筋膜，在颈长肌表面找出颈交感干及颈交感神经节，观察颈交感节的位置、数目和分支。

3. 解剖枕三角　清理出斜方肌前缘和肩胛舌骨肌下腹，观察枕三角的境界和通过三角的副神经。该神经从胸锁乳突肌后缘上中 1/3 交界处穿出，斜向后下，进入斜方肌前缘下中 1/3 交点。神经周围有颈外侧深淋巴结分布。

三、知识点

1. 肌三角　肌三角又称肩胛舌骨肌气管三角，由颈前正中线、胸锁乳突肌前缘和肩胛舌骨肌上腹围成。其浅面为皮肤、浅筋膜、深筋膜浅层、舌骨下肌群及气管前筋膜，深面为椎前筋膜。三角内有甲状腺、甲状旁腺、喉、气管、食管等脏器，以及分布于这些脏器的血管、神经（图 15-1）。详述于后。

2. 胸锁乳突肌区　胸锁乳突肌区为胸锁乳突肌前、后缘之间的区域。位于胸锁乳突肌深面的结构有颈动脉鞘、颈袢、颈外侧深淋巴结、颈交感干、颈丛及其分支等。

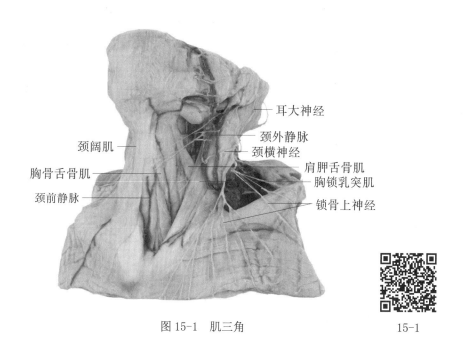

耳大神经

颈阔肌

胸骨舌骨肌

颈前静脉

颈外静脉
颈横神经

肩胛舌骨肌
胸锁乳突肌

锁骨上神经

图 15-1　肌三角　　　　　　　　　　15-1

（1）颈动脉鞘：由颈深筋膜形成，在鞘内，颈内静脉居外侧，颈总动脉或颈内动脉居内侧，静脉和动脉之间的后方为迷走神经。鞘与颈内静脉管壁附着紧密，因而颈内静脉损伤后管壁不易塌陷，可导致空气栓塞。

（2）颈袢：由上根和下根在环状软骨平面合成（图 15-2）。来自第 1 颈神经（C1）前支的纤维先和舌下神经联合，再于二腹肌后腹下方离开舌下神经下行，即为颈袢上根（舌下神经降支）。颈袢下根源自第 2、3 颈神经前支（C2 ～ C3），它们离开颈丛后于颈内静脉浅面联合下行，在颈动脉鞘的前外侧面与上根汇合成颈袢。颈袢发出分支支配大部分舌骨下肌。在行甲状腺手术时，在环状软骨平面以下切断舌骨下肌群，可避免伤及神经。临床上还可取舌骨下肌群肌皮瓣修复颌面部的缺损，取瓣时亦应注意保护颈袢至肌的分支。

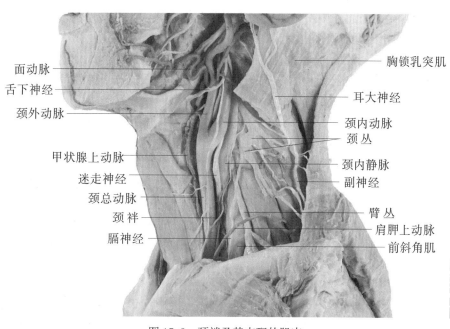

面动脉

舌下神经

颈外动脉

甲状腺上动脉

迷走神经

颈总动脉

颈袢

膈神经

胸锁乳突肌

耳大神经

颈内动脉

颈　丛

颈内静脉

副神经

臂　丛

肩胛上动脉

前斜角肌

图 15-2　颈袢及其支配的肌肉　　　　15-2

（3）颈外侧深淋巴结：沿颈内静脉排列，上起自颅底，下达颈根部（图15-3），常以肩胛舌骨肌下腹为界分为上、下两群。颈外侧上深淋巴结位于颈内静脉上段周围，接纳颈外侧浅淋巴结、腮腺、颏下、乳突等淋巴结回流的淋巴，还接纳咽、喉、甲状腺、气管、食管和舌根等部的淋巴，输出管注入颈外侧下深淋巴结，其中位于二腹肌后腹与颈内静脉之间的称颈内静脉二腹肌淋巴结（角淋巴结），是鼻咽部、腭扁桃体及舌根部癌症转移时最先累及的颈部淋巴结。位于肩胛舌骨肌上腹与颈内静脉之间的称颈内静脉肩胛舌骨肌淋巴结，主要接纳舌尖部的淋巴。少数淋巴结可向后沿副神经排列。颈外侧下深淋巴结位于颈内静脉下段、臂丛和颈横血管周围，其中沿颈横血管排列的称锁骨上淋巴结，它们接纳颈外侧上深淋巴结回流的淋巴，其输出管组成颈干。

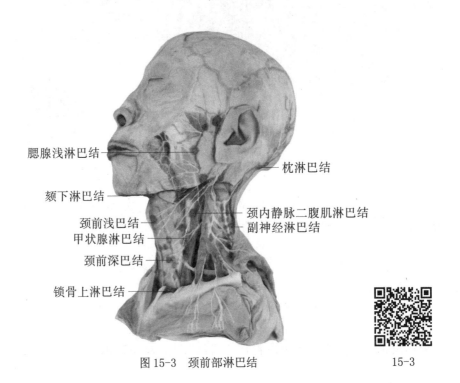

腮腺浅淋巴结
颏下淋巴结
颈前浅巴结
甲状腺淋巴结
颈前深巴结
锁骨上淋巴结
枕淋巴结
颈内静脉二腹肌淋巴结
副神经淋巴结

图 15-3　颈前部淋巴结　　　　　　　15-3

（4）颈丛：位于胸锁乳突肌深面和中斜角肌、肩胛提肌前面之间。由颈丛发出浅支和深支。浅支为皮支，在胸锁乳突肌后缘中点处穿深筋膜浅出。深支至颈深肌，并发出膈神经。

（5）颈交感干：位于椎前筋膜深面，脊柱两侧。有颈上、中、下3个神经节。颈上神经节最大，梭形，位于第2～3颈椎横突前方。颈中神经节不明显，位于颈动脉结节平面。颈下神经节常与第1胸神经节融合为颈胸神经节。3个神经节各发出颈心神经，参与组成心丛。

3. 枕三角　颈外侧区前界为胸锁乳突肌后缘，下界为锁骨上缘，后界为斜方肌前缘。该区又被肩胛舌骨肌下腹分为枕三角和锁骨上大窝。

枕三角又称肩胛舌骨肌斜方肌三角，由肩胛舌骨肌下腹、斜方肌前缘和胸锁乳突肌后缘围成。三角的深面为椎前筋膜及其覆盖的颈部深层肌，浅面为封套筋膜。三角内有疏松结缔组织和副神经通过。副神经自胸锁乳突肌前缘上1/4与下3/4交点进入该肌深面，发出分支支配该肌，再由该肌后缘上、中1/3交点穿出，进入枕三角，向下在斜方肌前缘中、下1/3交点进入肌的深面（图15-4）。副神经周围有淋巴结排列，下方有颈丛至斜方肌的肌支。在枕三角内行淋巴结清扫术时，要注意保护副神经。

4. 颈部脏器

（1）甲状腺：

① 位置和外形：甲状腺呈"H"形，由左、右侧叶及峡部组成（图15-5）。两侧叶位于喉和气管的前外侧，上极平甲状软骨中点，下极达第6气管环。峡部在第2～4气管环的前方。约50%的人有甲状腺锥状叶的存在，其多与峡部上缘、或峡和侧叶连接处相连。

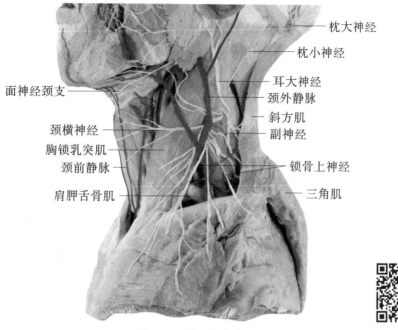

图 15-4　枕三角内容

15-4

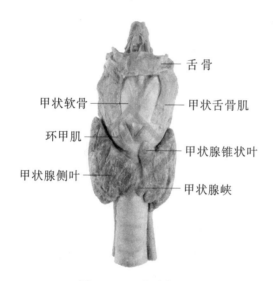

图 15-5　甲状腺的形态

15-5

② 被膜：甲状腺的被囊有内、外两层。内层紧贴甲状腺并伸入腺叶之间，称真被囊或纤维囊。外层由气管前筋膜形成，叫假被囊或甲状腺鞘，假被囊在甲状腺两侧叶内侧和峡部后面增厚，与甲状软骨、环状软骨和气管软骨环相连，形成甲状腺悬韧带，使甲状腺固定于喉与气管壁上。因此，在吞咽时甲状腺可随喉上下移动。真假被囊之间有血管、神经和甲状旁腺。

③ 甲状腺的血管与喉的神经（图 15-6）：营养甲状腺的动脉为甲状腺上、下动脉。甲状腺上动脉发自颈外动脉，先伴喉上神经外支下行，约在甲状腺上极上方 1cm 处，动脉单独从甲状腺侧叶上极进入甲状腺，而喉上神经外支则与甲状腺上动脉分开，行向前内至环甲肌。行甲状腺手术结扎甲状腺上动脉时，如在靠近上极处进行，就可避免误伤喉上神经外支。甲状腺下动脉由锁骨下动脉的甲状颈干发出，向内下经颈动脉鞘后方，至甲状腺侧叶下极后面，在此与喉返神经交叉后进入腺体。左喉返神经发自左迷走神经胸段，勾绕主动脉弓，在气管与食管间沟内竖直上升，神经多于甲状腺下动脉后方与之交叉；右喉返神经由右迷走神经发出后，勾绕右锁骨下动脉，在气管与食管间沟内斜向内上方，于甲状腺下动脉前方与之交叉。喉返神经入喉前一般经环甲关节的后方，甲状软骨下角可作为显露喉返神经的标志。在甲

状腺手术中应注意甲状腺下动脉与喉返神经的复杂关系，一般远离甲状腺下极结扎甲状腺下动脉，可避免损伤喉返神经而导致声音嘶哑等严重后果。此外，约10%的人可出现甲状腺最下动脉，它发自头臂干或主动脉弓，沿气管前面上行到甲状腺峡，这在行低位气管切开术时应注意。甲状腺的静脉有上、中、下3对（图15-7）。甲状腺上静脉与同名动脉伴行，注入颈内静脉；甲状腺中静脉起自侧叶外侧中部，粗而短，注入颈内静脉；甲状腺下静脉起自侧叶下极，向下汇入头臂静脉。左右甲状腺下静脉在气管前吻合，作气管切开时应注意止血。

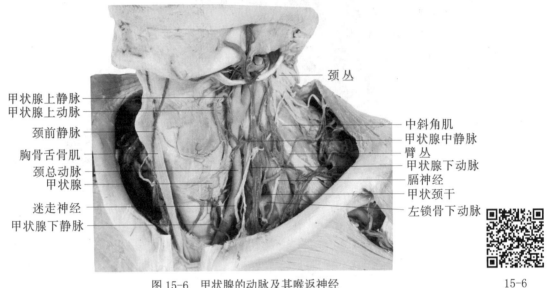

甲状腺上静脉
甲状腺上动脉
颈前静脉
胸骨舌骨肌
颈总动脉
甲状腺
迷走神经
甲状腺下静脉

颈丛
中斜角肌
甲状腺中静脉
臂丛
甲状腺下动脉
膈神经
甲状颈干
左锁骨下动脉

图 15-6　甲状腺的动脉及其喉返神经　　　　　　15-6

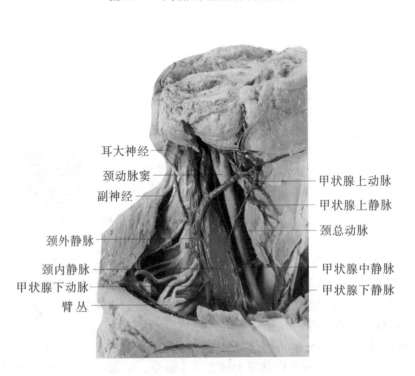

耳大神经
颈动脉窦
副神经
颈外静脉
颈内静脉
甲状腺下动脉
臂丛

甲状腺上动脉
甲状腺上静脉
颈总动脉
甲状腺中静脉
甲状腺下静脉

图 15-7　甲状腺的静脉　　　　　　15-7

　　④毗邻：甲状腺的前面，由浅入深有皮肤、浅筋膜、封套筋膜、舌骨下肌群和气管前筋膜覆盖。左、右侧叶后内侧邻喉与气管、咽与食管、喉返神经，后外侧与颈动脉鞘、颈交感干相邻。肿大的甲状腺向后方压迫，可引起呼吸困难、吞咽困难和声音嘶哑等症状；向后外方压迫交感干，可出现 Horner 综合征，即同侧瞳孔缩小、上睑下垂、眼球内陷等体征。

（2）甲状旁腺：一般上、下各一对，位于甲状腺后面真、假被囊之间，少数可埋于甲状腺组织内。上甲状旁腺的数量和位置较恒定，位于甲状腺侧叶后缘中点以上，环状软骨高度附近。下甲状旁腺数目和位置变异较大，多数（约60%）在侧叶后缘下1/3附近（图15-8）。

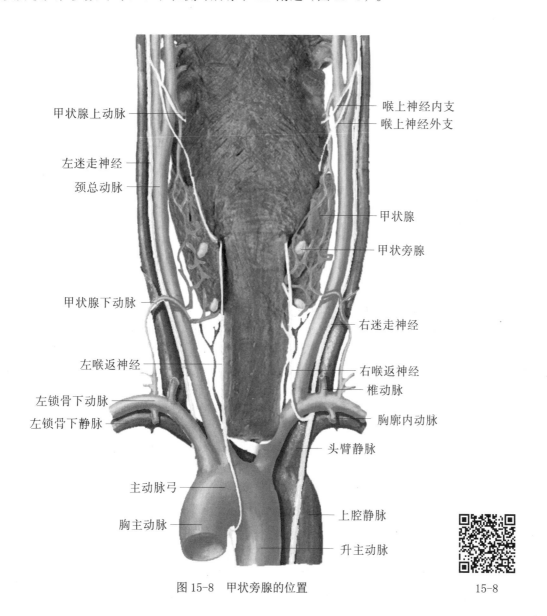

左侧标注（自上而下）：
甲状腺上动脉
左迷走神经
颈总动脉
甲状腺下动脉
左喉返神经
左锁骨下动脉
左锁骨下静脉
主动脉弓
胸主动脉

右侧标注（自上而下）：
喉上神经内支
喉上神经外支
甲状腺
甲状旁腺
右迷走神经
右喉返神经
椎动脉
胸廓内动脉
头臂静脉
上腔静脉
升主动脉

图 15-8　甲状旁腺的位置

15-8

（3）喉：位于颈前中部，相当于第5、6颈椎水平，有较大的年龄变化：小儿喉上界可达第3颈椎，老年人喉上界可降到第6颈椎上缘。喉可随吞咽而上下移动。喉的动脉为甲状腺上动脉的分支喉上动脉和甲状腺下动脉的分支喉下动脉。支配喉的神经为迷走神经的分支喉上神经和喉返神经。喉上神经内支穿甲状舌骨膜入喉，管理声门裂以上喉的黏膜感觉，其外支支配环甲肌；喉返神经一般在环甲关节的后上方入喉，分布于声门裂以下喉的黏膜，支配除环甲肌以外的喉肌。

（4）气管：

① 位置：气管颈部由6～8个气管软骨环组成，位于颈前中部，续于喉。气管颈部的上部位置较浅而下部较深，可在胸骨上窝触及。气管的位置可随头颈部活动而改变，当头后仰时变长变浅，而低头时变短变深。仰头和低头时气管可上、下移动1.5cm左右。头转向一侧时，气管转向同侧，其后方的食管则移向对侧。故行气管切开术时，头应保持正中位，并尽量后仰，使气管居中且接近体表。

② 邻接：气管前方由浅入深依次为皮肤、浅筋膜、封套筋膜、胸骨上间隙及颈静脉弓、舌骨下肌群及气管前筋膜、气管前间隙，此为气管切开手术所经过的层次。第2～4气管环前方有甲状腺峡，峡下

方有甲状腺下静脉和可能出现的甲状腺最下动脉等。3～5岁的小儿，胸腺、左头臂静脉、头臂干、主动脉弓等可能出胸廓上口，达气管颈部的前面。两侧为甲状腺侧叶，后方为食管，气管与食管间的沟内有喉返神经，后外侧为颈动脉鞘、颈交感干等。

③血管、神经：气管颈部的动脉来自甲状腺下动脉的分支，静脉回流到甲状腺下静脉，淋巴汇入颈外侧深淋巴结，交感神经来自颈中神经节，副交感神经为喉返神经的分支。

（5）咽：上为盲端，附于颅底，前通鼻、口、喉腔，外侧通中耳鼓室。下界在第6颈椎水平与食管相续，周围为疏松间隙，即咽旁间隙和咽后间隙。

（6）食管：食管颈部居气管后方偏左，故颈部食管手术多选左侧入路。食管后外侧邻交感干，外侧邻颈动脉鞘和甲状腺侧叶，后方隔疏松的食管后间隙邻椎前筋膜及其深侧的颈长肌和脊柱。食管颈部的动脉来自甲状腺下动脉的分支，静脉注入甲状腺下静脉。神经支配为迷走神经和交感神经的小分支，形成食管丛。

四、临床应用要点

1. 甲状腺次全切除术的临床解剖要点　甲状腺次全切除术即切除大部分腺体的手术，主要适用于内科治疗疗效欠佳的甲状腺功能亢进患者，是颈部较大的外科手术，应注意：

（1）切口和层次：在颈静脉切迹上方两横指，沿皮纹方向作横向切口，两侧可达胸锁乳突肌。由浅入深经过的层次为皮肤、浅筋膜和颈阔肌、封套筋膜、舌骨下肌（主要为胸骨舌骨肌和胸骨甲状肌）及其深面的甲状腺假被囊。皮肤和浅筋膜的皮瓣可上下翻开，封套筋膜则在中线上分离，胸骨舌骨肌和胸骨甲状肌应在其上1/3切断，以保护颈袢的分支，分离甲状腺假被囊后即可显露甲状腺。

（2）结扎甲状腺上、下动脉并保护喉的神经：喉上神经外支通常在甲状腺上极上方1cm离开甲状腺上动脉，转向前内侧，因此结扎甲状腺上动脉应紧靠甲状腺上极。偶有神经与动脉紧密伴行或行于动脉分支间，这时如在甲状腺囊内结扎甲状腺上动脉，就可避免损伤神经。由于甲状腺下动脉与喉返神经在甲状腺侧叶后方有着比较复杂的交叉关系，在环甲关节后方应避免盲目过深地分离甲状腺侧叶后面和内侧部分，并在离甲状腺侧叶较远处结扎甲状腺下动脉。依据"上靠下离"的原则，即紧靠甲状腺上极结扎甲状腺上动脉，远离甲状腺下极结扎甲状腺下动脉，可妥善保护喉的神经。

（3）保留甲状旁腺：甲状旁腺位置不很恒定，尤其是埋在甲状腺组织内者易被切除。应楔形切除甲状腺，常规检查切下的甲状腺标本，如发现误切的甲状旁腺，要立即取出并将之移植到胸锁乳突肌或附近其他组织内。

2. 气管切开术的临床解剖要点　气管切开术是将气管颈部的前壁切开，插入气管套管，另建呼吸通道的手术，常用于解除严重的喉梗塞，在下呼吸道因分泌物而阻塞时也需行气管切开，吸引分泌物以解除梗阻。气管切开术应用较广，各科医生均应掌握。

（1）体位：仰卧位，肩下垫一小枕，使头部后仰，居正中而不偏斜，这样可让气管颈部变长、变浅，更贴近皮肤，有利于暴露。

（2）切口和层次：取环状软骨向下至胸骨柄上缘的颈前正中线，依次切开皮肤、浅筋膜、封套筋膜形成的颈白线，拉开胸骨舌骨肌和胸骨甲状肌，分离其深面的气管前筋膜，即进入气管前间隙，暴露气管。注意操作始终不要偏离中线，否则会损伤位于气管两侧的颈部大血管。

（3）切开气管的部位：在2～4气管软骨环处切开气管。切口不可过高，否则易损伤环状软骨，术后引起喉狭窄；若过低，向下分离，则可能误伤胸膜顶。切开前要分离甲状腺峡，如甲状腺峡窄而低，可将之向下牵拉；如宽而高，可在其中部切断结扎。切开时刀尖应自下向上，以免损伤可能出现在气管前间隙下部的大血管，同时不能插入过深，避免损伤气管后壁和食管前壁，引起气管食管瘘。

（方马荣）

第十六章　颈根部局部解剖

一、学习要求与掌握内容

1.掌握锁骨上大窝血管神经的分布、与周围结构的邻接关系。

2.掌握颈根部重要器官的位置、形态、血管神经的分布、与周围结构的邻接关系。

二、解剖步骤

1.解剖颈根部　修清前斜角肌周缘及其表面的椎前筋膜。

2.观察颈根部结构

（1）在前斜角肌前面，有纵行向下的膈神经和横行向外的锁骨下静脉。锁骨下静脉与颈内静脉汇合处形成静脉角。左侧有胸导管经颈内静脉后方，弓形向前内注入静脉角。与胸导管相连的为左颈干、左锁骨下干、左支气管纵隔干等淋巴干。但淋巴干也可直接注入静脉角或其邻近的颈内静脉或锁骨下静脉。右侧静脉角有右淋巴导管注入，但寻找困难。

（2）前、中斜角肌之间为斜角肌间隙，有锁骨下动脉（偏前下方）、臂丛（偏后上方）穿过走向腋窝。

（3）前斜角肌内侧与颈长肌之间为椎动脉三角，在其深部找出椎动脉和椎静脉，它们向上穿第6颈椎横突孔。

（4）注意观察位于前斜角肌内侧的胸膜顶的定位和邻接关系。

三、知识点

1.境界　锁骨上大窝又称肩胛舌骨肌锁骨三角，由胸锁乳突肌后缘、肩胛舌骨肌下腹和锁骨围成。颈根部在锁骨上方二横指宽的范围内，是颈、胸和腋的过渡区。

2.内容　颈根部和锁骨上大窝内以前斜角肌为中心（图16-1），在前斜角肌内侧，是颈与胸之间的纵行结构和胸膜顶。纵行结构包括颈内静脉和头臂静脉、颈总动脉和头臂干、迷走神经、交感干和膈神经等。在前斜角肌前、后及外侧，是胸、颈与上肢之间的横行结构，包括锁骨下静脉及其属支、锁骨下动脉及其分支、臂丛等（图16-2）。

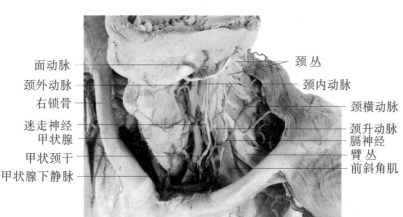

图 16-1　前斜角肌的毗邻　　　　　16-1

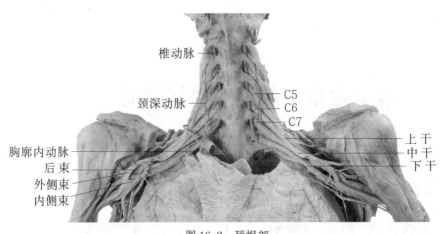

图 16-2　颈根部

16-2

（1）胸膜顶与肺尖：位于颈根深部，在锁骨内 1/3 上方约 2 ～ 3cm 处。胸膜顶前方为锁骨下动脉；前外侧为前斜角肌、膈神经、锁骨下静脉和迷走神经，左侧还有胸导管跨过；后方为颈交感干、颈胸神经节等；外侧为中斜角肌。行颈根部手术时应注意避免损伤胸膜顶，否则会导致气胸。

（2）胸导管：在食管左缘上行，于第 7 颈椎高度折向外侧，形成胸导管弓，跨过左胸膜顶上方，经颈动脉鞘后方，向外下方注入左静脉角。颈部损伤胸导管会引起乳糜瘘。

（3）锁骨下静脉：在颈根部行于前斜角肌浅面，向内于胸锁关节后方与颈内静脉汇合成头臂静脉。锁骨下静脉的前下方为锁骨和锁骨下肌，后方为前斜角肌、锁骨下动脉和胸膜顶，下为第 1 肋。可将位于前斜角肌前方、锁骨和锁骨下肌后方、第 1 肋上方之间的间隙称为斜角肌前隙。锁骨下静脉与周围组织紧密结合，位置较固定，管壁不易塌陷，故常进行静脉穿刺插管，进行长期输液，或行心导管检查和中心静脉压测定等。

（4）锁骨下动脉和臂丛：经前、中斜角肌和第 1 肋之间的斜角肌间隙，向外入腋窝。在斜角肌间隙内，臂丛居上 3/4，锁骨下动脉居下 1/4。在锁骨中点上方，臂丛的上、中、下干较为集中，为锁骨上臂丛阻滞麻醉的部位。

（5）膈神经：位于椎前筋膜深面，沿前斜角肌前面从外上行向内下，经锁骨下动、静脉之间进入胸腔。

（6）锁骨上淋巴结：为颈外侧深淋巴结最下组，沿颈横血管排列，其中位于左颈根部、前斜角肌内侧缘的淋巴结称为 Virchow 淋巴结，胸、腹腔的癌肿，肿瘤细胞可经胸导管逆行至该淋巴结，引起其肿大。

（7）椎动脉三角：外侧界为前斜角肌，内侧界为颈长肌，下界为锁骨下动脉。三角浅层有甲状颈干、迷走神经和交感干、颈胸神经节等，深层有椎动脉、静脉，椎静脉多在椎动脉的前外侧（图 16-3）。

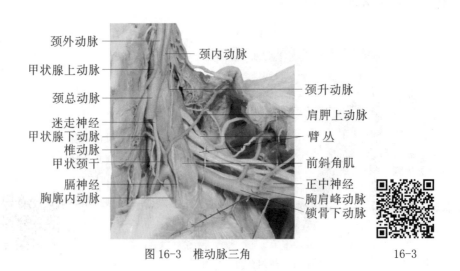

图 16-3　椎动脉三角

16-3

（葛钢锋）

附　颈部部分复习思考题

一、选择题

1. 以下有关颈深筋膜的描述，哪项是正确的……………………………………………………（　）
   - A. 颈深筋膜浅层包裹胸锁乳突肌和斜方肌两对肌肉
   - B. 该筋膜包裹腮腺及下颌下腺，形成腺囊
   - C. 该筋膜形成胸骨上间隙
   - D. 以上均错
   - E. 以上均对

2. 以下有关颈脏筋膜的描述，哪项是正确的……………………………………………………（　）
   - A. 该筋膜包裹食管全长
   - B. 该筋膜包裹气管与支气管
   - C. 下颌下腺与腮腺
   - D. 以上均错
   - E. 以上均对

3. 以下关于颈外静脉的描述，正确的是……………………………………………………（　）
   - A. 与颈内静脉伴行
   - B. 收集头、颈部浅层所有的静脉血
   - C. 与颈外动脉伴行
   - D. 以上均错
   - E. 以上均对

4. 结扎甲状腺上动脉而行手术时应避免损伤……………………………………………………（　）
   - A. 舌下神经
   - B. 迷走神经
   - C. 舌咽神经
   - D. 迷走神经喉上神经支
   - E. 迷走神经喉下神经支

5. 行甲状腺手术时，结扎甲状腺下动脉应尽量避免损伤喉返神经，做法为………………（　）
   - A. 尽量靠近腺体
   - B. 尽量远离腺体
   - C. 尽量在腺体上方
   - D. 尽量在腺体下方
   - E. 尽量在腺体后方

6. 行甲状腺手术，结扎甲状腺下动脉时，右喉返神经较易损伤，因为它的位置及行程比左喉返神经（　）
   - A. 更浅
   - B. 更斜
   - C. 更短
   - D. 以上都错
   - E. 以上都对

7. 在前斜角肌前方下行的颈丛分支有……………………………………………………（　）
   - A. 枕小神经
   - B. 耳大神经
   - C. 颈横神经
   - D. 锁骨上神经
   - E. 膈神经

8. 斜角肌间隙内经过的结构主要有 ·· （ ）

    A. 锁骨下动、静脉   B. 颈丛与臂丛

    C. 锁骨下动脉和臂丛   D. 锁骨下静脉和膈神经

    E. 锁骨下动脉和膈神经

9. 在下颌下三角中，下颌舌骨肌深面经过的结构，从上至下为 ····························· （ ）

    A. 舌下神经、舌神经、下颌下腺导管

    B. 下颌下腺导管、舌神经、舌下神经

    C. 舌神经、舌下神经、下颌下腺导管

    D. 舌神经、下颌下腺导管、舌下神经

    E. 舌下神经、下颌下腺导管、舌神经

10. 不在胸锁乳突肌后缘中点的神经是 ··· （ ）

    A. 耳大神经   B. 面神经颈支   C. 颈横神经

    D. 枕小神经   E. 锁骨上神经

11. 颈横神经 ·· （ ）

    A. 是臂丛分支

    B. 颈丛中支配颈阔肌的肌支

    C. 从胸锁乳突肌后中点穿出深筋膜

    D. 走行于颈阔肌浅面

    E. 以上均对

12. 颈阔肌不覆盖的三角区域有 ··· （ ）

    A. 下颌下三角   B. 颈动脉三角   C. 肌三角

    D. 枕下三角   E. 锁骨上大窝

13. 支配颈阔肌的神经是 ·· （ ）

    A. 耳大神经   B. 枕小神经   C. 颈横神经

    D. 锁骨上神经   E. 面神经颈支

14. 行甲状腺手术时切开的结构层次，不应包括 ··· （ ）

    A. 皮肤、浅筋膜及颈横神经   B. 颈阔肌及面神经颈支

    C. 舌骨下肌群及其神经   D. 颈深筋膜浅层

    E. 气管前筋膜

15. 直接到达颈总动脉分叉处的层次解剖中不应有 ······································· （ ）

    A. 皮肤与浅筋膜   B. 颈阔肌与颈横神经

    C. 颈深筋膜浅层   D. 颈动脉鞘

    E. 气管前筋膜

16. 颈动脉三角的内部不应包括 ·· （　）

　　A. 颈总动脉及其分支　　　　　　　　B. 颈动脉窦及颈动脉体（小球）

　　C. 舌下神经　　　　　　　　　　　　D. 舌咽神经

　　E. 迷走神经

17. 不参与构成颈动脉三角的是 ·· （　）

　　A. 二腹肌后腹　　　　　　B. 肩胛舌骨肌上腹　　　　　　C. 胸锁乳突肌前缘

　　D. 斜方肌前缘　　　　　　E. 椎前筋膜

18. 颈动脉鞘内有 ·· （　）

　　A. 颈交感神经干　　　B. 椎动脉　　　C. 舌咽神经　　　D. 颈内静脉　　　E. 颈外静脉

19. 颈外动脉的分支中，起点约在舌骨大角上方，行于舌骨舌肌深面的动脉是 ··············· （　）

　　A. 甲状腺上动脉　　　B. 舌动脉　　　C. 面动脉　　　D. 耳后动脉　　　E. 上颌动脉

20. 颈内静脉 ··· （　）

　　A. 全程与颈内动脉伴行　　　　　　　　B. 颈动脉三角处无属支注入

　　C. 只收集颅内的静脉血　　　　　　　　D. 全长与迷走神经伴行

　　E. 汇入头臂静脉

21. 臂丛 ··· （　）

　　A. 由第 5～7 颈神经前支构成

　　B. 经过胸锁乳突肌与前斜角肌之间

　　C. 经过锁骨下动脉与中斜角肌之间

　　D. 经过中、后斜角肌之问

　　E. 与锁骨下静脉伴行而穿斜角肌间隙

22. 椎动脉 ·· （　）

　　A. 起于头臂干　　　　　　B. 穿第 1～7 颈椎横突孔　　　　　　C. 穿第 1～6 颈椎横突孔

　　D. 无伴行静脉　　　　　　E. 穿入椎管内

23. 以下关于颈淋巴结群的描述中，错误的是 ··· （　）

　　A. 颈外侧浅群淋巴结沿颈外静脉排列

　　B. 颈内静脉二腹肌淋巴结位于肩胛舌骨肌下方

　　C. 肩淋巴结在下颌角附近

　　D. 锁骨上淋巴结可沿颈横血管排列

　　E. 副神经周围淋巴结在枕三角内

24. 以下关于有关胸导管的描述，错误的是 ·· （　）

　　A. 上胸部和颈根部沿食管左侧上行　　　　　B. 在颈鞘后方

　　C. 注入左静脉角　　　　　　　　　　　　　D. 有左、右颈干注入

　　E. 有左支气管纵隔干注入

25. 以下关于椎前筋膜的描述，正确的是 …………………………………………………………… （　　）

  A. 分隔椎前与咽后间隙   B. 覆盖椎前肌

  C. 包绕斜角肌、锁骨下血管续为腋鞘   D. 以上均错

  E. 以上均对

二、填空题

1. 通过颈椎横突做额状断面，将颈分为前面的_____和后面的_____。

2. 下颌下腺的深面为_____和舌骨舌肌；浅面由浅到深依次为皮肤、浅筋膜、_____和_____所覆盖。

3. 甲状腺上动脉起自_____起始部的前壁，行向前下方，起初伴随_____。

4. 颈外侧区前方为_____后缘，后方为_____前缘，下方为锁骨。该区被肩胛舌骨肌下腹分成_____和_____。

5. 甲状颈干起自_____第1段的上壁，沿前斜角肌内缘上升，常分3支，即_____、肩胛上动脉和_____。

6. 下颌下三角由_____、_____和_____围成，三角内有_____、_____、_____、_____和_____等结构。

7. 颈动脉三角的境界为_____、_____和_____。

8. 颈动脉鞘内居内侧的为_____，居外侧的为_____，居前两者的后方是_____。颈外侧深淋巴结沿_____排列，其输出管组成_____。

9. 枕三角由_____、_____和_____围成，三角内有_____通过。

10. 肌三角介于_____、_____和_____之间。三角内的脏器有_____、_____、_____和_____。

11. 甲状腺上动脉发自_____，在甲状腺上极上方与_____伴行；甲状腺下动脉发自_____，在甲状腺下极后方常与_____交叉。

12. 甲状腺由浅入深的层次包括_____、_____、_____、_____和_____。气管前面的层次为_____、_____、_____、_____、_____、_____。

13. 说出下列结构的体表定位：颈丛皮支_____，胸膜顶_____，副神经_____。

14. 前斜角肌是颈根部的重要标志，在其表面下行的神经为_____，横行的血管为_____。前、中斜角肌之间有_____和_____通过。

15. 椎动脉三角由_____、_____和_____围成，其浅层有_____和_____等神经通过，深层为_____和_____等血管。

三、名词解释

1. 静脉角：

2. 颈动脉鞘：

3. 颈袢：

4. 斜角肌间隙：

5. 甲状腺被囊：

6. 颈白线：

7. 气管前间隙：

8. 椎前间隙：

9. 胸骨上间隙：

10. 椎动脉三角：

四、问答题

1. 试述甲状腺术与气管切开的手术经路层次。行小儿气管切开术应注意避免损伤哪些结构？

2. 在行甲状腺叶次全切除术结扎血管时，应如何避免损伤神经结构？

3. 颈根部解剖时，胸膜顶的毗邻有哪些主要结构？

4. 简述颈部的淋巴结群。

5. 简述下颌下三角的主要结构层次关系。

6. 颈部深筋膜分几层？各有何特点？

7. 颈部有哪些肌间结构？试述这些肌间结构的位置、围成和内容。

8. 试述甲状腺的位置、形态、被膜、动脉及其来源、静脉及其回流、主要邻接和层次。

（林海燕　叶小康）

第十七章　胸壁、胸腔局部解剖

一、学习要求与掌握内容

1. 按层次解剖胸前壁和腋区，熟悉胸壁的层次结构，掌握腋腔的构成和内容。

2. 重点认识纵隔内的主要结构及其毗邻关系，肺根、肺门的结构及排列，以及胸膜返折线和肺的体表投影。

二、解剖步骤

1. 尸位　取仰卧位。

2. 切皮　按以下切口切开并剥离皮肤：

（1）胸前正中切口：自胸骨柄上缘沿前正中线向下切至剑突。

（2）胸上界切口：自正中切口上端沿锁骨横切至肩峰。

（3）胸下界切口：自正中切口下端沿肋弓向下外作弧行切口至腋后线。

（4）胸部斜切口：自正中切口下端向外上乳头作斜行切口，然后环绕男性乳头、女性乳房作环行切口，再继续向外上方切至腋前壁前部（图 17-1）。

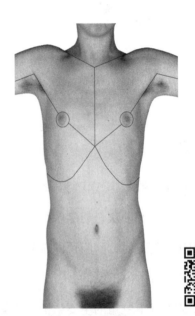

3. 解剖肋间隙　辨认肋间外肌和肋间外膜，观察肌纤维走行方向。沿第 3 或第 4 肋软骨下缘剪断肋间外膜宽约 2cm，深面肌纤维方向斜向内上的肋间内肌。沿腋前线第 4 或第 5 肋下缘，先剪断肋间外肌和肋间内肌宽约 2cm，游离沿肋骨下缘分布的肋间后血管和肋间神经主干，观察肋间肌的纤维方向以及肋间后血管和肋间神经的排列关系。

图 17-1　胸壁切口　　　　17-1

4. 打开胸、腹前壁，剖查胸壁内面的结构

（1）在腋中线处，依次切开第 2～12 肋肋间隙的软组织，并从切口伸入手指，分离胸膜壁层，完全暴露出将被切断处的肋骨。注意保留第 1 肋完整性。

（2）从胸锁关节处解离该关节，切断附于锁骨内侧半下面的锁骨下肌，然后用肋骨剪伸入切口，依次剪断肋骨。

（3）切开腹肌，注意不要切破壁腹膜。

（4）在胸骨柄锯断胸骨，钝性分离胸骨后方的软组织，同时切断胸廓内血管。

（5）翻开胸前壁，边翻开边分离胸膜壁层，力求胸膜壁层完整。

（6）在肋弓处用手术刀离断膈肌起始部。

（7）分离腹膜壁层，并保留脐于壁腹膜上。

（8）清除胸前壁内面的薄层胸内筋膜，观察胸前壁内面结构。① 肋间最内肌：只分布在肋间隙的中部，肌纤维方向与肋间内肌一致，可跨越 1 个以上的肋间隙。② 胸横肌：起于胸骨体下段的后面，4 个肌束呈辐射状展开，止于第 3～6 肋的后面。③ 胸廓内动、静脉：循血管行程切开胸横肌，追踪该血管至其分为腹壁上血管和肌膈血管处，并注意在肋间隙处的肋间前支和穿支等。④ 胸前壁的淋巴结：在每

个肋间隙前端的胸廓内血管周围各有 1 ～ 2 个胸骨旁淋巴结，试找出其中一个。

5. 解剖胸膜、胸膜腔和肺

（1）沿锁骨中线切开肋胸膜长约 3 ～ 4cm，用刀柄插入胸膜腔，探查胸膜的前返折线和下返折线，观察其位置与体表标志的关系，加以记录，并与教材对照有无差别。

（2）清理上胸膜间区和下胸膜间区，注意它们的位置和大小。

（3）在左第 4 ～ 5 肋间隙处，测量胸廓内血管与胸骨左侧缘的距离，结合下胸膜间区（心包三角）的情况，思考心腔注射应在何处进针为好。

（4）纵向延长胸膜切口，观察胸膜（肺胸膜、肋胸膜、膈胸膜、纵隔胸膜）的分布情况，并用手指伸入胸膜腔，向上探查胸膜顶，并定出胸膜顶的位置和体表投影，向下探查肋膈隐窝，观察它的形成、形状、位置等。

（5）用手将肺前缘推向外侧，暴露肺根及其下方肺韧带，并探查肺韧带的连结情况。

（6）观察肺的位置和形态，并定出肺尖、肺前缘、下缘、肺斜裂和水平裂的体表投影。

（7）用镊子撕去肺根周围的胸膜，露出肺根，清理出肺上、下静脉，肺动脉，主支气管和淋巴结。注意不要损伤跨越左、右主支气管上方的主动脉弓和奇静脉弓。

（8）观察肺根的组成，以及它们的位置排列关系，比较左、右两侧肺根的排列有何不同。

（9）用手游离右肺根，在右肺门处切断肺根取出右肺（注意左侧不做此项操作），再次观察右肺根内容在肺门处的排列情况，观察后，将肺放回原位。

6. 解剖上纵隔

（1）在正中线两侧分离两侧胸膜前缘，并各向外侧推开，显露胸腺剩件和纵隔前淋巴结。

（2）观察和游离胸腺以及纵隔前淋巴结。显露左、右头臂静脉、上腔静脉和右膈神经，观察其位置和行径。

（3）从上腔静脉左侧向深层清理出主动脉弓及其分支和左膈神经、左迷走神经，观察其位置和行径。观察动脉导管三角的围成及内容。

（4）从主动脉弓分支间向深层分离出气管和支气管，观察气管旁淋巴结和气管支气管淋巴结。在气管右侧面找出右迷走神经。

（5）整理已显露出来的各层次结构，并尽可能地恢复其原始位置关系。观察组成上纵隔的各层次的结构及其相互位置关系。

7. 解剖下纵隔

（1）清理心包前面和侧面，并在其两侧找出膈神经和心包膈血管，观察其位置和行径。

（2）用剪刀在心包前面作尖向主动脉根部的"∧"形切口。将手指伸入心包腔内，检查浆膜心包脏、壁层和移行情况，观察心包横窦、斜窦和前下窦的位置，心的胸肋面外形。注意不要解剖心本身。

（3）取出右肺，观察右纵隔胸膜分布情况，用手指探查是否有食管后隐窝存在。

（4）在纵隔右侧面，右肺根下方，撕去部分纵隔胸膜，轻轻提起食管，找出行于奇静脉与胸主动脉之间的胸导管，并向上追踪胸导管上段的位置和行径。胸导管管壁较薄，请小心解剖，切勿损伤。

（5）游离左肺周围的结构并翻向内上方，撕去肺根后方的纵隔胸膜，暴露胸主动脉和在其右前方的食管。观察主动脉胸部与食管的位置关系。在左肺根下方分离食管与胸主动脉，找出食管支，并试找出支气管支，注意其数目和来源。

（6）追踪食管胸部，注意观察食管胸部的位置与毗邻。

（7）剥离胸椎侧面小部分胸膜，清理出肋间后动脉、静脉、肋间神经、交感干和内脏大、小神经。注意它们的位置和行径：第 1、2 肋间后动脉发自锁骨下动脉的肋颈干，其余肋间后动脉及肋下动脉发自胸主动脉后壁。追踪肋间后动脉，观察其主干以及在肋角附近发出的副支的行径。最上 2 ～ 3 对肋间后静脉注入头臂静脉，其余均注入奇静脉系。观察肋间神经的行径及与肋间后血管的关系。观察奇静脉的行径，追踪半奇静脉和副半奇静脉的回流情况。清理两侧交感干，注意每侧有几个胸交感神经节（椎旁节）、交感干与肋间神经之间的灰、白交通支以及内脏大、小神经的起源和行径。

三、知识点

1. 胸壁以骨性胸廓为支架，外部覆以皮肤、筋膜和肌肉等软组织，内面衬以胸内筋膜。胸壁和膈肌围成胸腔，容纳和保护胸腔脏器，还参与呼吸运动。胸壁上界为自颈静脉切迹、胸锁关节、锁骨上缘、肩峰至第 7 颈椎棘突的连线。下界为自剑胸结合向两侧沿肋弓、第 11 肋前端、第 12 肋下缘和第 12 胸椎棘突的连线。两侧上部以三角肌的前、后缘与上肢移行。胸壁分为胸前区、胸外侧区、胸背区三部分。胸前区界于前正中线和腋前线之间。胸外侧区位于腋前线和腋后线之间。胸背区是背部的一部分，位于腋后线与后正中线之间，层次结构见背部。由于膈肌呈穹隆状，突向胸腔，腹腔部分脏器位于胸壁下部深面，而胸腔脏器也突出胸廓上口，进入颈根部，因此胸壁的上、下界与胸腔的体表投影不一致。

2. 体表标志

（1）颈静脉切迹：为胸骨柄上缘的切迹，平对第 2～3 胸椎之间。随着个体发育，胸骨的高度逐渐下降，成人男性的颈静脉切迹平第 2 胸椎，女性平第 3 胸椎。临床常以此切迹检查气管是否偏移。

（2）胸骨角：是胸骨柄与胸骨体连接处微向前突的角。该角两侧与第 2 肋软骨相连，是肋骨和肋间隙计数的标志。该角向后平第 4 胸椎下缘，两者连线平面是：主动脉弓与升、降主动脉的分界；气管分为左、右主支气管；胸导管由右转向左行；左主支气管与食管交叉处；上、下纵隔的分界线；奇静脉弓汇入上腔静脉处。

（3）剑突：上与胸骨体下端相连，称剑胸结合，平第 9 胸椎，上端两侧与第 7 肋软骨相连，下端游离在腹前壁上部腹白线深面。

（4）锁骨与锁骨下窝：锁骨从颈静脉切迹至肩峰全长均可触及，其中、外 1/3 交界处下方有一凹陷称锁骨下窝。窝内有腋动、静脉和臂丛通过，于该窝内锁骨下方一横指处，可以摸到肩胛骨的喙突。

（5）肋弓与胸骨下角：肋弓由第 7、8、9、10 肋软骨相连而成，自剑突两侧向外可触及，是肝、脾的触诊标志。两侧肋弓与剑胸结合共同围成胸骨下角，角内有剑突。剑突与肋弓之间的角为剑肋角，左剑肋角是心包穿刺常用部位。肋弓的最低部位是第 10 肋，此处平第 2、3 腰椎体之间。右侧肋弓与腹直肌外侧缘交界处，相当于胆囊底的体表投影，称 Murphy 点，临床上常用此部位作为胆囊压痛点。

（6）肋和肋间隙：第 1 肋位于锁骨深面，不能触及。胸骨角平面摸到第 2 肋，依次向下可触及下部的肋和肋间隙，第 2 肋可作为计数标志。肋和肋间隙可作为胸腔和腹腔上部器官的定位标志，如在第 5 肋间隙左锁骨中线内侧 1～2cm 处是心尖的体表投影点。

（7）乳头：男性乳头一般在锁骨中线与第 4 肋间隙交界处，女性乳头略低，偏外下方，也可随乳房的形态不同有所改变。

肌肉发达者胸前壁可见胸大肌的肌性隆起，胸侧壁可摸及胸大肌下缘；也可看见前锯肌和腹外斜肌的齿状隆起。

3. 定位线

（1）前正中线：经胸骨正中所作的垂直线。此线将胸前区分为左、右对称两部（图 17-2）。

（2）胸骨线：经胸骨最宽处外侧缘所作的垂直线。

（3）胸骨旁线：经胸骨线与锁骨中线之间的中点所作的垂直线。

（4）锁骨中线：经锁骨中点所作的垂直线。

（5）腋前线和腋后线：分别经腋前襞、后襞与胸壁交界处所作的垂直线。

（6）腋中线：经腋前、后线之间的中点所作的垂直线。

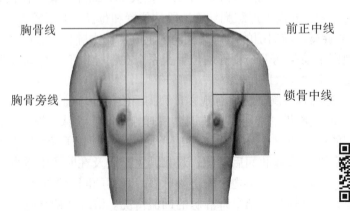

图 17-2　胸部标志线

17-2

（7）肩胛线：两臂下垂时，经过肩胛骨下角的垂直线（图17-3）。

（8）后正中线：自棘突尖所作的垂直线。

4. 肌肉 胸前、外侧区肌层由胸肌和部分腹肌组成。由浅至深可分为四层，第一层为胸大肌、前锯肌、腹外斜肌和腹直肌上部，第二层为锁骨下肌、胸小肌，第三层为肋间肌，第四层为胸横肌。第三层、第四层肌统称为胸固有肌（表17-1）。

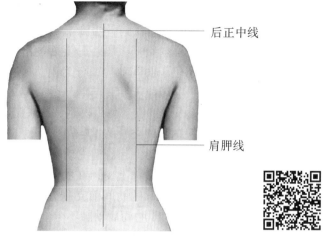

图 17-3 背部标志线　　17-3

表17-1 胸固有肌

名　称	起　点	止　点	主要作用	神经支配
肋间外肌	上位肋骨下缘	下位肋骨上缘	提肋助吸气	肋间神经
肋间内肌	下位肋骨上缘	上位肋骨下缘	降肋助呼气	肋间神经
肋间最内肌	下位肋骨中部上缘	上位肋骨中部下缘	降肋助呼气	肋间神经
胸横肌	胸骨内面下部、剑突	第3～6肋骨内面	降肋助呼气	肋间神经

5. 胸廓 由胸骨、12对肋骨和所有的胸椎借骨连结围成骨性胸廓，并在肋间隙内填充软组织，容纳和保护胸腔内部脏器，进行呼吸运动。胸骨和胸椎位于前后面的正中部位，是胸廓的主要支架。两侧12对肋构成11对肋间隙，是胸壁的薄弱部位。当胸廓前后受压时可出现骨折断端向外的肋骨骨折。如果受到直接暴力，可出现骨折断端向内的骨折。如果骨折端向内可刺破胸膜和肺，造成血胸或张力性气胸。上位肋骨由于有锁骨和肩胛骨的保护，不易直接受到损伤。第5～8肋骨曲度较大，最易发生骨折。肋间隙的宽窄各不相同。

6. 胸廓内动脉（图17-4） 起自锁骨下动脉第一段下面，于椎动脉对侧发出，向下经锁骨下静脉后方，紧贴胸膜顶前面入胸腔，沿胸骨外侧约1cm第1～6肋软骨后面下行，后面上部紧贴壁胸膜，下部位于胸横肌之前面。至第6肋间隙分为肌膈动脉和腹壁上动脉两终末支。沿途的分支有心包膈动脉，与膈神经伴行，分布至心包和膈；肋间前支在上6个肋间隙行向外侧，分布至肋间隙前部，并与肋间后动脉吻合；穿支与肋间神经前皮支一起浅出，分布于胸前壁内侧皮肤，女性第2～4穿支还分布至乳房。

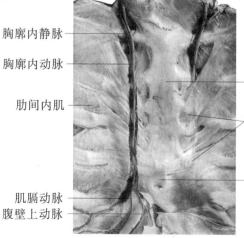

7. 胸廓内静脉 1～2支与同名动脉伴行，若为1支则行于动脉内侧，若为2支则在动脉两侧伴行一段后合干，行于动脉内侧。左侧胸廓内静脉注入左头臂静脉，

图 17-4 胸廓内动脉和胸横肌　　17-4

（图注：胸廓内静脉　胸廓内动脉　肋间内肌　肌膈动脉　腹壁上动脉　胸骨体　胸横肌　剑突）

右侧汇入上腔静脉与头臂静脉交角处或右头臂静脉。

8. 淋巴结　胸骨旁淋巴结在胸骨两侧第 1～6 肋间隙，沿胸廓内动、静脉排列，第 1、2 肋间出现率最高，引流胸前壁、乳房内侧部、膈、肝上面的淋巴。其输出管注入胸导管和右淋巴导管，也可至支气管纵隔干。肋间淋巴结位于肋间隙内，分为前、中、后组，分别称肋间前、中、后淋巴结，前、中组有时缺如，后组较恒定。前组位于肋骨与肋软骨交界处附近，注入胸骨旁淋巴结；中间组位于腋前线至肋角之间，注入腋淋巴结；后组位于肋角内侧，注入胸导管。

9. 肋间血管和神经（图 17-5、图 17-6）

（1）肋间后动脉：共 9 对，起自胸主动脉，行于第 3～11 肋间隙内，在肋角附近发出一较小的下支，沿下位肋骨上缘前行，本干又称上支，在肋间内肌与肋间最内肌之间沿肋沟前行。肋间后动脉的上、下支在肋间隙前部与胸廓内动脉的肋间前支吻合。肋间后动脉沿途分支供应胸前外侧区，其第 2～4 支较大，供应乳房。第 9、10、11 肋间后动脉不分上、下支。第 1、2 肋间隙的动脉发自肋颈干。

（2）肋间后静脉：肋间后静脉与肋间后动脉伴行，向前与胸廓内静脉交通，右侧注入奇静脉，左侧注入半奇静脉或副半奇静脉。

（3）肋间神经：第 1～11 对胸神经前支行于相应的肋间隙中，称肋间神经，第 12 对胸神经又称肋下神经，行于第 12 肋下方。肋间神经在肋间隙伴随血管行走，近腋前线处发出外侧皮支。第 2 肋间神经外侧皮支的后支较粗大，跨越腋窝分布至臂内侧皮肤，称肋间臂神经。肋间神经本干至胸骨外侧约 1cm 处浅出，易名为前皮支。

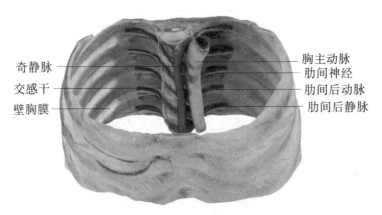

图 17-5　肋间后动脉和肋间神经　　　　17-5

图 17-6　肋间后血管和肋间神经（冠状面）　　17-6

10. 胸内筋膜　胸内筋膜是一层致密结缔组织膜，衬于胸廓内面。胸内筋膜与壁胸膜之间有一层疏松结缔组织，使上述两层分离，手术时，将手或器械伸入此层，可使壁胸膜与胸壁分离。胸内筋膜厚薄不一，紧贴在胸骨、肋软骨后面和肋骨内面的部分较厚。位于脊柱两侧的胸内筋膜较薄，临床上可经此处剥离壁胸膜，施行后纵隔手术。筋膜向下覆于膈的上面，称膈胸膜筋膜或膈上筋膜。筋膜向上覆于胸膜顶上面并增厚，称胸膜上膜，即 Sibson 膜。

11.肋间隙 肋与肋之间的间隙称肋间隙，间隙内有筋膜、肋间肌、血管、神经等结构。肋间隙的宽窄不一，一般上部较宽，下部较窄，前部较宽，后部较窄。然而由于部位和姿势的改变，肋间隙的宽度也有改变。由于第6、7肋软骨相互靠拢，故在胸骨旁的第6肋间隙很窄，几乎不存在。

（1）肋间肌：位于肋间隙内，由浅入深为肋间外肌、肋间内肌和肋间最内肌。

① 肋间外肌：位于肋间隙浅层，自上位肋的下缘止于下位肋的上缘，从肋软骨处延续为腱膜样肋间外膜，并向内侧至胸骨侧缘。肌纤维斜向前下，可提肋助吸气。

② 肋间内肌：位于肋间外肌深面，自下位肋的上缘止于上位肋的下缘肌，自肋角处接肋间内膜，向内侧与脊柱相连。纤维斜向前上，可降肋助呼气。行肋骨切除术时，应沿肋缘顺肋间内、外肌起点处的纤维方向剥离骨膜，即沿肋下缘从前向后，沿肋上缘从后向前剥离，否则必造成剥离困难，且易损伤肌纤维和肋间血管神经。

③ 肋间最内肌：位于肋间内肌深面，肌纤维方向与肋间内肌相同，二肌间有肋间血管神经通过。该肌薄弱不完整，仅存在于肋间隙中 1/3 部，而前、后部无此肌，故肋间血管神经直接与其内面的胸内筋膜相贴，当胸膜感染时，可刺激神经引起肋间神经痛。

（2）肋间淋巴结：位于肋角内侧，其输出淋巴管注入胸导管。

12.胸膜

（1）胸膜的分部（图 17-7）：胸膜是一层薄而光滑的浆膜，可分为脏胸膜（肺胸膜）和壁胸膜。脏胸膜覆盖于肺表面并伸入肺裂内，与肺实质紧密相连。壁胸膜覆盖于胸壁内面、膈上面和纵隔侧面等处，根据其衬贴部位不同可分为肋胸膜、膈胸膜、纵隔胸膜和胸膜顶。胸膜顶绕于肺尖周围，由肋胸膜与纵隔胸膜经胸廓上口突至颈根部的胸膜形成，其体表投影为一高出锁骨内侧 1/3 上缘 2 ~ 3cm 的弧线。纵隔胸膜中部包绕肺根并与脏胸膜相移行，在肺根下方形成一双层浆膜皱襞，连于肺的内侧面

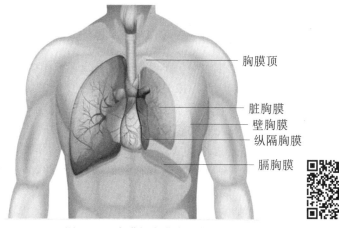

胸膜顶
脏胸膜
壁胸膜
纵隔胸膜
膈胸膜

图 17-7 胸膜与胸膜腔（模式图） 17-7

与纵隔外侧面之间，称为肺韧带，是肺手术的标志性结构。

脏胸膜与壁胸膜在肺根处相互延续，围成密闭的潜在性间隙，即胸膜腔。胸膜腔左右各一、互不相通，围于左右肺的周围，腔内呈负压（$-2 \sim -6cmH_2O$），仅有少量的浆液，以利于肺的呼吸活动。

各处壁胸膜的厚薄以及附着情况并不相同，一般在脊柱的两侧胸膜最厚，附着最松，因此常在此处进行胸膜外胸腔填塞。第1至第3肋软骨处附着较疏松，但在心包、膈、第7肋以下区域等处附着较紧密，胸膜亦较薄，难以剥离。

（2）胸膜返折线的体表投影：是指壁胸膜各部互相返折部位在体表的投影（图 17-8）。

① 胸膜前界：即纵隔胸膜前缘和肋胸膜的返折线，两侧均起自胸膜顶（锁骨内侧 1/3 上方 2 ~ 3cm 处），斜向内下方，经胸锁关节的后方至胸骨柄的后面，约在第2胸肋关节水平左右靠拢，沿中线（稍偏左）垂直下行。右侧在第6胸肋关节处向右移行于下界；左侧于第4胸肋关节处转向外下方，达左侧第6肋软骨中点移行于下界。两侧胸膜前界于第2肋软骨平面以上相互分开，在胸骨柄后方形成一个倒三角形的上胸膜间区（又称胸腺三角）。第4肋软骨平面以下也形成一个三角形区域，称下胸膜间区（又称心包三角），此处心包直接与胸前壁相贴，所以在急症抢救时，常在左侧第4或第5肋间隙胸骨旁进行心腔穿刺，以免损伤胸膜。但下胸膜间区变化甚大，调查统计资料表明，有6%的个体缺如该区。

② 胸膜下界：即肋胸膜下缘与膈胸膜的返折线。右侧胸膜下界起自第6胸肋关节的后方，左侧者起

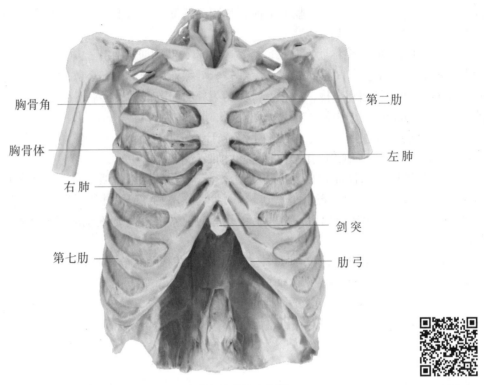

图 17-8 胸膜与肺的体表投影   17-8

自第 6 肋软骨中点处，斜向外下方。在锁骨中线、腋中线和肩胛线分别与第 8、10 和 11 肋相交，在后正中线的两侧（脊柱旁线）平第 12 胸椎棘突。由于受肝的影响，右侧胸膜下界略高于左侧。

（3）胸膜隐窝：在壁胸膜相互移行处，胸膜腔留有一定的间隙，在吸气时，肺缘也不会伸入其间，此处称胸膜隐窝。其中最重要的是肋膈隐窝（又称肋膈窦），由肋胸膜与膈胸膜互相移行返折围成，呈半环形，自剑突向后下至脊柱两侧，其后部较深，为胸膜腔最低处，当深吸气时，肺下缘也不能充填此处；胸膜炎症的渗出液常积聚于此，通常在腋后线至肩胛线间的第 8 或第 9 肋间隙，于肋的上缘行胸膜腔穿刺，抽取胸膜腔积液，以减轻对肺的压迫。此外，还有由纵隔胸膜与肋胸膜互相移行形成的肋纵隔隐窝，以左侧较为明显，在肺的心切迹内侧。

（4）胸膜的神经支配：壁胸膜由躯体神经支配，其感觉由膈神经和肋间神经传入。膈神经分支分布于膈胸膜中央部、纵隔胸膜和胸膜顶；肋间神经分布于肋胸膜和膈胸膜的周围部。壁胸膜对疼痛的刺激特别敏感，患胸膜炎时胸痛可沿上述神经分别向胸腹壁和颈肩部放射。脏胸膜则由内脏感觉神经支配，感觉由内脏感觉神经或迷走神经传入中枢，定位不准确，痛阈较高。胸膜血液供应丰富，在行肺切除时，常以胸膜覆被主支气管及其分支的残端，加以保护。

13. 肺

（1）位置、形态：肺位于胸腔内，纵隔的两侧。肺的肋面、纵隔面分别与胸壁、纵隔相邻，膈面即肺底，隔膈与腹腔器官相邻，肺尖突入颈根部。左肺被斜裂分为上、下两叶，右肺被斜裂和水平裂分为上、中、下三叶。有的肺裂不完全，也有的出现额外的肺裂和肺叶。

（2）肺门和肺根：肺门为肺的纵隔面中部的凹陷，是支气管与肺血管、淋巴、神经等出入肺之处。肺门处的结构排列有一定规律：自前向后为肺上静脉、肺动脉和主支气管；自上向下，左肺门为左肺动脉、左主支气管和左肺下静脉，左主支气管的前方为左肺上静脉；右肺门为右肺上叶支气管、右肺动脉、右中下叶支气管和右肺下静脉，在中下叶支气管前方为右肺上静脉（图 17-9、图 17-10）。两肺下静脉在肺门处均位于最低处，紧邻或包于肺韧带内，在肺切除切开肺韧带时，必须结扎该静脉。肺根为出入肺各结构的总称。两肺根前方有膈神经和心包膈动、静脉，后方有迷走神经，下方有肺韧带。右肺根的前方尚有上腔静脉和右心房，后上方有奇静脉弓跨越；左肺根的上方尚有主动脉弓跨越，后方有胸主动脉。

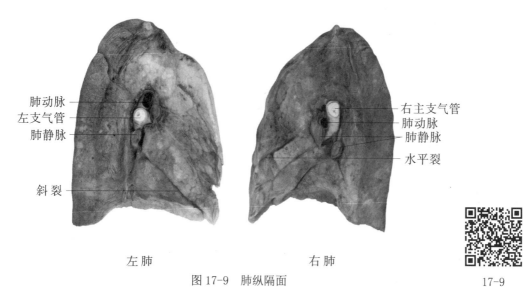

肺动脉
左支气管
肺静脉

斜裂

右主支气管
肺动脉
肺静脉
水平裂

左肺　　　　　　　右肺

图 17-9　肺纵隔面

17-9

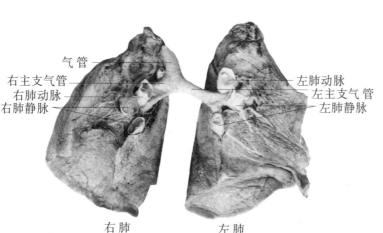

气管
右主支气管
右肺动脉
右肺静脉

左肺动脉
左主支气管
左肺静脉

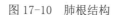

右肺　　　　　　左肺

图 17-10　肺根结构

17-10

（3）肺的体表投影：

肺下界和胸膜下界的体表投影见表 17-1。

①肺尖：与胸膜顶一致，在前方其最高点在锁骨内侧 1/3 的上方约 2～3cm，在后方相当于第 7 颈椎棘突高度。

②前缘：与胸膜前返折线几乎一致。

③下缘：高于胸膜下返折线，由两肺前缘末端起始，向外于锁骨中线上与第 6 肋相交，腋中线上越过第 8 肋，在肩胛线上与第 10 肋相交，于脊柱旁线处平第 10 胸椎棘突高度。小儿肺下缘比成人约高一肋。

表17-1　肺下界和胸膜下界的体表投影

	锁骨中线	腋中线	肩胛线	脊柱旁线
肺下界	第 6 肋	第 8 肋	第 10 肋	第 10 胸椎棘突
胸膜下界	第 8 肋	第 10 肋	第 11 肋	第 12 胸椎棘突

④肺门和肺根：在前方约对第 2～4 肋间隙前端，在后方相当于第 4～6 胸椎棘突高度。

⑤肺斜裂：由脊柱旁线相当于第 3 胸椎棘突起始，向外、向前、向内分别在肩胛线与第 4 肋相交、腋中线与第 4 肋相交、锁骨中线与第 6 肋相交。也可用下述方法确定：上臂高举过肩，两手置于颈后，此时肩胛骨的内侧缘（脊柱缘）便相当于肺斜裂的位置。

⑥水平裂：右肺水平裂自右第4胸肋关节处向外，相当于第4肋的水平线。此线向外侧达腋中线处与相当于斜裂的投影线相交。

（4）肺的神经、血管和淋巴管：

①神经：肺的神经由迷走神经和胸交感干的分支在肺根前、后组成肺丛，随肺根入肺。内脏运动纤维支配支气管、血管的平滑肌和腺体。其中，副交感神经兴奋，使支气管平滑肌收缩、血管扩张、腺体分泌，交感神经兴奋则相反，故哮喘患者用拟交感神经性药物可解除支气管平滑肌痉挛。内脏感觉纤维分布于肺泡、各级支气管黏膜和脏胸膜，传导内脏感觉冲动。

②血管：肺有两套血管系统，一是功能性血管，即肺动、静脉，参与气体交换；二是营养性血管，即支气管动、静脉，供给氧气和营养物质。

支气管动脉与肺动脉的终末支之间存在吻合，一般在支气管入肺后第4～8级分支处，共同分布于肺泡壁，两动脉的吻合使体循环和肺循环互相交流。当肺动脉狭窄或阻塞时，动脉间吻合扩大，支气管动脉则起代偿肺动脉的作用，成为气体交换血管。因此，肺发生慢性疾病时，通过血管吻合，支气管动脉的高压血流进入肺动脉系，加重肺动脉高压。

③淋巴：肺的淋巴管丰富，分浅、深组，浅淋巴管位于脏胸膜深面，深淋巴管位于肺内各级支气管周围。两组淋巴管在肺内较少吻合，但在肺门处明显吻合，最后注入支气管肺门淋巴结。肺的淋巴结有位于肺内支气管周围的肺淋巴结和位于肺门的支气管肺门淋巴结。

14. 纵隔　纵隔是位于左、右纵隔胸膜之间所有器官和软组织的总称。纵隔的前界为胸骨和肋软骨，后界为脊柱胸段，两侧为左、右纵隔胸膜，上经胸廓上口与颈部相续，下界为膈。纵隔内主要内容有心包、心、出入于心底的大血管、气管、主支气管、食管、胸导管、神经、淋巴管、淋巴结、胸腺以及结缔组织等。纵隔的区分方法甚多，通常以胸骨角至第4、5胸椎体间的平面为界，将纵隔分为上纵隔和下纵隔。下纵隔又以心包为界，分为前、中、后三部，前纵隔位于胸骨和心包之间，后纵隔位于心包与脊柱之间，中纵隔为心包所占的部位（图17-11）。

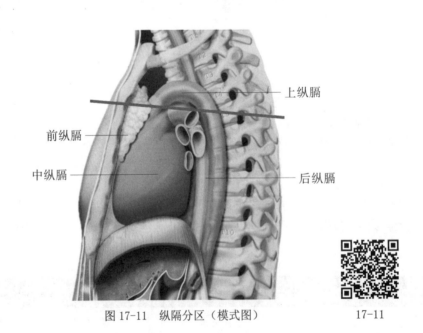

图 17-11　纵隔分区（模式图）　　　　　17-11

（1）上纵隔：上纵隔由前向后大致可分为6层结构（图17-12、图17-13、图17-14）。

第一层：为胸腺及其两侧的胸膜前缘。胸腺分大小不等的左、右两叶。新生儿胸腺上端可达甲状腺下缘，下端可遮盖至心包上部。青春期胸腺最大，其后腺组织逐渐退化，并被脂肪组织代替。胸腺是淋巴器官，在机体免疫机制中起着极为重要的作用，并兼有内分泌功能。

第二层：为大静脉血管架（左、右头臂静脉、上腔静脉等）和右膈神经。左头臂静脉位于胸腺和胸骨柄上半后方，长约7cm，自左胸锁关节后方，斜向右下，越主动脉弓三大分支前方。右头臂静脉长约

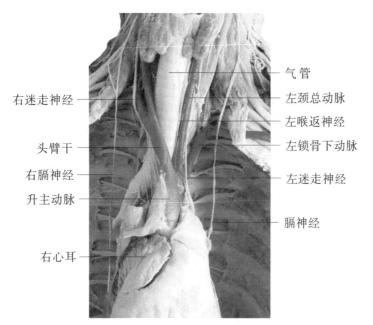

图 17-12　上纵隔的结构

17-12

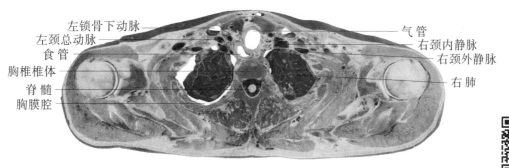

图 17-13　上纵隔（平第 1 胸椎横断面）上面观

17-13

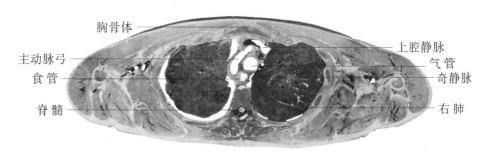

图 17-14　上纵隔（平第 4 胸椎横断面）上面观

17-14

3cm，自右胸锁关节竖直下行。左、右头臂静脉在右第 1 胸肋结合处下缘后方合成上腔静脉，后者于第 1、2 肋间隙前端后方，在主动脉弓和主动脉升部右侧下降入心包，开口于右心房。在右肺根上方有奇静脉汇入上腔静脉。右头臂静脉和上腔静脉的右侧有右膈神经下行。

第三层：有大动脉血管架（主动脉弓及其分支）、心包膈血管、左膈神经、左迷走神经。主动脉弓位于胸骨柄后方，于右侧第 2 胸肋关节处续自升主动脉，至第 4 胸椎体下缘左侧移行为胸主动脉（主动脉胸部）。主动脉弓由右向左依次向上发出头臂干、左颈总动脉、左锁骨下动脉 3 大分支。主动脉弓前方自右向左分别有心包膈血管、左膈神经和左迷走神经下行，下方有肺动脉及其分支、动脉韧带、左喉返神经、左主支气管等。临床上将左膈神经（前）、左迷走神经（后）、左肺动脉（下）围成的区域称为动脉导管三角，动脉韧带位于此三角内，动脉导管若在出生后1年内尚未闭锁，则为动脉导管未闭。左喉返神经紧靠动脉韧带左侧绕主动脉弓上升，是手术时寻找动脉导管的标志。

第四层：有气管胸段、主支气管及其周围的淋巴结、右迷走神经。气管胸段位于正中，相当于胸骨柄后方，长约5cm，平胸骨角分为左、右主支气管，分叉处称气管杈。在气管杈内面有一向上凸的气管隆嵴，是支气管镜检查时辨认左、右主支气管起点的标志。气管前方有主动脉弓、头臂干、左头臂静脉、左颈总动脉起始处和胸腺等；后方有食管；左侧为主动脉弓、左颈总动脉、左锁骨下动脉和左迷走神经；右侧有奇静脉弓、右迷走神经和纵隔胸膜；左后方有左喉返神经；右前方有右头臂静脉和上腔静脉。左主支气管细长而倾斜，约在第6胸椎椎体高度入左肺门，其上方有主动脉弓跨越，前上方有左肺动脉，后方邻接食管、胸主动脉等。右主支气管粗短而陡直，约在第5胸椎椎体高度入右肺门，其后上方有奇静脉弓跨越，下前方则有右肺动脉。

第五层：为食管胸部、主动脉弓末段（见下纵隔）。

第六层：有胸导管、奇静脉和副半奇静脉、肋间后血管、肋间神经以及胸交感干。在第4、5胸椎体高度以上，胸导管位于食管的左后方，在左纵隔胸膜覆盖下上行到颈根部，跨过左胸膜顶，注入左静脉角。右侧有奇静脉。左侧有副半奇静脉。在脊柱两侧有肋间后血管、肋间神经以及胸交感干等。

（2）下纵隔：可分为前纵隔、中纵隔和后纵隔。后纵隔为上纵隔第五、六层的延续（图17-15）。

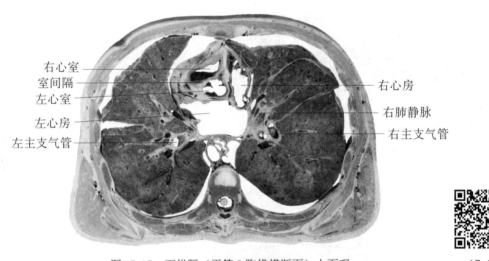

图17-15　下纵隔（平第8胸椎横断面）上面观　　　　17-15

① 前纵隔：亦称心包前间隙，位于胸骨后和心包前面之间，含有少量结缔组织、纵隔前淋巴结和胸廓内动脉的分支。

② 中纵隔：为心包和心所在部位，内有心包、心、心底大血管、膈神经、心包膈血管、心丛和淋巴结等。

a. 心包：为包裹心及心底大血管的纤维浆膜囊。外层为纤维心包，其上方附于心底大血管根部，并与血管外膜相移行，下方紧贴于膈的中心腱。内层为浆膜心包，浆膜心包壁层在心底大血管根部与覆盖在心脏表面的浆膜心包脏层（即心外膜）移行。浆膜心包的脏、壁两层之间密闭的腔隙称为心包腔，内有少量浆液。心包腔中位于升主动脉、肺动脉干与上腔静脉、左心房之间的腔隙称为心包横窦。心脏直视手术时，可通过心包横窦暂时中断主动脉和肺动脉血流。在左心房的后方，左、右肺静脉、下腔静脉与心包后壁之间，有一斜向右上方的盲囊，称为心包斜窦。浆膜心包壁层的前壁移行至下壁（膈上面）处为心包前下窦，是心包腔最低处，心包腔积液常积聚于此。心包前壁的上、下部有结缔组织与胸骨相连，称胸骨心包韧带，起固定心包的作用。心包后方有主支气管、食管、胸主动脉、胸导管、奇静脉和半奇静脉等。两侧邻接纵隔胸膜，并有膈神经、心包膈血管自上而下穿行于心包与纵隔胸膜之间（图17-16）。

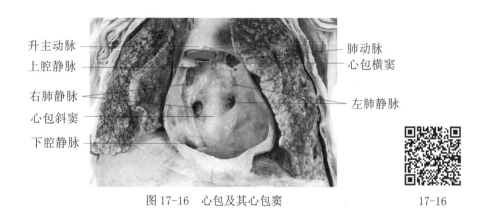

升主动脉
上腔静脉
右肺静脉
心包斜窦
下腔静脉

肺动脉
心包横窦
左肺静脉

图 17-16　心包及其心包窦　　　　　17-16

心包对心具有保护作用，正常时可防止心脏过度扩大。由于纤维心包伸缩性很小，心包腔内若大量积液可限制心的舒缩运动，影响静脉血回流。心包脏、壁两层由于炎症互相粘连或增厚，亦可影响心的功能。

b. 心：位于中纵隔，相当于胸骨下部及左侧第 2～6 肋软骨的后方。心的前面主要由右心室和部分左心室构成。在下胸膜间区（心包三角），心前壁隔着心包与胸骨体左侧半及左侧第 4～6 肋软骨相邻，故心腔注射多在左第 4～5 肋间隙的胸骨左缘进针（主要刺入右心室）。其余部分则被胸膜和肺所覆盖。心脏的后面主要为左心房以及部分右心房，隔心包与食管、胸主动脉、主支气管、左迷走神经等相邻，所以，食管 X 光像可见左心房压迹，并借此可早期判断左心房有无扩大等。

心的体表投影可依下述 4 点及其连线确定（图 17-17）：① 左上点：在左第 2 肋软骨下缘，距胸骨侧缘约 1.2cm 处。② 右上点：在右第 3 肋软骨上缘，距胸骨侧缘约 1cm 处。③ 左下点：在左第 5 肋间隙，左锁骨中线内侧 1～2cm 或距前正中线 7～9cm 处。④ 右下点：在右第 6 胸肋关节处。连接上述 4 点的线即为心的体表投影。

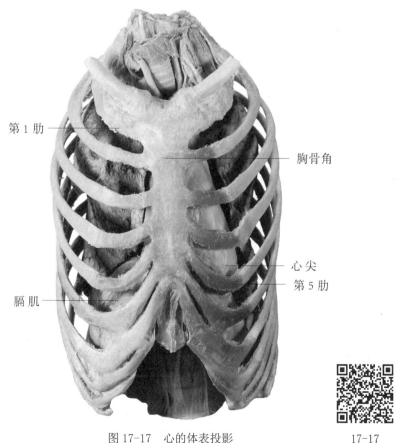

第 1 肋

胸骨角

心尖
第 5 肋

膈肌

图 17-17　心的体表投影　　　　　17-17

c. 膈神经：经胸廓上口入胸腔。右膈神经沿右头臂静脉和上腔静脉右侧下行。左膈神经在左颈总动脉和左锁骨下动脉之间下行，越主动脉弓的前方。然后左、右膈神经行于肺根前方，经纵隔胸膜与心包之间下行至膈。其运动纤维分布于膈，感觉纤维分布于邻近的壁胸膜、心包和膈下面的腹膜；右膈神经的感觉纤维还分布于肝、胆囊、胆总管等。

③后纵隔：位于心包的后面和下 8 个胸椎之间，其主要内容有：

a. 食管胸段：在上纵隔位于气管与脊柱之间，居正中线略偏左。经主动脉弓末端的右方沿胸主动脉的右侧下行，约于第 7 胸椎高度逐渐偏左，在第 8、9 胸椎椎体平面斜越胸主动脉至其左前方，平第 10 胸椎高度穿膈的食管裂孔入腹腔，移行为食管腹段。

食管的前方由上而下依次与气管、左主支气管、左喉返神经、右肺动脉、食管前丛、心包、左心房、膈等相邻。后方与脊柱之间形成食管后间隙，内有奇静脉和胸导管下段等。左邻左颈总动脉、左锁骨下动脉、胸导管上段、主动脉弓和胸主动脉等。右邻奇静脉和纵隔胸膜。在右肺根以下，纵隔胸膜还延伸到食管后方，形成食管后隐窝。食管全长中有 3 个生理性狭窄：第一个狭窄位于咽与食管相续处，平对第 6 颈椎；第二个狭窄位于左主支气管的后方，平对第 4 胸椎椎体下缘；第三个狭窄位于食管穿膈的食管裂孔处，平对第 10 胸椎。

b. 胸主动脉（主动脉胸部）：平第 4 胸椎椎体下缘左侧续于主动脉弓，初沿脊柱左侧下行，然后逐渐转至前方，在第 12 胸椎高度穿膈的主动脉裂孔，移行为腹主动脉。胸主动脉上段右侧为食管、胸导管和奇静脉，左前方被纵隔胸膜覆盖，下段的前方为食管，左后方为半奇静脉，右后方为胸导管（图 17-18）。

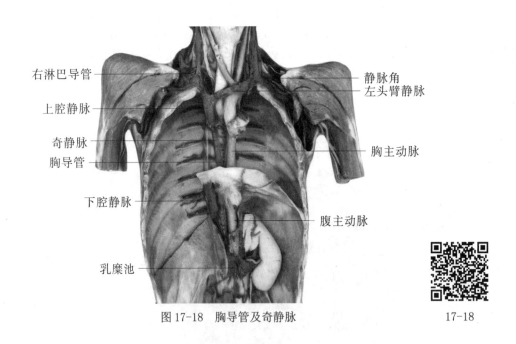

图 17-18　胸导管及奇静脉

（右侧标注）右淋巴导管、上腔静脉、奇静脉、胸导管、下腔静脉、乳糜池

（左侧标注）静脉角、左头臂静脉、胸主动脉、腹主动脉

17-18

c. 胸导管：起自第 1 腰椎体前面的乳糜池，在腹主动脉的右后方上行，穿膈的主动脉裂孔入后纵隔，在食管的后方，胸主动脉和奇静脉之间，沿脊柱的右前方上行，达第 4～5 胸椎平面时，逐渐从胸主动脉和食管的后方越过中线至脊柱的左前方，经胸廓上口进入颈根部，注入左静脉角。

d. 奇静脉、半奇静脉和副半奇静脉：略。

e. 胸交感干：位于脊柱的两侧，奇静脉和半奇静脉的外侧，由 11～12 对胸交感神经节和节间支组成。其上段位于肋头和肋间后血管的前面，下段则逐渐内移。上 5 对胸交感神经节的分支主要分布于胸腔脏器；第 6～9 对及第 10～11 对胸交感神经节发出分支分别组成内脏大神经和内脏小神经，穿膈入腹腔，分别终于腹腔神经节和主动脉肾神经节，其节后纤维参与组成腹腔丛。

④纵隔淋巴结：主要有纵隔前淋巴结、气管支气管淋巴结、气管旁淋巴结和纵隔后淋巴结。

　　a.纵隔前淋巴结：分布于上腔静脉、头臂静脉、主动脉弓及其分支和心包前方，收集心包前部、心及纵隔胸膜等处的淋巴，还接纳膈和肝的部分淋巴。其输出管参与组成支气管纵隔干。

　　b.气管、支气管及肺的淋巴结：数目较多，分布于气管两侧、气管权和主支气管周围，包括气管旁淋巴结、气管支气管淋巴结（该群淋巴结又分为气管支气管上、下淋巴结两组）、支气管肺门淋巴结，收集肺、主支气管、气管胸部和食管的淋巴。其输出管和纵隔前淋巴结输出管汇合，组成左、右支气管纵隔干，分别注入胸导管和右淋巴导管。

　　c.纵隔后淋巴结：位于心包的后方，食管胸部和胸主动脉的周围，收纳这些部位和肝的淋巴，其输出管多直接注入胸导管。

　　（3）纵隔的侧面观：

　　① 左侧面观：纵隔左侧面中部有左肺根，其前下方为心包形成的隆凸，自隆凸向上有弧形跨越肺根上方的主动脉弓及弓上发出的左颈总动脉和左锁骨下动脉。主动脉弓向左后下续为胸主动脉。胸主动脉行于肺根和心包的后方。在其后方有左交感干和内脏大神经等。胸导管和食管上部在左锁骨下动脉后方的食管上三角（由左锁骨下动脉、脊柱、主动脉弓围成）内；食管下部在心包下半部与胸主动脉间，位于食管下三角（由心包、胸主动脉和膈围成）内。膈神经和心包膈动、静脉在主动脉弓左前方，经肺根前方沿心包下行至膈。左迷走神经于主动脉弓左前方，经肺根后方至食管前方下行（图 17-19）。

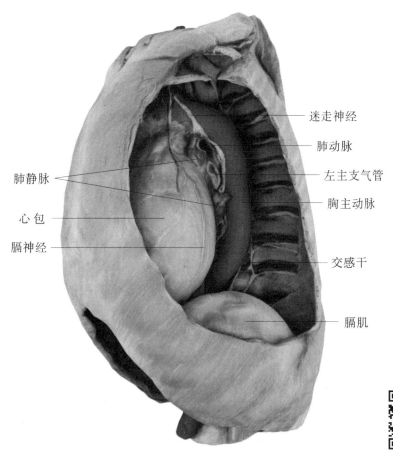

图 17-19　纵隔左侧面观　　　　　　　　17-19

　　② 右侧面观：纵隔右侧面中部有右肺根。其前下方有心包形成的隆凸，该隆凸远小于左侧，沿心包隆凸向上至胸锁关节高度有上腔静脉和右头臂静脉。心包隆凸的后下方有下腔静脉，在上腔静脉和心包的右侧面以及肺根的前方有右膈神经和心包膈动、静脉。肺根后方有奇静脉绕至肺根的上方，心包后方依次有气管权和食管（图 17-20）。

　　15. 膈（图 17-21）　　位于胸腹腔之间，扁阔而向上膨隆。周围以肌性部起自胸廓下口内面和腰椎体前面，其中胸骨部起自剑突后面，肋部起自下 6 对肋内面，腰部以左、右膈脚起自上 2 ～ 3 个腰椎体

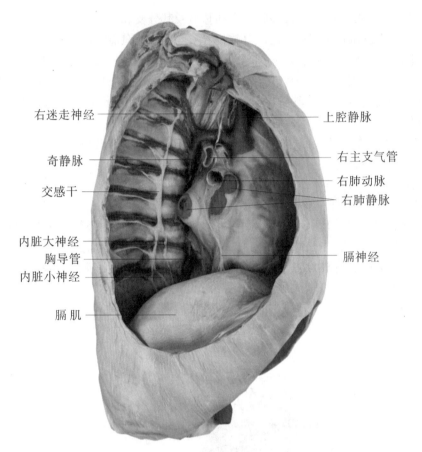

右迷走神经　　　　　　　　　　　　　　　　上腔静脉

奇静脉　　　　　　　　　　　　　　　　右主支气管

交感干　　　　　　　　　　　　　　　右肺动脉
　　　　　　　　　　　　　　　　　　右肺静脉

内脏大神经
胸导管　　　　　　　　　　　　　　　　　　膈神经
内脏小神经

膈肌

图 17-20　纵隔右侧面观　　　　　　　　17-20

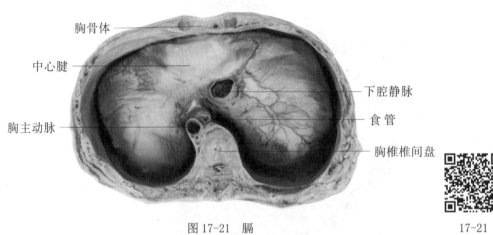

胸骨体

中心腱　　　　　　　　　　　　　　　下腔静脉
　　　　　　　　　　　　　　　　　食管

胸主动脉
　　　　　　　　　　　　　　　　　胸椎椎间盘

图 17-21　膈　　　　　　　　17-21

及内、外侧弓状韧带，内、外侧弓状韧带张于膈脚、第 1（或 2）腰椎横突和第 12 肋三者之间。三部肌束向中央会聚止于腱膜（即中心腱）。三部起点肌束之间往往有三角形薄弱区：胸肋三角位于胸骨部与肋部之间，有腹壁上血管等通过；腰肋三角位于腰部与肋部之间，底为第 12 肋。胸肋三角、腰肋三角是膈疝的好发部位。

膈有 3 个孔：第 12 胸椎和左、右膈脚围成主动脉裂孔，通行主动脉和胸导管；平第 10 胸椎，在主动脉裂孔左前方有食管裂孔，通行食管和迷走神经；在食管裂孔右前方中心腱内，约平第 8 胸椎水平有腔静脉孔，通行下腔静脉。

膈为呼吸肌，收缩时圆顶下降，胸腔容积扩大，引起吸气；松弛时相反，引起呼气。膈与腹肌同时收缩，可使腹压增高，有助于排便、呕吐、分娩等活动。

四、临床应用要点

1.胸部手术常用切口及其层次　根据胸壁的结构特点，进入固有胸腔的切口可分为经肋间切口和肋骨截除后经肋床切口两种。如果在胸前外侧做切口时（前外侧切口），则须切断胸大肌和部分前锯肌。如果在背上部做切口（后外侧斜切口），则须切断背阔肌、斜方肌、菱形肌部分和大部分前锯肌。一般进入胸腔的入路，须切开皮肤、浅筋膜、深筋膜、肌肉、分离或者切断肋骨，切开胸内筋膜和壁层胸膜才能进入胸腔。

2.肋间神经与临床　行乳腺癌根治术后应注意保护肋间臂神经，如术后臂内侧皮肤麻木，可能损伤了该皮神经。进行肋间神经阻滞或封闭时，可在肋间神经行程中的任何部位进针，临床首选肋角至腋后线之间，此处肋骨位置表浅，且在肋沟处。肋间神经呈重叠分布，应同时封闭上、下位肋间隙的神经。

3.胸膜腔穿刺　肋间后动脉、静脉和肋间神经在肋角和腋中线之间的肋沟内行走，三者排列顺序自上而下依次为静脉、动脉和神经；在腋中线至胸骨之间，肋间前、后血管的上、下支，分别沿肋上、下缘行走。因此，胸膜腔穿刺宜在肋角外侧和腋中线之间，并于下位肋骨上缘进针。在腋中线和胸骨之间穿刺应在肋间隙中部，以免损伤肋间神经血管，临床常在肩胛线第 8～9 肋间隙进行。

4.心包和心腔穿刺　心包前部大部分被左、右肺的前缘和胸膜覆盖，但在左侧第 4～6 肋软骨高度，左肺形成心包切迹，左、右胸膜分开形成心包三角，该处心包前方没有肺组织和胸膜，称心包裸区。临床上心腔穿刺进行心内注射，可在左侧胸骨线第 4～5 肋间隙进行。浆膜性心包壁层的前部与下部移行处，有心包前下窦，深 1～2cm，位置较低，心包积液时，液体首先积聚于此，临床常在左剑肋角处进行心包穿刺。

5.胸膜损伤　胸膜腔内的负压对肺泡扩张具有决定性作用。若胸膜损伤，外界空气进入胸膜腔，负压消失，肺即塌陷，形成气胸，严重者还可导致纵隔摆动，甚至危及患者生命。在穿刺排气时，通常在第 2 肋间隙、锁骨中线附近进针。

6.胸膜摩擦音与胸膜腔积液　若胸膜发炎，胸膜表面粗糙，在呼吸时，脏、壁胸膜互相摩擦而产生的声音，称胸膜摩擦音，可发生在呼气及吸气两相，最常出现于肺脏移动范围较大的部位，如胸部腋中线或腋前线下部。在胸膜腔内积液增多后，两层胸膜分开，摩擦音消失；而在积液吸收、两层胸膜炎症尚未消退时，摩擦音可以又复出现。

7.肺外科的解剖学基础　肺手术可分为一侧肺切除、肺叶切除、肺段切除等。由于每一肺段均有自己独立的肺段支气管分布，且相邻肺段间有结缔组织分隔，故对仅限于一个肺段内的某些良性病变，可有选择地施行肺段切除术，以最大限度地保留有功能的肺组织。

左、右主支气管在肺门处分成肺叶支气管，肺叶支气管进一步又分为肺段支气管。肺段支气管及其分支连同其所属的肺组织称为支气管肺段，简称肺段。各肺段略呈圆锥形，尖向肺门，底向肺表面。相邻肺段间有少量的疏松结缔组织相隔。在肺段内，肺段动脉的分支与肺段支气管的分支伴行，而且相邻肺段的肺段动脉之间一般没有吻合；但肺段的静脉则位于相邻的肺段之间，又叫段间静脉，收纳邻接两肺段的血液。因此做肺段切除时，常沿着肺段静脉行肺段分离。

8.纵隔的定位和移位　胸膜腔内的负压且两侧压力相等使纵隔保持中位。膈肌的升降、肋骨的举落运动使胸腔内负压产生周期性增减变化，既是呼吸的动力来源，又促进静脉中血液向心回流。若创伤使一侧胸膜腔负压受损，压力升高（血胸或气胸），不但伤侧肺萎陷，而且纵隔受压移向对侧，使对侧肺受压，心脏大血管亦受压和扭曲。胸壁缺损使胸膜腔与外界直接相交通（开放性气胸），大气压可使伤侧肺萎陷和纵隔向健侧移位；同时，因对侧胸膜腔内仍为负压且仍随呼吸而周期性增减，致使纵隔随呼吸而左右来回移位，称为纵隔摆动，可造成呼吸困难与缺氧，心腔大血管的扭曲致静脉回流受阻，回心血量减少，心排血量降低。

9.食管胸段与临床　食管的常用分段方法有两种：一是根据食管所在部位可分为颈、胸、腹三部，食管胸部又以气管杈下缘为界分胸上段和胸下段；二是临床上常以主动脉弓上缘和肺下静脉下缘为标志，将食管分为上、中、下三段，上段自食管起始处至主动脉弓上缘，中段自主动脉弓上缘至肺下静脉下缘，下段自肺下静脉下缘至食管末端。食管全长有三个生理性狭窄，狭窄范围约为 1.5～1.7cm，除第一狭窄位于颈部（咽和食管交界处）外，其余两个狭窄均位于胸部，即与左主支气管相交处（第二个狭窄）和穿膈的食管裂孔处（第三个狭窄）。食管的第一个狭窄，是异物易于嵌顿之处。食管的第二个狭窄，是穿孔以及食管癌的好发部位。在食管胸段左侧，有两处（食管进入、离开胸腔处）是和纵隔胸膜相贴的，这两处分别称食管上、下三角，是外科学的重要标志。食管上三角由左锁骨下动脉、脊柱前面和主动脉弓上缘围成，内有胸导管和食管胸段的上部。食管下三角由心包、胸主动脉和膈围成，内有食管胸段的下部。肺根以下，右侧纵隔胸膜不仅被覆在食管的右侧，而且还深入食管的后面，构成食管后隐窝，故在行左胸入路的食管下段手术时，有破入右胸膜腔的可能。

（姜华东）

附　胸壁、胸腔部分复习思考题

一、选择题

1. 膈的食管裂孔平椎骨的高度是……………………………………………………………（　）

　　A. 第 8 胸椎　　　B. 第 9 胸椎　　　C. 第 10 胸椎　　　D. 第 11 胸椎　　E. 第 12 胸椎

2. 通过膈主动脉裂孔的结构是……………………………………………………………（　）

　　A. 胸导管　　　B. 迷走神经　　　C. 内脏大神经　　　D. 腰升静脉　　E. 交感干

3. 膈腔静脉孔平第几胸椎高度……………………………………………………………（　）

　　A.8　　　　　　B.9　　　　　　C.10　　　　　　D.11　　　　　　E.12

4. 膈主动脉裂孔平第几胸椎高度……………………………………………………………（　）

　　A.8　　　　　　B.9　　　　　　C.10　　　　　　D.11　　　　　　E.12

5. 左肺根内各结构自上而下排列依次为……………………………………………………（　）

　　A. 肺静脉、肺动脉、支气管　　　　　　　　B. 肺静脉、支气管、肺动脉
　　C. 肺动脉、支气管、肺静脉　　　　　　　　D. 肺动脉、肺静脉、支气管
　　E. 支气管、肺动脉、肺静脉

6. 胸膜下界在锁骨中线平第几肋……………………………………………………………（　）

　　A.6　　　　　　B.8　　　　　　C.10　　　　　　D.11　　　　　　E.12

7. 下列哪个结构不通过膈肌的食管裂孔……………………………………………………（　）

　　A. 左迷走神经　　　B. 右迷走神经　　　C. 胸导管　　　D. 胃左动脉食管支　　　E. 食管

8. 以下有关胸膜顶的说法，错误的是………………………………………………………（　）

　　A. 超出锁骨内侧 1/3 上方 2 ～ 3cm　　　　　B. 无胸廓保护
　　C. 其后方有颈交感干　　　　　　　　　　　D. 锁骨下动脉绕其后方穿出斜角肌间隙
　　E. 其表面覆盖席氏筋膜（Sibson fascia）

9. 位于中纵隔内的结构是……………………………………………………………………（　）

　　A. 迷走神经　　　B. 胸主动脉　　　C. 膈神经　　　D. 左、右主支气管　　　E. 头臂静脉

10. 以下有关肺根的叙述，错误的是 ⋯⋯⋯⋯⋯⋯⋯⋯⋯⋯⋯⋯⋯⋯⋯⋯⋯⋯⋯⋯⋯⋯⋯ （   ）

    A. 左肺根上方有主动脉弓跨过

    B. 右肺根上方有奇静脉弓跨过

    C. 自上而下两肺均为肺动脉、支气管、肺静脉

    D. 迷走神经行于肺根后方

    E. 膈神经行于肺根前方

11. 胸膜腔穿刺时，进针位置应选 ⋯⋯⋯⋯⋯⋯⋯⋯⋯⋯⋯⋯⋯⋯⋯⋯⋯⋯⋯⋯⋯⋯⋯⋯ （   ）

    A. 腋中线以后，应沿下一肋骨的上缘

    B. 腋中线以前，应沿下一肋骨的上缘

    C. 腋中线以后，应于肋间隙的中间

    D. 腋中线以前，应沿上一肋骨的下缘

    E. 腋中线以后，应沿上一肋骨的下缘

12. 胸导管穿过膈肌的 ⋯⋯⋯⋯⋯⋯⋯⋯⋯⋯⋯⋯⋯⋯⋯⋯⋯⋯⋯⋯⋯⋯⋯⋯⋯⋯⋯⋯⋯ （   ）

    A. 主动脉裂孔   B. 食管裂孔   C. 腔静脉孔

    D. 右侧膈中间脚与内侧脚之间   E. 左侧膈中间脚与内侧脚之间

13. 内脏大神经穿过膈肌的 ⋯⋯⋯⋯⋯⋯⋯⋯⋯⋯⋯⋯⋯⋯⋯⋯⋯⋯⋯⋯⋯⋯⋯⋯⋯⋯⋯ （   ）

    A. 主动脉裂孔   B. 食管裂孔   C. 腔静脉孔   D. 膈脚   E. 腰肋三角

14. 迷走神经穿过膈肌的 ⋯⋯⋯⋯⋯⋯⋯⋯⋯⋯⋯⋯⋯⋯⋯⋯⋯⋯⋯⋯⋯⋯⋯⋯⋯⋯⋯⋯ （   ）

    A. 主动脉裂孔   B. 食管裂孔   C. 腔静脉孔

    D. 右侧膈中间脚与内侧脚之间   E. 左侧膈中间脚与内侧脚之间

15. 半奇静脉 ⋯⋯⋯⋯⋯⋯⋯⋯⋯⋯⋯⋯⋯⋯⋯⋯⋯⋯⋯⋯⋯⋯⋯⋯⋯⋯⋯⋯⋯⋯⋯⋯⋯ （   ）

    A. 起自右腰升静脉   B. 沿脊柱右侧上行   C. 注入奇静脉

    D. 注入副半奇静脉   E. 收集右下部肋间后静脉

16. 副半奇静脉 ⋯⋯⋯⋯⋯⋯⋯⋯⋯⋯⋯⋯⋯⋯⋯⋯⋯⋯⋯⋯⋯⋯⋯⋯⋯⋯⋯⋯⋯⋯⋯⋯ （   ）

    A. 起自左腰升静脉   B. 沿脊柱左缘上行

    C. 沿脊柱右缘下行   D. 注入半奇静脉

    E. 汇集右侧中上部的肋间后静脉

17. 主动脉弓的直接分支是 ⋯⋯⋯⋯⋯⋯⋯⋯⋯⋯⋯⋯⋯⋯⋯⋯⋯⋯⋯⋯⋯⋯⋯⋯⋯⋯⋯ （   ）

    A. 右锁骨下动脉   B. 左头臂干   C. 左锁骨下动脉   D. 右颈总动脉   E. 以上都不对

18. 以下关于奇静脉的叙述，正确的是 ⋯⋯⋯⋯⋯⋯⋯⋯⋯⋯⋯⋯⋯⋯⋯⋯⋯⋯⋯⋯⋯ （   ）

    A. 起自左腰升静脉   B. 收集左肋间后静脉   C. 收纳食管静脉

    D. 注入下腔静脉   E. 以上均错

19. 以下关于肋膈隐窝（窦）的叙述，正确的是 ……………………………………………………… （　　）

    A. 呈半月状，是胸膜腔最低部分　　　　　B. 由脏胸膜和壁胸膜返折形成

    C. 当深吸气时能被肺下缘充满　　　　　　D. 由胸壁和膈围成

    E. 通常不含浆液

20. 以下关于两侧胸膜腔的叙述，正确的是 ……………………………………………………… （　　）

    A. 借心包横窦相通　　　　　　　　　　　B. 借膈主动脉裂孔和腹膜腔相通

    C. 内含少量浆液　　　　　　　　　　　　D. 下界在腋中线平第 10 肋

    E. 内有两肺

21. 以下关于肺静脉的叙述，正确的是 …………………………………………………………… （　　）

    A. 属于后纵隔内容　　　　　B. 每侧通常有一条　　　　　C. 位于肺动脉后方

    D. 是营养性血管　　　　　　E. 是功能性血管

22. 后纵隔内没有 ………………………………………………………………………………………… （　　）

    A. 迷走神经　　　　B. 食管　　　　C. 胸导管　　　　D. 奇静脉　　　　E. 下腔静脉

23. 胸神经的节段性分布是 ……………………………………………………………………………… （　　）

    A. 胸骨角平面为胸 2　　　　B. 乳头平面为胸 3　　　　C. 剑突相当于胸 4

    D. 肋弓平面为胸 6　　　　　E. 脐平面为胸 8

24. 在肋沟内，肋间后血管和肋间神经的排列自上而下为 ……………………………………… （　　）

    A. 静脉、动脉、神经　　　　B. 静脉、神经、动脉　　　　C. 动脉、静脉、神经

    D. 动脉、神经、静脉　　　　E. 神经、动脉、静脉

25. 肺的体表投影是 ……………………………………………………………………………………… （　　）

    A. 肺尖低于胸膜顶 1cm　　　　　　　　B. 前界左肺在第 6 肋间隙转向外侧

    C. 下界在锁骨中线与第 6 肋相交　　　　D. 下界在腋中线与第 9 肋相交

    E. 后方下界终于第 12 胸椎棘突

26. 不是中纵隔内的结构为 ……………………………………………………………………………… （　　）

    A. 迷走神经　　　　B. 右膈神经　　　　C. 左膈神经　　　　D. 心包　　　　E. 心包膈动脉

27. 肺根内各结构的排列由前向后依次为 ……………………………………………………………… （　　）

    A. 肺静脉、肺动脉、支气管　　　　　　B. 肺静脉、支气管、肺动脉

    C. 肺动脉、肺静脉、支气管　　　　　　D. 肺动脉、支气管、肺静脉

    E. 支气管、肺动脉、肺静脉

28. 左喉返神经 …………………………………………………………………………………………… （　　）

    A. 勾绕左颈总动脉　　　　B. 勾绕头臂干　　　　C. 在动脉韧带左侧由迷走神经发出

    D. 勾绕左肺根　　　　　　E. 勾绕左锁骨下动脉

二、填空题

1. 锁胸筋膜位于_____、_____和_____之间,穿过此筋膜的结构有淋巴管、_____、_____和_____。肋间隙内血管神经自上而下的排列顺序是_____、_____、_____。

2. 胸廓内动脉起自_____动脉,沿胸骨外侧缘约 1.25cm 下行,至第_____肋间隙分为_____动脉和_____动脉二终支。覆盖于胸膜顶上面的胸内筋膜称为_____。

3. 通过膈的主动脉裂孔的结构有_____、_____。

4. 根据壁胸膜配布部位不同,可分为 4 部分,即_____、_____、_____、_____。肋膈隐窝位于_____与_____之间的转折处。

5. 肺根内由前向后排列的结构为_____、_____、_____。左肺根内由上向下排列的结构为_____、_____、_____。右肺根内由上向下排列的是_____、_____、_____、_____。

6. 纵隔的边界,前界为_____,后界为_____,上界为_____,下界为_____,两侧界为_____。

7. 上纵隔前层内的脏器有_____、_____、_____。中层内有主动脉弓及其三大分支、_____神经和_____神经。后层内有_____、_____、_____和_____等。

8. 动脉导管三角的前界为_____,后界为_____,下界为_____,三角内含有_____、_____。

9. 心包由外层的_____和内层的_____组成,内层又分为_____和_____两层,两层之间的间隙称为心包腔。

10. 心包横窦的前界为_____、_____,后界为_____、_____,是行心血管手术时阻断血流的部位。

11. 心包斜窦位于左肺上、下静脉,右肺上、下静脉,_____后壁及_____后壁和_____静脉之间的间隙,此窦往往是心包积液之处,是心包穿刺的部位。

12. 心尖的体表投影位于_____。

13. 胸导管上段损伤时,易引起_____侧乳糜胸,下段损伤时,易引起_____侧乳糜胸。

14. 胸骨角是_____与_____连接处微向前突的角。该角平对第 1 胸椎下缘,向两侧接第_____肋软骨,可作为_____的标志。

15. 剑突上接胸骨体,称剑胸结合,平对第_____胸椎,剑突上端两侧与第_____肋软骨相接。

16. 男性乳头一般在锁骨中线与第_____肋间隙交界处。

17. 下列结构平面的皮肤由第几肋间神经支配? 胸骨角平面_____,乳头平面_____,剑胸结合平面_____,肋弓平面_____。

18. 胸长神经支配＿＿＿＿＿＿＿肌，胸小肌由＿＿＿＿＿＿＿神经支配，胸大肌由＿＿＿＿＿＿＿神经和＿＿＿＿＿＿＿神经支配。

三、名词解释

1. 锁胸筋膜：

2. 主动脉裂孔：

3. 胸膜顶：

4. 肋膈隐窝：

5. 肋纵隔隐窝：

6. 肺韧带：

7. 纵隔：

8. 动脉导管三角：

9. 心包横窦：

10. 心包斜窦：

11. 肺根：

四、问答题

1. 在锁骨中线第 3 肋间处、肩胛线第 8 肋间隙，胸壁由浅入深的层次有哪些？

2. 试述纵隔的境界。

3. 试述左肺根的毗邻。

4. 试述右肺根的毗邻。

5. 试述锁胸筋膜的构成及其通过的结构。

6. 胸廓内动脉的走行和分支有哪些？

7. 试述膈的腰肋三角的构成和毗邻。

8. 试述膈的胸肋三角的位置、通过的结构。

9. 试述膈的主动脉裂孔的位置、平椎骨的高度、通过的结构。

10. 膈的食管裂孔平何椎骨高度、通过的结构有哪些？

11. 试述左、右肺根内结构从上向下、从前向后的排列关系。

12. 上纵隔前层内有哪些器官？

13. 上纵隔中层内有哪些器官？

14. 上纵隔后层内有哪些器官？

15. 试述动脉导管三角的位置、境界、内容。

16. 同时行经上纵隔和后纵隔的器官有哪些？

17. 试述心包横窦的境界及临床意义。

18. 试述胸主动脉的走行及毗邻。

19. 试述胸导管在后纵隔的毗邻。

20. 试述胸导管在上纵隔的毗邻。

21. 穿过及通过膈的结构有哪些？

22. 纵隔内有哪些器官？

23. 试述从胸壁至胸膜腔的层次。

24. 试述胸膜的分部。

25. 试述胸膜和肺的体表定位。

26. 试述膈神经和迷走神经在胸腔内的走行情况。

（姜华东）

第十八章　腹前外侧壁局部解剖

一、学习要求与掌握内容

1. 熟悉腹壁的体表标志。

2. 掌握腹壁的层次及其与腹壁手术切口的关系。

3. 掌握腹直肌鞘和腹股沟管的结构特点。

二、解剖步骤

1. 尸位　取仰卧，结合活体，检查体表标志。

2. 皮肤切口与翻开皮肤　自剑突沿正中线切开至耻骨联合，脐孔处做环切；沿肋弓作一切口至腋中线；自耻骨联合沿腹股沟韧带切至髂前上棘；沿各切口将腹部皮肤翻向外侧（图18-1）。

3. 观察皮下组织 Scarpa 筋膜的附着和延续情况　在脐平面以下横行切开皮下组织，用手指沿皮下组织 Scarpa 筋膜与腹外斜肌腱膜之间，向外和向下作钝性分离，观察 Scarpa 筋膜与白线、腹股沟韧带及大腿阔筋膜的附着情况，并且观察其在耻骨联合和耻骨结节之间向下至阴囊的延续特点。

4. 清理皮下结构，解剖皮血管和皮神经　在正中线两侧和腹侧壁腋中线的延长线处，分别找出第 7 ～ 11 对肋间神经的前皮支和外侧皮支。在腹股沟韧带中点上方，找出行向内上方的腹壁浅动、静脉和行向外上方的旋髂浅动脉、静脉。观察其行走、分支及属支。临床上取腹股沟区皮瓣时，常用到这些血管。

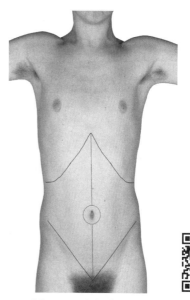
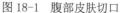

图 18-1　腹部皮肤切口　　18-1

5. 解剖腹外斜肌，观察腹股沟管　在腹股沟管浅环处，用刀柄钝性分离精索的内侧和外侧，显露浅环。修清腹外斜肌的其他部分，观察该肌的起点、肌纤维方向及腹外斜肌腱膜。然后切断腹外斜肌外上缘的肋骨起始部，翻起腹外斜肌至髂嵴上方，再沿腹股沟韧带上方一横指处向内下方切开腹外斜肌腱膜，直至腹直肌鞘外侧缘。操作上应注意：① 不要破坏髂腹下神经和髂腹股沟神经；② 当切至浅环时，应在浅环的上方作一半环形切口，绕过浅环的上方，以保留浅环的完整。

将腹外斜肌翻向内侧，打开腹股沟管的前壁，查看腹内斜肌在腹股沟韧带的起点，观察腹内斜肌参与腹股沟管前壁形成的情况。在精索表面找出髂腹股沟神经及其上方平行走行的髂腹下神经，这些神经在行疝修补手术时应予保护。观察腹股沟管上壁，注意腹内斜肌下缘与腹横肌下缘的关系，了解提睾肌自两肌分出伴精索下行的情况。游离并提起精索，观察腹股沟管的下壁和后壁。特别注意联合腱的位置及腹股沟管上壁和下壁之间裂隙的大小。试找出腹壁下血管及其外侧的腹环。

6. 解剖腹内斜肌，观察腹前外侧壁的血管和神经，修清腹内斜肌，观察腹内斜肌肌纤维呈扇形走行的情况。沿肋弓下缘切断腹内斜肌的附着部至腋中线，再沿腋中线向下切至髂前上棘，经此点作水平切口至腹直肌鞘外侧缘。注意切口要浅，否则会切断腹横肌，甚至有可能切入腹膜腔。将腹内斜肌翻向内侧。虽然在髂前上棘以上腹内斜肌与腹横肌连结紧密，不易分离，但其间有肋间神经、血管和自髂前上棘上行至侧腹壁的旋髂深血管，且两肌肌纤维方向稍有不同，翻开腹内斜肌时需要仔细，才能分辨两肌，将其分开，并使血管、神经贴附在腹横肌的表面。观察肋间神经、血管和旋髂深血管的走行及腹横肌。髂前上棘以下，腹内斜肌与腹横肌连结更紧密，两肌肌纤维方向几乎一致，且无血管、神经行于其间，因此不必强行分离。

7. 解剖腹直肌鞘　沿白线两侧切开腹直肌鞘前层，在其上、下两端各作一小横切口，由内向外翻开腹直肌鞘前层。在腱划处，要细心分离。然后将显露的腹直肌轻轻向外侧翻起，观察其深面的腹壁上、下血管的位置与走向，以及肋间神经穿入腹直肌鞘的位置和分布规律。在脐下 4～5cm，仔细将腹横筋膜向深部推开，观察腹直肌鞘后层上的弓状线。最后观察白线在脐上、下方的宽度。

三、知识点

1. 境界　腹前外侧壁的上界为剑突和肋弓，下界依次为耻骨联合上缘、耻骨嵴、耻骨结节、腹股沟韧带和髂嵴，两侧边界为腋后线。

2. 体表标志　在腹壁上界的骨性体表标志主要有剑突和肋弓。在腹壁下界的骨性体表标志主要有髂嵴、髂前上棘、耻骨结节、耻骨联合。在腹前正中线的深部有白线。白线的中部有脐。脐的位置相当于第 3～4 腰椎之间的高度。白线两侧为腹直肌。腹肌发达者，当腹肌收缩时，在脐上方可见到由腹直肌腱划形成的横行浅沟。

3. 定位线　腹壁通过若干横线和垂线进行定位和分区（图 18-2）。

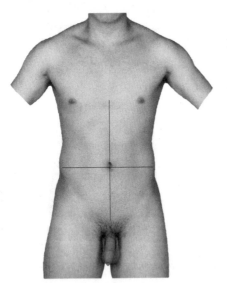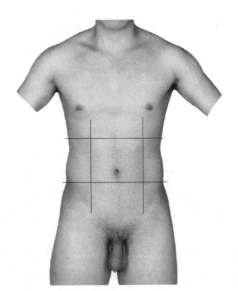

（A）十字线分区　　　　　　　　　（B）九区分区

图 18-2　腹壁定位线及其分区　　　　　　　　　　18-2

（1）十字线：即通过脐的纵横两条线。该线将腹部分为左、右上腹和左、右下腹四个区。

（2）水平线：包括上、下水平线。上水平线为经过两侧肋弓最低点的连线；下水平线为经过两侧髂前上棘或髂结节的连线。

（3）垂直线：共两条，为分别通过左右腹股沟中点的连线。

水平线和垂直线将腹部分为"三部九区"。三部为上腹部、中腹部、下腹部；九区为左右季肋区、左右腰区、左右腹股沟区、腹上区、脐区、腹下区。

4. 层次结构　腹前外侧壁由浅入深可分为皮肤、浅筋膜（皮下组织）、深筋膜、肌肉血管神经层、腹横筋膜、腹膜外脂肪（腹膜下筋膜）和腹膜壁层。

（1）皮肤：腹前外侧壁除脐及腹股沟区外，皮肤薄而富有弹性，与皮下组织连接疏松，游离性大，可适应腹腔内压的变化。常作为临床烧伤整形外科游离皮瓣移植的选择供区。

（2）浅筋膜：由疏松结缔组织和脂肪构成。其厚薄不一，个体差异较大。内有腹壁浅动、静脉，浅淋巴管和皮神经。在下腹部，浅筋膜的脂肪层较发达，故可明显地分为两层，浅部脂肪层称 Camper 筋膜，深部纤维层称 Scarpa 筋膜。Scarpa 筋膜在腹正中线处附着于白线；在腹股沟处向下附着于腹股沟韧带下方的大腿阔筋膜；在耻骨联合与耻骨结节之间，Scarpa 筋膜向下与阴囊肉膜、会阴浅筋膜（Colles 筋膜）相延续。因此，当尿道球部损伤引起尿外渗时，尿液可向上扩散至同侧的腹壁，但不能蔓延到对侧腹壁和股部。

腹前外侧壁上部的皮下动脉细小，来自肌膈动脉和肋间动脉的分支。腹前外侧壁下部有两条较大的皮下动脉，它们是起自股动脉的腹壁浅动脉和旋髂浅动脉。

腹前外侧壁浅静脉较丰富，在脐部吻合成网（图 18-3）。脐以上的浅静脉经胸腹壁静脉注入腋静脉；脐以下的浅静脉经腹壁浅静脉和旋髂浅静脉注入大隐静脉，从而构成上、下腔静脉系间的联系。当门静脉高压时，肝门静脉的附脐静脉通过脐周静脉网，经腹壁的浅、深静脉向上、向下分别回流至上、下腔静脉，为肝门静脉侧支循环途径之一。

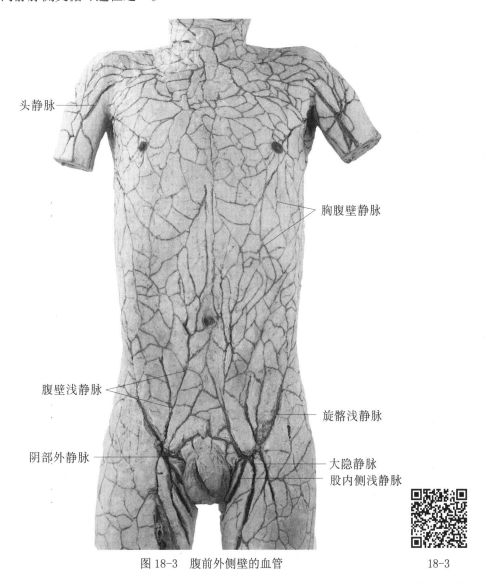

图 18-3　腹前外侧壁的血管　　　　18-3

腹前外侧壁的浅淋巴回流，脐以上者注入腋淋巴结，脐以下者注入腹股沟浅淋巴结。

腹前外侧壁皮肤的感觉神经分布有明显的节段性，第 6 肋间神经分布于剑突平面，第 10 肋间神经分布于脐平面（图 18-4），肋下神经、第 1 腰神经分布于腹股沟区。当脊髓胸段发生病变时，可从腹壁感觉障碍的平面来推断脊髓病变的节段。在做腰麻时，可依腹壁感觉神经分布的节段性，确定麻醉平面的高度。

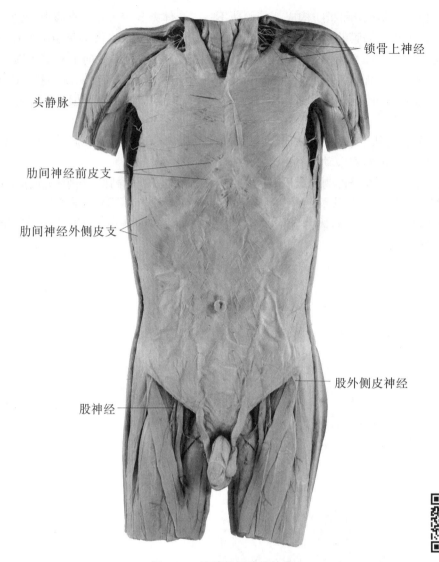

锁骨上神经

头静脉

肋间神经前皮支

肋间神经外侧皮支

股外侧皮神经

股神经

图 18-4　腹壁外侧壁的神经　　　　　　　18-4

（3）深筋膜：腹壁深筋膜与一般深筋膜相似，较薄，紧贴于腹外斜肌肌质和腱膜的表面，向下附着于腹股沟韧带。Scarpa 筋膜和深筋膜对腹股沟疝和股疝的移位具有一定的阻止作用。

（4）肌肉血管神经层：根据腹壁肌层的不同，可将腹壁分为腹直肌鞘部和侧腹壁二部（图 18-5）。腹前外侧壁的肌肉名称、起止、主要作用和神经支配见表 18-1。

表18-1　腹前外侧壁的肌肉

名　称	起　点	止　点	主要作用	神经支配
腹直肌	耻骨联合与耻骨嵴之间	第 5～7 肋软骨及剑突前面	前屈脊柱，降胸廓，增加腹压	胸神经前支（T5～T12）
腹外斜肌	下 8 肋外面	借腱膜止于白线、腹股沟韧带和髂嵴前部	增加腹压，前屈、侧屈、回旋脊柱，提睾丸、封闭腹股沟管	胸神经前支、髂腹下神经和髂腹股沟神经（T5～L1）
腹内斜肌	胸腰筋膜、髂嵴、腹股沟韧带外侧 1/2	借腱膜止于白线、下 3 肋和耻骨梳韧带	增加腹压，前屈、侧屈、回旋脊柱，提睾丸、封闭腹股沟管	胸神经前支、髂腹下神经和髂腹股沟神经（T5～L1）
腹横肌	胸腰筋膜、髂嵴、腹股沟韧带外侧 1/3	白线和耻骨梳韧带	增加腹压，前屈、侧屈、回旋脊柱，提睾丸、封闭腹股沟管	胸神经前支、髂腹下神经和髂腹股沟神经（T5～L1）

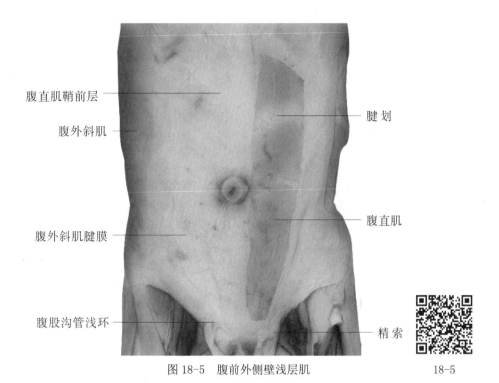

图 18-5　腹前外侧壁浅层肌

18-5

①腹直肌鞘部：可分为三层。浅层为腹直肌鞘前层；中层为纵行的腹直肌，腹直肌的腱划与前叶紧密连结；深层为腹直肌鞘后层，后层下缘在脐下 4～5cm 处形成弓状线。在腹直肌和腹直肌鞘后层之间，有上、下纵行的腹壁上动、静脉和腹壁下动、静脉，它们在脐水平相吻合（图 18-6）。腹壁上动脉为胸

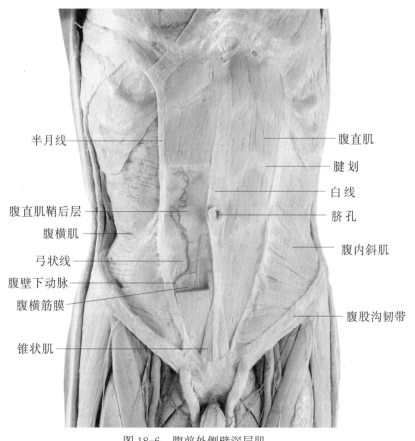

图 18-6　腹前外侧壁深层肌

18-6

廓内动脉的终支之一，腹壁下动脉起自髂外动脉，于腹股沟管深环内侧斜向上内，行于腹横筋膜与壁腹膜之间的腹膜外脂肪中，而后穿腹横筋膜进入腹直肌鞘后层与腹直肌之间（图18-7）。此外，还有从外侧斜穿腹直肌鞘后层的第7～11肋间神经和肋下神经及其伴行血管。它们进入腹直肌后，分布于腹直肌。其前皮支穿出腹直肌鞘前层至皮下。

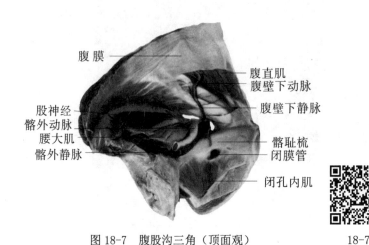

图 18-7　腹股沟三角（顶面观）　　　　18-7

②侧腹壁：主要由三层肌纤维形成不同的阔肌组成。在近腹直肌外侧缘处，由浅入深依次为腹外斜肌、腹内斜肌、腹横肌。三层阔肌的腱膜形成腹直肌鞘，并在腹部正中线处交织成白线（图18-8）。

腹外斜肌的肌束由外上斜向前下方，在脐至髂前上棘连线以下，肌质通常消失，形成腹外斜肌腱膜。此腱膜在耻骨结节外上方形成近乎三角形的裂隙，为腹股沟管浅环或皮下环。浅环上界称内侧脚，止于耻骨联合；下界为外侧脚，止于耻骨结节；浅环外上方，腱膜表面的横行纤维为脚间纤维。腹外斜肌腱膜下缘张于髂前上棘和耻骨结节之间，并向后上方卷曲增厚形成腹股沟韧带。此韧带的内侧端分出一小部分纤维向下后方，止于耻骨梳，称为腔隙韧带或陷窝韧带。

腹内斜肌的肌束呈扇形，由外下斜向内上方，大部分肌束在腹直肌外侧形成腱膜（图18-9）。

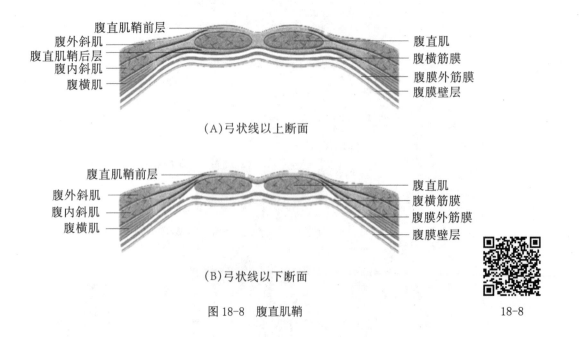

图 18-8　腹直肌鞘　　　　18-8

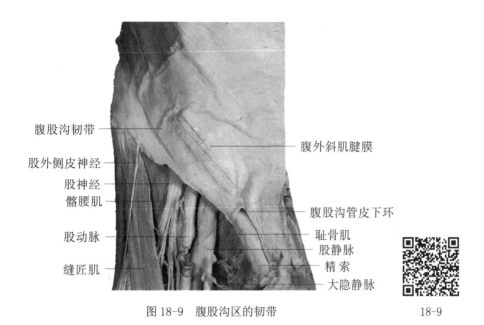

图 18-9　腹股沟区的韧带

腹横肌的肌束呈横行向内侧，延为腱膜。

腹内斜肌和腹横肌的下部肌束呈弓状，跨过精索上方，行向内侧，延为腱膜，形成腹股沟镰或联合腱，止于耻骨梳。当腹壁肌收缩时，弓状下缘向腹股沟韧带靠近，有封闭腹股沟管的作用。两肌最下部少量纤维伴精索下行，称为提睾肌。

腹内斜肌与腹横肌之间有肋间血管和神经、旋髂深血管、髂腹下神经、髂腹股沟神经等穿行。在髂前上棘附近，来自腰丛的髂腹下神经和髂腹股沟神经穿腹内斜肌，行于腹外斜肌腱膜与腹内斜肌之间，其中，髂腹下神经的终支在腹股沟管浅环上方穿腹外斜肌腱膜至皮下，分布于耻骨联合上方的皮肤；髂腹股沟神经行走于精索表面，伴精索出浅环至阴囊，分布到阴囊前部的皮肤。

（5）腹横筋膜：腹横筋膜位于腹横肌和腹直肌鞘深面，上与膈下筋膜相连，下与髂筋膜及盆筋膜相续。在腹股沟韧带中点上方 1.5cm 处，腹横筋膜呈漏斗状突出，形成腹股沟管深环（或称腹环），并向下包绕精索移行为精索内筋膜。

（6）腹膜外筋膜：腹膜外筋膜位于腹横筋膜和腹膜壁层之间，又称腹膜外组织或腹膜外脂肪。腹下部比腹上部厚，近腹股沟处尤为发达。该层内有髂外血管及其分支、髂外淋巴结、生殖股神经等。由于该层的存在，某些脏器（如膀胱和子宫）的手术可于腹膜外进行。

（7）壁腹膜：

① 白线：白线位于腹部正中线上，连于剑突和耻骨联合之间。脐以上白线宽 1.5 ～ 2cm，脐以下白线变窄但较厚。白线处血管、神经较少，且无肌层，故常为腹腔手术入路。

② 脐：脐约位于腹部正中线中点，由致密的结缔组织、脐筋膜和腹膜所构成，亦为腹壁的薄弱部之一。

③ 腹股沟管：位于腹股沟韧带内侧半上方，为腹前壁近腹股沟韧带处的一个肌间隙，长 4 ～ 5cm（图 18-10）。腹股沟管有前、后、上、下四个壁及内、外两个口。前壁主要由腹外斜肌腱膜构成，但外侧 1/3 处尚有腹内斜肌起始部参与；上壁是腹内斜肌和腹横肌的弓状下缘；下壁为腹股沟韧带；后壁成自腹横筋膜，在内侧 1/3 处有联合腱。内口为腹股沟管深环（腹环），定位于腹股沟韧带中点上方 1.5cm（约一横指处）。此处也是男性输精管和睾丸的血管会聚之处，其内侧为腹壁下血管；外口为腹股沟管浅环（皮下环），通常可容纳一个示指尖端。男性腹股沟管内有精索通过；女性腹股沟管较窄，有子宫圆韧带通过。此外，髂腹股沟神经及生殖股神经的生殖支也进入腹股沟管。

腹股沟管是腹壁下部的一个重要肌间结构。腹股沟管上壁腹内斜肌和腹横肌的弓状下缘与下壁腹股沟韧带之间有一裂隙，由于腹内斜肌和腹横肌附着于腹股沟韧带的范围有个体差异，故腹股沟管上、下壁之间的裂隙形状、大小不同，通常该裂隙的高度变动范围为 1 ～ 3cm。因为裂隙处只有构成腹股沟管前壁的腹外斜肌腱膜和后壁的腹横筋膜，缺少腹内斜肌和腹横肌的加强，并且腹外斜肌腱膜上有三角形的

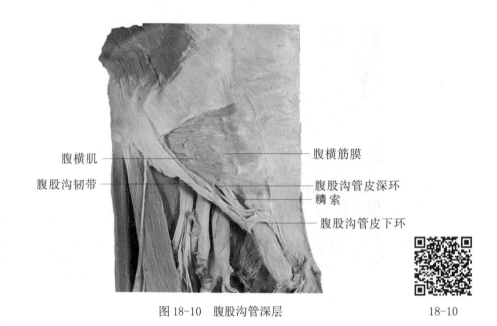

腹横肌 —————————————— 腹横筋膜
腹股沟韧带 ————————————— 腹股沟管皮深环
　　　　　　　　　　　　　　　　精索
　　　　　　　　　　　　　　　　腹股沟管皮下环

图 18-10　腹股沟管深层　　　　　　　　18-10

浅环，所以该区域是腹壁的薄弱区之一，为疝的好发部位。若腹腔内容物（如小肠）自腹壁下动脉外侧的腹股沟管深环处向外突出，经过腹股沟管至浅环，这种疝斜行通过腹股沟管全长，故称为腹股沟斜疝，严重者可向下突至阴囊（大阴唇）内。

4. 腹股沟三角　又称 Hesselbach 三角，位于腹前壁下部，是由腹壁下动脉、腹直肌外侧缘和腹股沟韧带内侧半围成的三角区（图 18-11）。此三角区浅层为腹外斜肌腱膜，深层为腹横筋膜和腹股沟镰，缺乏肌层，是腹前壁薄弱区之一。

腹股沟三角位于腹壁下动脉的内侧，三角区只有腹股沟管的后壁和前壁，若腹腔某些结构从此处突出，经腹股沟管后壁，但不经过腹股沟管全长，直接向前突至浅环，这种疝称为腹股沟直疝。腹壁下动脉通常作为区别腹股沟斜疝和直疝的标志之一。

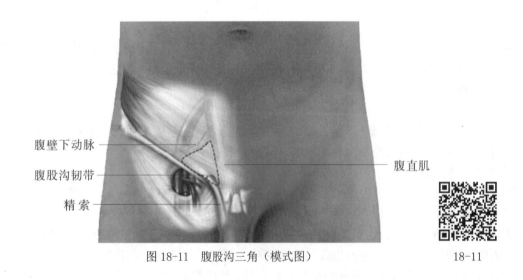

腹壁下动脉 ————————
腹股沟韧带 ————————　　　　　　　　　　　　　　　—— 腹直肌
精索 ————————

图 18-11　腹股沟三角（模式图）　　　　　18-11

四、临床应用要点

1. 腹股沟疝的解剖学　体内某个脏器或组织离开其正常解剖部位，通过先天或后天形成的薄弱点或孔隙进入另一部位，称为疝。疝多发生于腹部的腹股沟区，该区域形成的疝称腹股沟疝。

腹股沟疝分为斜疝和直疝两种。疝囊由腹股沟管深环突入，经腹股沟管，穿腹股沟管浅环而出，并可进入阴囊，称为腹股沟斜疝，斜疝约占腹股沟疝的 85% ～ 90%。疝囊经腹壁下动脉内侧的腹股沟三角直接穿腹股沟管浅环而出（不经过深环，也不进入阴囊），称为腹股沟直疝。

先天性解剖异常和后天性腹壁薄弱或缺损，是腹股沟疝发病率高的根本原因。腹股沟疝最重要的临床表现是腹股沟区有一突出的肿块。斜疝与直疝的主要区别是：斜疝多见于儿童及青壮年，疝囊经腹股沟管突出，并可进入阴囊（大阴唇），疝块呈椭圆形，回纳疝块后压住深环，疝块不再突出，精索在疝囊后方，疝囊颈在腹壁下动脉外侧，疝嵌顿机会较多。直疝多见于老年人，疝囊不进入阴囊，疝块呈半球形，回纳疝块后压住深环，疝块仍可突出，精索在疝囊前外方，疝囊颈在腹壁下动脉内侧，疝嵌顿机会极少。

腹股沟疝如不及时处理，疝块可逐渐增大影响劳动力，斜疝可发生嵌顿威胁患者生命，故一般应尽早治疗，临床上常采用的手术疗法包括传统的疝修补术、无张力疝修补术、经腹腔镜疝修补术等，修补时应注意保护髂腹下神经和髂腹股沟神经。

2. 腹部手术正中切口　为沿前正中线作的纵行切口，可分为上、下腹部正中切口。经过层次为皮肤、浅筋膜、白线、腹横筋膜、腹膜外脂肪和壁腹膜。切口处无大血管和重要神经，组织损伤小，出血少，操作简便，但血液供应差，切口愈合较慢，缺乏肌肉保护，可因其他因素导致切口裂开；下腹部白线窄，两侧腹直肌靠近，下腹部正中切口为妇产科和泌尿外科常用的手术切口。

3. 腹部手术旁正中切口　为距前正中线旁 1～2cm 处作的纵行切口。经皮肤、浅筋膜、腹直肌鞘前层、腹直肌（将其向外侧牵开）、腹直肌鞘后层、腹横筋膜、腹膜外脂肪和壁腹膜进入腹膜腔。此切口伤及腹壁的血管和神经也较少，且能保证腹直肌的完整，愈合牢固，故外科常用。

4. 腹部手术腹直肌切口　即经腹直肌中线所作的切口，与旁正中切口的层次相同，不同的是需切开腹直肌，对腹壁血管、神经损伤较前者多。

5. 腹部手术肋弓下斜切口　沿肋弓下缘 2～3cm 作斜行切口，经皮肤、浅筋膜、腹外斜肌、腹内斜肌、腹横肌、腹横筋膜、腹膜外脂肪和壁腹膜入腹膜腔。此切口对手术显露胆囊、脾较好，但缺点是会造成第 7～9 肋间神经和血管及肌层的损伤。

6. 腹部手术右下腹斜切口　又称麦氏（McBurney）切口，为阑尾手术常用切口。在右髂前上棘与脐连线的中、外 1/3 交点处作与此线垂直的切口。须切开皮肤、浅筋膜、腹外斜肌腱膜。按肌纤维方向分开腹内斜肌和腹横肌，继续切开腹横筋膜、腹膜外脂肪、壁腹膜才能进入腹膜腔。

（林海燕　叶小康）

第十九章 结肠上区局部解剖

一、学习要求与掌握内容

1. 掌握结肠上区的脏器和相关腹膜形成结构，熟悉腹膜腔的分部和连通。

2. 掌握结肠上区脏器的位置、体表定位和重要的毗邻关系，掌握脏器的血管分布、淋巴回流和神经支配。

二、解剖步骤

1. 观察和探查腹腔脏器和腹膜腔间隙

（1）掀开已被切开的胸腹壁，并翻向下方，置于下肢之前。以脐为中心，将腹膜作"大"字形切开（将脐留在肝圆韧带上），再向四边翻开。暂勿翻动腹腔脏器，使其保持原位。观察腹膜腔前壁的内面，辨认肝圆韧带、脐正中襞（胚胎时脐尿管的遗迹）、脐内侧襞（胚胎时脐动脉的遗迹）和脐外侧襞（内有腹壁下动脉）。观察大网膜的性质和分布。

（2）原位观察腹腔脏器和腹膜腔结肠上、下区的划分。

（3）观察和探查肝上间隙。手分别从肝镰状韧带的两侧伸进左、右肝上间隙，阻止手指深入的结构是冠状韧带的前层。其后方是膈下腹膜外间隙（肝裸区）。冠状韧带向两侧延续为三角韧带。

（4）观察和探查肝下间隙：将肝推向上，胃拉向下，显露肝下间隙，可见小网膜自肝门连至胃小弯（肝胃韧带）和十二指肠上部（肝十二指肠韧带），其右缘游离，后面有网膜孔向左通入网膜囊。肝右叶下方是右肝下间隙，其深处可摸及隆起的右肾。肝与右肾之间的腹膜凹陷即为肝肾隐窝，注意它的连通。平卧时，此隐窝位置最低，是膈下脓肿的好发部位。

（5）观察和探查胃、脾：检视胃的形态。手沿胃前壁向左上方伸至膈下，摸到膨隆的胃底，再沿胃小弯向右摸到幽门，可感到此处胃壁厚而硬，是因有幽门括约肌之缘故。将右手伸进左季肋部，摸到脾，在脾的上缘摸认脾切迹。手指经膈、脾之间绕过脾后缘伸向腹后壁，可以摸到左肾上部和脾肾韧带。然后将胃向右下方牵引，观察胃底和脾门之间的胃脾韧带。

（6）观察和探查大网膜：在胃大弯血管弓下方横向切开大网膜前叶，用食、中指夹住切口上方的大网膜和胃，证明其前叶是由胃前、后壁的脏腹膜在胃大弯下方合并而成。用手指伸入切口下方的前叶之后，在其前、后叶未愈着时，手指可继续向下达大网膜游离缘，即前、后叶的返折处。后叶向上附着于横结肠。所以，大网膜由 4 层腹膜构成。

（7）观察和探查网膜囊：右手经大网膜切口向上伸入胃和小网膜之后左肝下后间隙，即网膜囊。手的后方是覆盖在胰、左肾、左肾上腺的腹膜和横结肠系膜；手指上方触及肝尾状叶和膈，两者之间为网膜囊上隐窝。食指沿胃小弯向右达网膜孔，网膜孔外是右肝下间隙。改用左手食指向左达脾门，食指前方是胃脾韧带，后方是脾肾韧带。手指向下进入大网膜前、后叶之间的网膜囊下隐窝。

（8）观察和探查大肠：将大网膜翻向上，根据结肠外形的三大特点鉴别结肠与小肠。在右髂窝内，稍提起盲肠，观察阑尾的位置，可互相多看几具尸体，以了解阑尾位置的个体差异。观察阑尾根部与结肠带的关系、阑尾系膜及其游离缘内的血管。升、降结肠贴于腹后壁，它们外侧为左、右结肠旁沟（左、右外侧沟），向下与盆腔交通，向上右侧通右肝下间隙，左侧被膈结肠韧带隔开。结肠左曲高于右曲，相当于腋中线上的第 11 肋水平，常有腹膜皱襞连于膈，为膈结肠韧带，有承托脾的功能。分别提起横结肠和乙状结肠，查看它们的系膜附着情况。

（9）观察和探查小肠系膜：将小肠推向右上方，暴露左肠系膜窦（降结肠肠系膜间隙）。注意小肠系膜自左上方（第二腰椎左侧）斜向右骶髂关节的前方。在小肠膜根部上方，是十二指肠空肠曲，曲的左上缘有一皱襞连于横结肠系膜根部，称为十二指肠悬韧带，是识别空肠起始部的重要标志。将小肠推向左下方，暴露右肠系膜窦（升结肠肠系膜间隙），与左肠系膜窦比较有何不同。

2. 解剖结肠上区　解剖前，先观察肝、胆囊、胃、脾的位置和毗邻。然后掩合腹前壁，在腹壁表面划定肝的下界、胆囊底、胃幽门和胰的体表投影。

（1）解剖胃的血管、淋巴结和神经：用手尽量将肝向上翻起，以暴露小网膜。在胃小弯的中部剖开小网膜的前层，沿胃小弯向左至胃贲门处清理胃左动脉。该动脉发出升支至食管下端，水平支到贲门附近，降支（胃左动脉本干延续而来）沿胃小弯向右行，分布于附近的胃壁。同时解剖出与胃左动脉伴行的胃冠状静脉和胃左淋巴结。沿胃小弯向右清理出胃右动脉、静脉，注意辨认幽门前方的幽门前静脉（尸体上可能不清楚），观察幽门附近的淋巴结。在清理解剖血管的同时，仔细分离和观察迷走神经前干的胃支和"鸦爪"形的分支。在距胃大弯中部下方约1cm处，在已剖开大网膜前层，找出胃网膜左、右动脉，观察两者的吻合情况，注意这两支动脉不与胃大弯紧密相贴。向上的分支是胃支，供应胃壁；向下的分支是网膜支，供应大网膜。向右清理胃网膜右动脉，直到幽门下方，注意观察其沿途及幽门下方的淋巴结分布。向左清理胃网膜左动脉到脾门，可见其起于脾动脉。从脾门处，脾动脉分出2～4支胃短动脉，经胃脾韧带，行向胃底。观察胃网膜左静脉注入脾静脉，胃网膜右静脉注入肠系膜上静脉。

（2）解剖腹腔干和脾动脉：将胃翻向上，暴露网膜囊后壁，注意观察胃床。胃床隔以腹膜与胰、左肾等相邻，表面光滑，适于胃的移动和伸展。于网膜孔的下方找到肝总动脉，解剖出它的两个分支，向上进入肝十二指肠韧带的一支为肝固有动脉，向下经十二指肠上部后方的一支为胃十二指肠动脉。后者再分两支，一支经幽门下方于大网膜内沿胃大弯行走的为胃网膜右动脉；另一支下行于胰头和十二指肠降部之间沟内的即为胰十二指肠上前、后动脉。在胰的上缘向左，沿已解剖出来的肝总动脉，寻找在主动脉裂孔平面从腹主动脉前壁发出的腹腔干，再继续向左清理出它的第3个分支——脾动脉的起始部。注意腹腔干周围的腹腔淋巴结、腹腔神经节和丛。淋巴结观察后可将其清除，尽可能保留腹腔神经节，留待以后解剖。继续沿胰腺上缘撕去腹膜，自腹腔动脉向左清理脾动脉。其沿胰腺上缘向左行，沿途分出胰支供应胰腺。脾动脉在进入脾门前发出胃网膜左动脉，于大网膜内沿胃大弯向右行。在清理脾动脉时，要观察脾动脉随胰尾经脾肾韧带到达脾门，并注意胰尾周围和脾门处有淋巴结分布。

（3）解剖肝十二指肠韧带及胆囊：纵行剖开肝十二指肠韧带，可见下列三个结构，并逐一清理：肝固有动脉居左前方，其周围有植物性神经丛围绕；胆总管并列于肝固有动脉之右侧；肝门静脉位于前两者的后方，同时可见胃左静脉注入肝门静脉内。向上追踪上述三个结构至肝门，稍清理周围组织，找出它们各分出的左、右两支。进一步观察肝管（前）、肝固有动脉（中）和门静脉（后）分支的平面关系及肝左、右管的汇合点、肝门静脉和肝固有动脉分叉点的位置。解剖肝动脉时，注意其是否有异常的肝动脉存在，如副肝左动脉多来自胃左动脉，异常的肝右动脉多来自肠系膜上动脉，它行走于胰头和门静脉的后方。解剖时若发现肝右动脉不起于肝固有动脉，应于下次实习操作时追踪其是否起自肠系膜上动脉。

清理胆总管，观察它与胆囊的关系。从肝的胆囊窝内将胆囊稍加分离，辨认其底、体、颈。胆囊颈在肝门处急转向下而连于胆囊管。颈部的起始部较膨大，形成 Hartmann 囊，结石多停留于此。胆囊管进入肝十二指肠韧带，以锐角与肝总管合并成胆总管。显露由胆囊管、肝总管和部分肝右叶的下面构成的胆囊三角（Calot 三角）。试在此三角内寻找胆囊动脉，追踪其分成两支，分别分布于胆囊的前、后面。再追踪胆囊动脉的起点，观察其起始和行程的变异。继续向下清理胆总管，并撕去覆盖十二指肠降部的腹膜，将十二指肠降部向左侧翻起，可见胆总管经十二指肠上部后方，沿胰头和十二指肠降部之间下行，在降部的内侧穿十二指肠。清理门静脉，观察其组成。将胰上缘向下拉，可看到脾静脉不是与脾动脉紧密伴行，而是行走在胰的后面（脾动脉沿胰上缘行走）。清理脾静脉时，注意勿损伤汇入脾静脉下缘的肠系膜下静脉。向右清理脾静脉直至胰颈后方与肠系膜上静脉合并而成的门静脉，而后进入肝十二指肠韧带内，同时注意通常汇入门静脉本干的胃左静脉。

三、知识点

1. 境界　腹腔的上界为膈，下界为骨盆界线，与盆腔相通，四周由腹壁围成，与通常的腹壁体表境界略有差别。腹腔被腹膜分为腹膜腔和腹膜后隙。

2. 腹膜腔　腹膜是由单层间皮细胞和含弹性纤维的结缔组织所组成的一层光滑浆膜，它覆盖在腹、盆腔各壁的内面及脏器的表面，衬于腹、盆腔壁内面和膈下面的称壁腹膜，覆盖于腹、盆腔脏器表面的称脏腹膜。脏、壁腹膜所围成的腔隙，称为腹膜腔。男性的腹膜腔是密闭的，女性的腹膜腔则借输卵管漏斗末端的腹腔口，经输卵管、子宫腔和阴道与体外形成潜在性通道，致使女性腹膜腔的感染机会较男性多。

3. 结肠上区　介于横结肠及其系膜与膈之间，又称膈下间隙，此间隙被肝分为肝上间隙及肝下间隙。主要有食管腹部、胃、十二指肠上半部、肝、肝外胆道、脾、胰等。

（1）肝上间隙：位于肝的上面与膈的下面，纵行的镰状韧带又将肝上间隙分为左肝上间隙、右肝上间隙。左肝上间隙又被左三角韧带分为左肝上前间隙和左肝上后间隙。冠状韧带右侧部上、下两层腹膜之间相距较远，形成肝裸区，它与膈相接之部称为膈下腹膜外间隙，肝脓肿可经此间隙穿膈破溃流入胸腔。

（2）肝下间隙：位于肝的下面与横结肠及其系膜之间，以肝圆韧带为界分为左肝下间隙和右肝下间隙，后者的底部位于肝右叶下方与右肾上端之间，又称肝肾隐窝，是仰卧位时腹膜腔的最低部位。左肝下间隙又以小网膜和胃为界分为左肝下前间隙和左肝下后间隙（即网膜囊）。上述 7 个间隙发生脓肿称为膈下脓肿，以右肝上间隙和右肝下间隙发生脓肿较为多见（图 19-1）。

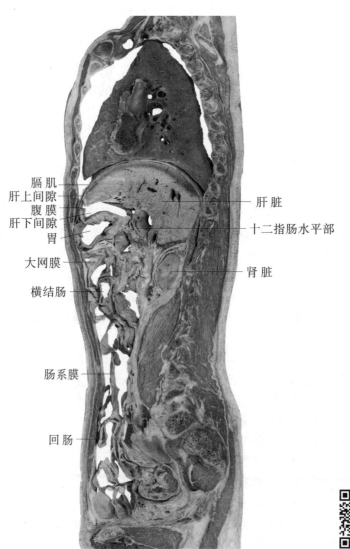

膈肌
肝上间隙
腹膜
肝下间隙
胃
大网膜
横结肠
肠系膜
回肠
肝脏
十二指肠水平部
肾脏

图 19-1　膈下间隙示意图　　　　　　19-1

网膜囊：又称小腹膜腔，是腹膜腔的一部分，位于小网膜和胃的后方。其境界是：前壁由上而下依次是小网膜、胃后壁和胃结肠韧带；后壁是大网膜后层、横结肠及其系膜及覆盖于胰、膈、腹主动脉、左肾及左肾上腺前方的腹膜；上壁是膈下方的壁腹膜和肝尾状叶；下壁是大网膜前、后两层的愈着部，小儿的网膜囊可自大网膜的前两层与横结肠之间向下延伸；左界是脾及其前方的胃脾韧带和后方的脾肾韧带；右方有网膜孔通向大腹膜腔。

网膜孔：又称 Winslow 孔，一般可通过 1 ~ 2 横指。孔的前界是肝十二指肠韧带，内有进出肝门的肝固有动脉、胆总管和肝门静脉；后界是覆盖下腔静脉的壁腹膜；上界是肝尾状叶；下界是十二指肠上部。

4. 胃

（1）胃的分部：胃分贲门部、胃底、胃体及幽门部 4 部。胃借贲门与食管腹部相接，此区称胃的贲门部。贲门水平以上膨出的部分称胃底，活体充满气体。角切迹是胃小弯近幽门处的角状弯曲。贲门部以下，角切迹以上的部分称胃体。角切迹右侧至幽门的部分称幽门部。幽门部又借胃大弯侧的中间沟分为左侧的幽门窦和右侧的幽门管两部分。幽门与十二指肠相接，相接处的表面有一环形浅沟，有幽门前静脉通过，是手术时鉴别胃与十二指肠分界的标志。

（2）胃的位置与毗邻：中等充盈的胃，大部分（包括胃底、贲门部和胃体大部分）位于左季肋区，小部分（即幽门部）位于腹上区，贲门位于第 11 胸椎左侧。幽门位于第 1 腰椎右侧。胃前壁的前方，右侧有肝，左侧有膈，下部接触腹前壁，通常称为胃前壁的游离区（胃裸区）。胃后壁隔网膜囊与膈、脾、胰、左肾、左肾上腺、横结肠及其系膜等相毗邻，胃床即指这些结构与器官（图 19-2）。

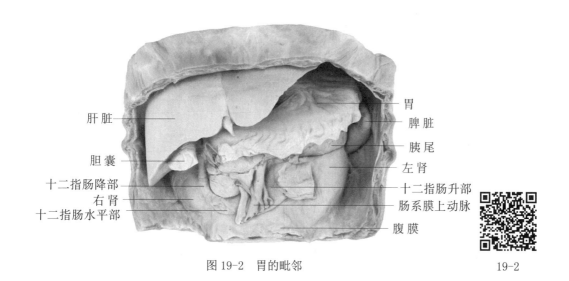

图 19-2　胃的毗邻

19-2

（3）胃的韧带：胃的周围有 5 条韧带。胃小弯侧有组成小网膜的肝胃韧带和肝十二指肠韧带，胃大弯侧有胃结肠韧带，胃底与贲门部有胃脾韧带和胃膈韧带。

（4）胃的血管：胃的动脉来自腹腔干及其分支，并于胃大、小弯侧分别形成两个动脉弓。小弯侧的动脉弓由胃左、右动脉组成，大弯侧的动脉弓由胃网膜左、右动脉组成，另外还有胃短动脉、胃后动脉（图19-3、图19-4）。胃的静脉与同名动脉伴行，最后均汇入肝门静脉系统。胃网膜右静脉汇入肠系膜上静脉，胃网膜左静脉和胃短静脉汇入脾静脉。胃左静脉（胃冠状静脉）和胃右静脉汇入肝门静脉。

胃左动脉又称胃冠状动脉，由腹腔干分出后向左上方走行，至贲门处发出食管支，然后在肝胃韧带两层之间沿胃小弯向右行，与胃右动脉吻合，沿途发出许多小支至胃前、后壁。从左向右计数，胃左动脉第 1 支与第 2 支之间，往往作为胃大部分切除时在小弯侧切断胃壁的标志。

胃右动脉起于肝固有动脉，也可起于肝总动脉，走向幽门上缘，然后在肝胃韧带两层之间向左行，与胃左动脉吻合，沿途分支至胃前、后壁。

胃网膜左动脉由脾动脉发出后，通过胃脾韧带，然后在大网膜前两层之间沿胃大弯下缘向右行，与胃网膜右动脉相吻合，沿途分支至胃前、后壁和大网膜。它发出第 1 个胃支与胃短动脉之间的部位，常

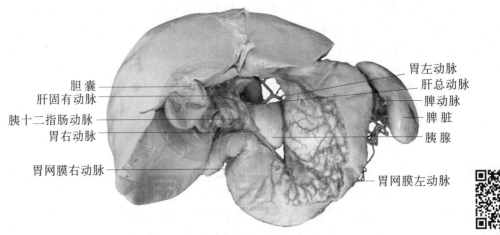

图 19-3　胃的血管（前面）　　　　　19-3

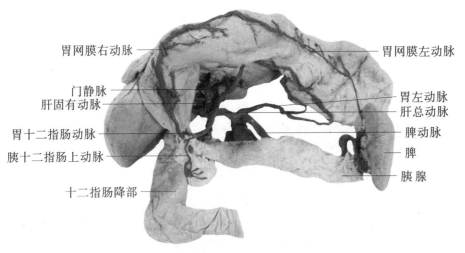

图 19-4　胃的血管（后面）　　　　　19-4

作为胃大部切除术时在大弯侧切断胃壁的标记。

胃网膜右动脉由胃十二指肠动脉发出后，在大网膜前两层之间沿胃大弯下缘向左行，与胃网膜左动脉吻合，沿途发出分支至胃前、后壁和大网膜。

胃短动脉由脾动脉或脾支发出，一般有 3～5 支，经过胃脾韧带分布于胃底。

胃后动脉出现率为 60%～80%，起于脾动脉，经胃膈韧带至胃底，供应胃底和胃体上部的后壁。它对胃大部切除后的残胃起营养作用，手术时应避免损伤此动脉。

（5）胃的淋巴回流：胃的淋巴分 4 组（图 19-5）。

胃左、右淋巴结：又称胃上淋巴结，位于胃左、右动静脉周围，收集胃小弯近侧 2/3 附近胃前、后壁的淋巴。

幽门淋巴结：位于幽门上、下方，引流胃幽门及胃小弯远侧 1/3 胃壁等处的淋巴。

胃网膜左、右淋巴结：又称胃下淋巴结，沿胃网膜左、右动静脉排列，收集胃大弯远侧 2/3 胃前、后壁的淋巴。

脾胰淋巴结：位于脾门和胰尾附近，收集胃底的大部分和胃大弯近侧 1/3 胃前、后壁的淋巴。

以上 4 组淋巴结的输出管最后均注入腹腔淋巴结。

（6）胃的神经：胃的交感神经纤维来自腹腔神经节和腹腔丛，沿腹腔干及其至胃的分支走行，分布至胃；副交感神经来自左、右迷走神经的前、后干。交感神经抑制胃的运动，减少胃液分泌；副交感神经促进胃的运动，增加胃液的分泌。迷走神经前、后干的分支分布见图 19-6。

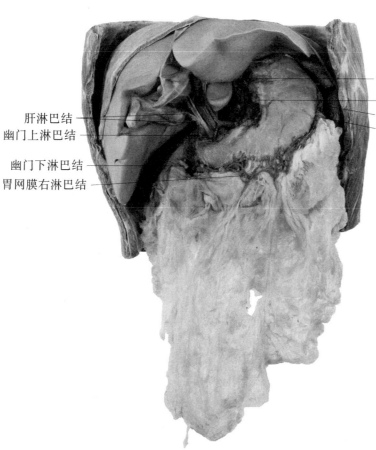

贲门周围淋巴结

胃左淋巴结

肝淋巴结

脾淋巴结

幽门上淋巴结

胃网膜左淋巴结

幽门下淋巴结

胃网膜右淋巴结

图 19-5　胃的淋巴引流

19-5

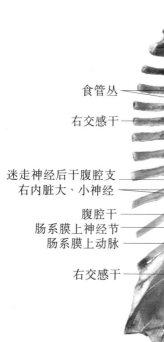

食管丛

右交感干

迷走神经后干腹腔支

右内脏大、小神经

迷走神经前干胃前支

腹腔干

胃

肠系膜上神经节

腹腔神经节

肠系膜上动脉

右交感干

肠系膜间丛

图 19-6　胃的迷走神经

19-6

①迷走神经前干：在贲门附近分为肝支和胃前支。肝支为迷走神经前干的重要分支，多为1～2支，通常从前干的右侧发出，走行于小网膜两层之间，经静脉韧带裂入肝；胃前支沿小弯侧走行于小网膜两层之间，沿途发出1～10支胃体前支与胃左动脉的胃壁分支伴行，分布于胃体前壁，最后于胃角切迹附近分为1～3支"鸦爪状"终末支，称为胃窦前神经，分布于幽门窦及幽门管前壁。

②迷走神经后干：比前干稍粗，主要分支是腹腔支与胃后支。腹腔支为迷走神经后干的粗大而恒定的分支，沿胃左动脉下行，参加腹腔丛。胃后支在小弯深部走行，沿途发出1～12支胃体后支，伴随胃左动脉的胃壁分支分布于胃后壁，最后亦分为2～4支"鸦爪状"终末支，称为胃窦后神经，分布于幽门窦及幽门管后壁。

5.十二指肠　十二指肠仅其上部位于结肠上区，其余部分位于腹膜后隙。为便于描述，在此一并讨论。

（1）位置与形态：十二指肠介于胃与空肠之间，长20～25cm（约相当于并列的12个横指长），位于腹后壁上部，第1腰椎至第3腰椎的前方。十二指肠除幽门端和空肠端全被腹膜包被外，大部分为腹膜外位器官，位置固定。十二指肠呈"C"形，凹侧向左上方，环抱胰头，故胰头癌可压迫十二指肠引起变形或梗阻。十二指肠分为上、降、水平和升4部。

（2）各部的位置与毗邻：

①上部（第一段）：长4～5cm，位于第1腰椎的右侧。起自胃的幽门，之后几乎呈水平位走向右后方，至胆囊颈的后下方急转向下移行于降部。移行部的弯曲称十二指肠上曲。此部上方为肝方叶及肝十二指肠韧带；下方为胰头；前方为胆囊；后方有胃十二指肠动脉、胆总管、肝门静脉及下腔静脉通过。

此部的起始部分略膨大，称十二指肠球部，是十二指肠溃疡的好发部位。在患胆囊炎时，胆囊常与此部互相粘连，手术时需注意。

②降部（第二段）：又称垂直部，长7～8cm，自十二指肠上曲起始，沿第2腰椎右侧垂直下行，至第3腰椎下缘处急转向左移行为水平部，移行部的弯曲称十二指肠下曲。此部的前外侧有腹膜覆盖，为腹膜外位器官，故在手术时将其外侧的腹膜切开，即可游离此部。胆总管与胰管穿入降部汇合成肝胰壶腹，并开口于降部后内侧壁的十二指肠大乳头，约距幽门7～10cm。在大乳头上方有时出现十二指肠小乳头，是副胰管的开口处。降部内侧邻胆总管和胰头；外侧与升结肠相邻；前方有横结肠及其系膜跨过；后方邻右肾门、右肾血管及右输尿管。

③水平部（第三段）：又称横部，长10～12cm，自十二指肠下曲始从右向左横跨第3腰椎前方，至第3腰椎左侧续于升部。该部为腹膜外位器官。

水平部上方为胰头、胰颈、胰体；后方有右输尿管、下腔静脉及腹主动脉；前面有肠系膜上动、静脉。在某些情况下，肠系膜上动脉可压迫该部引起十二指肠梗阻。

④升部（第四段）：此部最短，长2～3cm，由水平部沿脊柱左侧向上升至第2腰椎左侧急转向前下，形成十二指肠空肠曲。

十二指肠空肠曲被十二指肠悬韧带固定在右膈脚上。十二指肠悬韧带又称Treitz韧带，由腹膜包绕十二指肠悬肌及纤维组织构成，是手术时确定空肠起点的重要标志。

（3）十二指肠的血管、淋巴：

①动脉：主要来自胰十二指肠上、下动脉（图19-7）。胰十二指肠上动脉由胃十二指肠动脉发出后，分为前、后两支沿胰头右缘的前、后下行。胰十二指肠下动脉由肠系膜上动脉发出后亦分为前、后两支，向上与胰十二指肠上动脉的前、后两支吻合成前、后两弓。

②静脉：基本与动脉伴行，汇入肠系膜上静脉。在十二指肠上部，后支汇入肝门静脉。

③淋巴回流：主要汇入胰十二指肠前、后淋巴结。

6.肝

（1）位置与毗邻：肝是人体最大的消化腺，大部分位于右季肋区和腹上区，小部分位于左季肋区，除位于腹上区的部分外，均被肋骨、肋软骨所覆盖。肝的体表投影为：上界——右腋中线第7肋，右锁骨中线第5肋，左锁骨中线第5肋间；下界——自右腋中线第10肋，向右与右肋弓一致，在右第8、9肋软骨结合处出肋弓，在腹上区的剑突下2～3cm处与腹前壁接触，故在此可触及肝下缘，继而向左上与

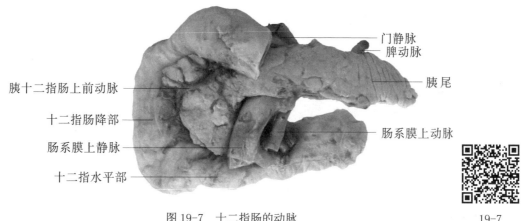

图 19-7　十二指肠的动脉

19-7

上界相交。小儿肝下缘常低于肋弓，但不超过 2cm，7 岁以后不能触及。肝可随呼吸和体位的改变有一定的位置改变，站立和吸气时下降，仰卧和呼气时上升。

　　肝上方为膈，膈上为胸膜腔、右肺、心包及心。肝胀肿有时可与膈粘连，甚至穿破膈而入胸膜腔。肝脏面与胃、食管腹部、结肠右曲、十二指肠上部、右肾上腺、右肾、胆囊和下腔静脉毗邻（图 19-8）。

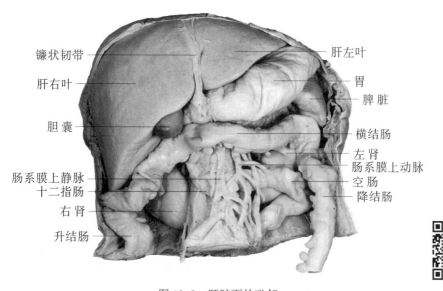

图 19-8　肝脏面的毗邻

19-8

　　（2）韧带：肝的周围有多个由腹膜返折而形成的韧带。肝膈面与膈和腹前壁之间有矢状位的镰状韧带，其前下方的游离缘内有肝圆韧带。肝膈面与膈之间还有呈横位的冠状韧带，以及由它们向两侧延伸而成的左、右三角韧带。而肝脏面的肝门处有形成小网膜的肝胃韧带和肝十二指肠韧带附着，分别与胃小弯和十二指肠上部相连。肝的固定主要靠上面后部的裸区，这里有纤维结缔组织使肝与膈相连。

　　（3）肝门与肝蒂：肝脏面有"H"形的沟，左纵沟前部内有肝圆韧带，后部内有静脉韧带；右纵沟前部为胆囊窝，内有胆囊；后部为腔静脉沟，内有下腔静脉。左、右纵沟之间的横沟称肝门或第 1 肝门（图 19-9），是肝固有动脉的左、右支，肝门静脉左、右支，肝左、右管和淋巴管及神经出入的门户。在膈面下腔静脉沟的上缘有肝左、中、右静脉汇入下腔静脉，此处称第 2 肝门。在腔静脉沟的下段，下腔静脉还接受来自右半肝脏面的副肝右静脉和尾状叶的一些小静脉，统称为肝短静脉，此处称第 3 肝门。

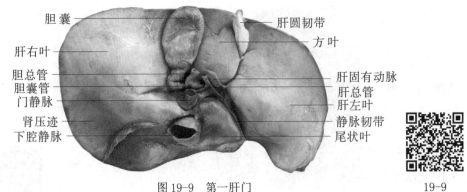

图 19-9　第一肝门

出入肝门的肝管、肝固有动脉、肝门静脉、淋巴管和神经等结构一同被包于结缔组织内，总称为肝蒂。在第 1 肝门处，肝蒂内主要结构的前后关系是：肝左、右管在前，肝固有动脉的左、右支居中，门静脉左、右支居后。其中，肝左、右管汇合点最高，门静脉分叉点居中，肝固有动脉分叉点最低。在肝十二指肠韧带内胆总管位于右前方，肝固有动脉位于左前方，门静脉在两者的后方。

（4）分叶与分段：肝脏面被 "H" 形的沟分为 4 叶，左纵沟左侧为左叶，右纵沟右侧为右叶，横沟前方为方叶，后方为尾状叶。在肝内，以肝门静脉、肝动脉和肝管的分支所组成的 Glisson 系统和以肝静脉的走行为依据，可将肝分为 5 叶，即左内、外叶，右前、后叶和尾状叶（尾状叶分属左半肝和右半肝），由叶再分为段。这种肝内叶和段的分法是临床上行肝叶和肝段切除手术的依据。

（5）肝的血管：肝的血液由肝固有动脉和肝门静脉供给，肝门静脉供血量占 70%～80%，主要输送肠管吸收的营养物质和水分入肝，进行加工。肝固有动脉供给肝需氧量的 40%～60% 和肝本身需要的营养物质。肝动脉、肝门静脉和肝管的各级分支在肝内的走行基本一致，并被结缔组织鞘包裹在一起，组成 Glisson 系统，故以 Glisson 系统作为肝内分叶分段的基础。肝静脉收集肝内含营养物质的静脉血，在腔静脉沟处直接注入下腔静脉。

（6）淋巴回流：肝的淋巴管分浅、深两组。浅组位于肝实质表面的浆膜下，形成淋巴管网，可分为膈面和脏面两部分。膈面的淋巴管分为左、右、后 3 组。后组的淋巴管经膈的腔静脉孔进入胸腔，注入膈上淋巴结及纵隔后淋巴结；左组的淋巴管注入胃左淋巴结；右组的淋巴管注入主动脉前淋巴结。脏面的淋巴管多走向肝门，注入肝淋巴结，仅有右半肝的后部及尾状叶的淋巴管与下腔静脉并行，穿经膈注入纵隔后淋巴结。深组形成升、降两干，升干与肝静脉伴行，沿下腔静脉经膈注入纵隔后淋巴结，降干由肝门穿出，注入肝淋巴结。由于深、浅两组的淋巴管均可引流至纵隔后淋巴结，故肝或膈下感染可引起纵隔炎症或脓胸。

（7）肝的神经：肝受腹腔神经丛、迷走神经前干的肝支和膈神经的分支支配，右膈神经参与胆道的神经支配，故临床上胆囊病变有时可发生右肩部牵涉性疼痛。

7. 肝外胆道　肝外胆道由肝左、右管，肝总管、胆囊和胆总管等组成。

（1）胆囊：为呈梨形的囊状器官，长 10～15cm，容量为 40～60mL，可储存和浓缩胆汁。胆囊位于肝脏面的胆囊窝内，借疏松结缔组织及其壁上的腹膜返折与肝相连。胆囊分为底、体、颈、管 4 部。胆囊底圆钝，一般突出于肝下缘，其体表投影相当于右锁骨中线或右腹直肌外侧缘与右肋弓的交点处。胆囊体与底无明显界限，体部膨大借结缔组织紧贴于肝的胆囊窝。胆囊体向后逐渐变细并弯曲延续为胆囊颈。胆囊颈细而弯曲，其起始部膨大，称 Hartmann 囊，胆囊结石多停留于此囊中（图 19-10）。

胆囊的毗邻：上方为肝，下后为十二指肠上部及横结肠，左为幽门，右为结肠右曲，前为腹前壁。

胆囊变异少见，但偶尔有双胆囊、中隔胆囊、系膜胆囊、肝内胆囊和胆囊缺如等形态异常。

胆囊动脉：大多数发自肝右动脉，经胆囊三角到达胆囊。胆囊三角又称 Calot 三角，由胆囊管、肝总管、肝右管和肝下面围成（图 19-11），手术中常在此区寻找胆囊动脉。肝右动脉和胆囊动脉相距较近，且胆囊动脉从肝右动脉发出处常被肝右管外缘所覆盖，故手术时应特别注意不可将肝右动脉误认为是胆囊动脉而结扎。

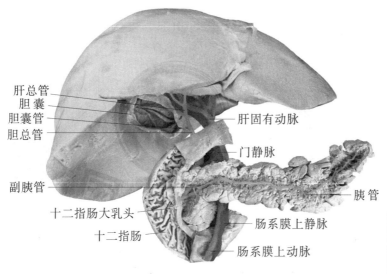

图 19-10　胆囊和肝外胆道　　　　　19-10

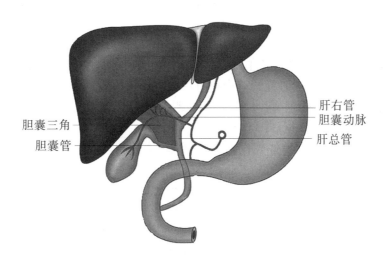

图 19-11　胆囊三角（模式图）　　　　19-11

　　胆囊管：长 2～3cm，直径约 0.3cm，续接胆囊颈，一般呈锐角与肝总管汇合。胆囊管和胆囊颈内有螺旋状的黏膜皱襞，称螺旋瓣或 Heister 瓣，胆结石常嵌顿于此处，从而引起胆囊炎或胆囊积液。

　　（2）肝管、肝总管及胆总管：

　　① 肝管和肝总管：肝内小叶间胆管汇合成肝左、右管，肝左、右管在肝门处汇合成肝总管。肝总管长约 3cm，位于肝十二指肠韧带内，其下端与胆囊管汇合成胆总管。肝总管前方有时有肝固有动脉发出的肝右动脉或胆囊动脉越过，在胆道手术中应予以注意。

　　② 胆总管：包在肝十二指肠韧带内，位于肝固有动脉的右侧，肝门静脉的前方，长 7～8cm，直径 0.6～0.8cm。若直径超过 1cm，应视为病理状态。胆总管的分段与毗邻关系：根据胆总管的行程，可将其分为以下 4 段（图 19-12）。

　　十二指肠上段（第一段）：从胆总管起始处至十二指肠上部上缘止，此段沿肝十二指肠韧带的右缘下行。胆总管手术多在此段进行。

　　十二指肠后段（第二段）：位于十二指肠上部之后方，下腔静脉的前右方。如将示指插入网膜孔内，拇指置十二指肠之前捏摸，可检查此段有无结石存在。

　　胰腺段（第三段）：在胰头或胰与十二指肠之间的后方下行，有的行于胰头后面的沟内，故患胰头癌或慢性胰腺炎时，可压迫该段引起阻塞性黄疸。

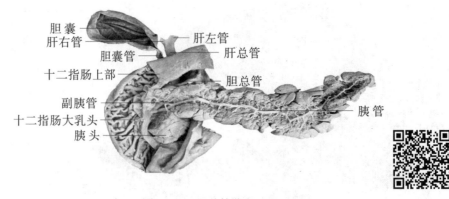

图 19-12　胆总管分段　　　　　　　　19-12

十二指肠壁段（第四段）：斜行于十二指肠降部后内侧壁中，其末端与胰管汇合后扩大成为肝胰（Vater）壶腹。十二指肠壁段使十二指肠黏膜隆起形成十二指肠纵襞，其下端为十二指肠大乳头，是肝胰壶腹的开口。此口绝大多数位于十二指肠降部下 1/3 或中 1/3 处，距幽门 7.5～10cm。在肝胰壶腹及胰管和胆总管的末端有括约肌，统称肝胰壶腹括约肌（Oddi 括约肌），具有控制和调节胆总管和胰管的排放作用。

8. 脾

（1）位置和毗邻：脾是淋巴器官，颜色暗红，质地柔软，由致密的被膜包裹，分前、后端，上、下缘及内、外侧面。脾的内侧面凹陷，又称脏面，其中央有脾门。出入脾门的血管、神经、淋巴管等由结缔组织包裹在一起称为脾蒂。脾切除时处理脾蒂是手术的关键。脾的上缘有 2～3 个脾切迹，当脾肿大时，触及脾切迹可作为与其他肿块相鉴别的依据。

脾位于左季肋区深部，胃底与膈之间。体表投影在腋中线后方，相当于左第 9～11 肋的高度，长轴与左第 10 肋一致。正常时全被肋弓遮盖而不能触及，但在脾肿大时，可在左肋弓下触及；巨脾可达脐下。

脾的左后上方贴膈，在脏面，脾与胰尾、胃、左肾、左肾上腺和结肠左曲相毗邻。

（2）韧带：脾是腹膜内位器官，由 4 条韧带与邻近器官相连。

胃脾韧带：脾门与胃底之间，内含胃短动、静脉和胃网膜左动、静脉。

脾肾韧带：脾门与左肾前面之间，内有脾动脉、静脉、胰尾等。

膈脾韧带：脾后极与膈之间。

脾结肠韧带：脾前端与结肠左曲之间。

脾切除时须先切断上述韧带，才能游离脾。如果上述韧带和脾蒂过长，则可形成游走脾。

（3）血管：

脾动脉：是腹腔干最大的分支，沿胰上缘自右向左走行，沿途向胰发出分支，最后经脾肾韧带达脾门，在脾门附近分出胃短动脉和胃网膜左动脉后，分为 2～3 脾支经脾门入脾。

脾静脉：管径较脾动脉粗一倍，在脾门处由 2～6 个属支汇合而成，位于脾动脉的后下方，行于胰体后上方的沟中，在胰颈的后方与肠系膜上静脉汇合成肝门静脉。肝门静脉的血液有 20%～40% 来自脾脏，故对门静脉高压患者可行脾切除以减轻肝门静脉系的压力。

副脾：副脾出现率为 10%～40%，色泽和硬度与脾相似，常位于脾门附近和胃脾韧带处，但有时可位于大网膜、胰等处。副脾多为一个，偶有 2～3 个，甚至更多。副脾功能和脾相同，脾功能亢进行脾切除时，必须同时切除副脾。

四、临床应用要点

1. 腹膜的吸收功能与临床　上腹部的腹膜间隙多，面积大，腹膜孔较多，因此吸收能力强，如患腹膜炎时，大量的炎性分泌物被吸收，可导致毒血症；而下腹部和盆腔腹膜位置低（坐位和立位时），面积小，腹膜孔较少，毒素吸收也较少；因此，腹膜炎患者宜采取半卧位，使腹膜腔内的分泌物向下流入盆腔最低部位，如直肠膀胱陷凹或直肠子宫陷凹内，以减少腹膜对有毒物质的吸收，并可通过直肠或女性阴道穿刺等技术来确诊和治疗。

2. 大网膜与临床　大网膜在腹膜腔内活动度大，有局部炎症时大网膜趋向该处可起保护作用。临床上在剖腹探查时，根据大网膜"游走"的位置，可作为寻找炎性病灶及穿孔部位的参考。由于大网膜有丰富的血管和淋巴管，有利于进行带血管蒂或吻合血管的大网膜移植，故可利用大网膜修补器官、提供血运、保护创面以及重建乳房等。

3. 肝十二指肠韧带与临床　在手术时，遇有外伤性肝破裂或肝门附近动脉的出血，可立即用左手示指插入网膜孔内，拇指在肝十二指肠韧带的前面加压，压迫肝固有动脉和肝门静脉，进行暂时止血。

4. 胃溃疡或穿孔　由于胃的左侧半下部直接与腹前壁相接触，并随呼吸上、下移动，故胃前壁损伤或溃疡穿孔时均不易引起粘连。而胃后壁与胰相邻，胃后壁的溃疡或癌症，可侵犯到胰，并多与胰粘连。

5. 十二指肠溃疡　十二指肠上部肠壁较其他部位薄且胃十二指肠动脉行经十二指肠上部的后方，发生溃疡后易导致急性穿孔和大出血。十二指肠上部前邻胆囊，后为肝门静脉、胆总管和胃十二指肠动脉，故行十二指肠上部切除术时，要防止损伤上述结构。

6. 脾切除　胃脾韧带内有胃短血管和胃网膜左血管，行脾切除时，要妥善结扎此韧带，避免撕裂这些血管，特别是动脉而造成大出血。当门静脉高压时，位于膈脾韧带内及脾后的静脉丛与腹后壁的静脉丛吻合形成广泛的侧支循环（Retzius 静脉丛），在行脾切除术时要充分止血。

7. 胃迷走神经的切断术　迷走神经兴奋能促进胃酸的分泌，而胃酸分泌过多，是形成溃疡的主要因素。临床上采用高度选择性迷走神经切断术（HSV）或壁细胞迷走神经切断术（PCV）治疗胃溃疡。此手术只切断"鸦爪"支以上（相当于胃角切迹以上）胃前、后支发出的所有胃壁支，而保留肝支、腹腔支和胃前、后支的主干，并且还保留分布于幽门部的"鸦爪"支。这种手术既保存了胃的排空功能，又可达到治愈溃疡的目的。

8. 胆囊和胆总管与临床　胆囊借疏松结缔组织贴于胆囊窝内，通常情况下易于剥离，但在少数患者中，常有小血管通过，此外，偶有迷走小肝管连于胆囊与肝之间，在手术时均应予以妥善处理，以免出血和胆汁外溢。胆总管含有大量弹力纤维，被结石或蛔虫阻塞时，可扩张得很粗而不破裂，但如被胆石压迫导致血运障碍而引起坏死时，则可发生穿孔。手术中寻找胆总管时应纵行剖开肝十二指肠韧带右缘，要防止损伤该韧带内的肝固有动脉或肝门静脉。肝胰壶腹因肿瘤、结石等引起阻塞时，可使胆汁逆流入胰管而引起胰腺炎，或胰液流入胆总管而导致胆管炎或胆囊炎。

9. 肝外科的解剖学基础

（1）肝门静脉在肝内的分支：来自肠系膜上静脉的血液大部分经肝门静脉右支流入右半肝，而肠系膜下静脉与脾静脉的血液，多经肝门静脉左支流入左半肝，故临床上某些疾病（如血吸虫）多见于左半肝，而另一些疾病（如阿米巴原虫）则多见于右半肝。

（2）肝动脉系统：肝动脉在肝门处的重要变异是迷走肝动脉或异位起始的肝动脉。迷走肝动脉是指起源于肝总动脉以外的肝动脉，如发自胃左动脉或肠系膜上动脉。与肝左、右动脉同时存在的迷走肝动脉称为副肝动脉；如果肝左、右动脉缺如，迷走肝动脉便成为代替肝动脉。迷走肝左动脉主要发自胃左动脉，多走行于肝胃韧带左侧部，靠近胃小弯及贲门处，行胃、贲门及食管下端的手术，应注意胃左动脉有无分支到肝，以免损伤迷走肝左动脉。迷走肝右动脉主要发自肠系膜上动脉，经过胰头及肝门静脉后方或胆总管后方，向上进入肝十二指肠韧带内，故在行胰头手术或门腔静脉吻合术中，必须特别注意这种变异的动脉。

（3）肝静脉系统：肝静脉系统除肝左静脉、肝中静脉、肝右静脉外，尚有一些直接汇入下腔静脉的肝短静脉。肝短静脉一般有 4～8 支，主要收集尾状叶和右半肝脏面的静脉血，在肝的后面直接汇入下腔静脉前壁及左、右壁。肝短静脉包括尾状叶肝短静脉、尾状突肝短静脉和肝右后静脉，其中肝右后静脉比较粗大，又称副肝右静脉，收集右后叶静脉血，行右半肝切除时，必须注意结扎切断。肝短静脉虽然不大，但手术时损伤它而出血是极为严重和难以控制的。

（4）肝内胆管的分布：肝内胆管以盲端起自毛细胆管，汇合成小叶间胆管与肝段胆管，最后汇集为肝左管和肝右管。此外，还可见细小的迷走肝管，其中以左三角韧带内的最粗，在手术中切断三角韧带时要注意结扎，以免手术后发生胆瘘。

（5）肝手术的解剖要点：

肝外伤的处理：由于肝是实质性脏器，血液供给十分丰富，为了控制外伤导致的大出血，可以暂时阻断肝门血流。一般在确保残留肝有充足血液供给和静脉回流的前提下，对于损伤范围超越肝叶、肝段界限的外伤，以清创和不规则的肝切除为最适合。

肝动脉的结扎：结扎肝总动脉、肝固有动脉或肝左、右动脉之后，肝的血供主要依赖迷走肝动脉侧支循环和肝门静脉等维持。结扎的位置应根据肝疾病的部位和治疗的需要而定，一般是结扎肝左动脉或肝右动脉。肝动脉的变异很多，应予注意。肝破裂时，如果阻断肝门的动脉仍不能控制动脉性出血，应当考虑肝动脉存在变异的可能。

肝血流的阻断：当施行无血肝切除时，原则上要阻断肝外所有的血管：① 在腹腔干起点的上方阻断主动脉腹部；② 阻断肝十二指肠韧带内的肝门静脉、肝固有动脉和胆总管；③ 在肝的上方与下方分别阻断下腔静脉。

（姜华东）

第二十章　结肠下区、腹膜后隙局部解剖

一、学习要求与掌握内容

1. 掌握结肠下区所含的脏器位置、体表定位和重要的毗邻关系，脏器的血管分布、淋巴回流和神经支配。

2. 熟悉腹膜后隙各结构的体表定位，掌握其位置、毗邻和血管、神经的分布。

二、解剖步骤

1. 解剖结肠下区　解剖前分别观察空肠、回肠、盲肠、阑尾、升结肠、横结肠、降结肠和乙状结肠的位置和毗邻。然后掩合腹前壁，在腹壁外面定出阑尾根部的位置，检查此点与 McBurney 点是否吻合。

（1）解剖肠系膜上动脉、静脉：将大网膜、横结肠及横结肠系膜翻向上方，把全部空、回肠推向左侧，暴露肠系膜根。于胰腺的下缘小心剥离肠系膜根右侧的腹膜，清除一些结缔组织，便可找到肠系膜上动脉。向上追踪该动脉，可见其经过胰及脾静脉后方，发自腹主动脉。肠系膜上动脉周围有致密的肠系膜上神经丛。观察位于肠系膜上动脉右侧的肠系膜上静脉。

查看肠系膜上动脉左侧发出一排约 12 ～ 18 支空、回肠动脉布于空、回肠。观察空、回肠动脉的分支、相互吻合和分布于肠壁直动脉的情况。注意攀绕血管周围的神经丛及一系列淋巴结。

剔除肠系膜根右侧腹后壁的腹膜以及横结肠系膜的下层腹膜。在肠系膜上动脉右侧清理出横结肠系膜内的中结肠动脉，见其主干在系膜内居于正中线的右侧行走。末端分左、右两支，左支与左结肠动脉分支的吻合弓较大。观察横结肠系膜内有无少血管或无血管区，行胃空肠吻合术时，常在左侧切开横结肠系膜，以免损伤中结肠动脉。清理右结肠动脉的起点及分支，其有时不直接起自肠系膜上动脉，而来自中结肠动脉或回结肠动脉。清理回结肠动脉及其分支，在阑尾系膜近游离缘处找出阑尾动脉，向上追踪，知其起自回结肠动脉，经回肠后方进入阑尾系膜内。

（2）解剖肠系膜下动、静脉：将空、回肠推向右下，乙状结肠牵向左下，在腹后壁腹主动脉下段的左前方，透过腹膜可见一纵行圆条状隆起，此即肠系膜下动脉，撕去其表面腹膜，即可显露。再沿肠系膜下动脉本干向上修洁该动脉至腹主动脉的起始点，观察其周围邻接。肠系膜下动脉的上段不与静脉伴行，其根部周围有肠系膜下丛，稍作清理，可摘除肠系膜下淋巴结。

将腹后壁腹膜自肠系膜下动脉本干处向两侧剥离至降结肠和肠系膜根，撕开乙状结肠系膜，沿肠系膜下动脉本干的左侧壁自上而下修洁由其发出的左结肠动脉至降结肠，乙状结肠动脉（数支）至乙状结肠。再沿肠系膜下动脉本干向下追踪其终支直肠上动脉至骨盆入口处。

沿直肠上静脉向上追踪肠系膜下静脉至胰后方注入脾静脉处。肠系膜下静脉有时也可注入肠系膜上静脉或脾静脉与肠系膜上静脉交角处。

2. 解剖腹膜后隙

（1）解剖胰和十二指肠：先观察胰的分部和毗邻。胰头被十二指肠上部、降部及水平部所环绕，胰尾与脾门接近。细心剖开胰体前面的一部分胰组织，寻找与胰长轴平行的胰管。胰管在十二指肠降部后内侧壁内与胆总管汇合形成肝胰壶腹，开口于十二指肠大乳头。将十二指肠、胰头和结肠右曲一起翻向左侧，清理十二指肠和胰头后面，可见胆总管沿十二指肠和胰头之间下降，下端穿入肠壁与胰管汇合。

纵行切开十二指肠降部的前壁，可见降部黏膜有许多环状皱襞，在其后内侧壁上有一黏膜纵襞，其

下端的突起即十二指肠大乳头。在大乳头上方 2cm 处，试寻认十二指肠小乳头。

（2）解剖肾、肾蒂及输尿管：剥离肾区的腹膜，先观察肾的位置及毗邻关系。在肾前方，用刀纵行切开肾筋膜，将其向外翻，可见到一层较厚的脂肪（瘦弱者可较薄），即肾脂肪囊。检视肾上极的肾上腺，见其也包在肾筋膜内。提起肾的外缘，可见到肾后面的脂肪和肾筋膜后层，从而理解肾脂肪囊与肾筋膜包绕着肾和肾上腺。观察紧贴肾的最内层被膜——肾纤维膜。检查肾的后面与第 12 肋的关系，将右手伸入左侧胸膜腔的肋膈隐窝，检查其与左肾的关系，并用同样方法探查右肾与右肋膈隐窝的关系。

自肾门处清除脂肪，解剖肾蒂。观察肾蒂内主要结构中肾静脉位于前方，肾动脉居中，而肾盂的位置最深。注意有无副肾动脉，它通常起自肾动脉主干或起自腹主动脉。剖查输尿管，观察其行程、狭窄部位及毗邻关系，至小骨盆入口处，右侧输尿管越过右髂外动脉起始部的前方，左侧输尿管越过左髂总动脉的前方，进入盆腔（盆内部分，待后解剖）。

（3）剖查血管、神经：小心去除腹腔干、肠系膜上、下动脉根部的淋巴结及结缔组织。可见到被神经丛围绕的粗大的腹主动脉，向下追踪见其在平第 4 腰椎处分为左、右髂总动脉。神经丛则下延至盆部成为上腹下丛。剥离腹主动脉右侧的腹膜，观察平行于腹主动脉右侧的下腔静脉。在右髂总动脉的后方，去除少许脂肪，可找到下腔静脉的起始部，由左、右髂总静脉汇成。左髂总静脉在左、右髂总动脉之间，而右髂总静脉位于其同名动脉的深面。

清理左肾静脉。它起自肾门，行于肠系膜上动、静脉根部之后，在腹主动脉之前汇入下腔静脉，沿途接受左睾丸静脉（或卵巢静脉）。在左肾上腺前面解剖出左肾上腺静脉，追踪其注入左肾静脉。右肾静脉因其距下腔静脉较近，故较左侧为短。

在腰大肌下部的前方清理出睾丸（卵巢）静脉，剥开腹膜，沿左侧睾丸静脉向上追踪，见其几乎成直角汇入左肾静脉，而右睾丸静脉则直接汇入下腔静脉。在睾丸静脉内侧与之伴行的是睾丸（卵巢）动脉，向上追踪可见其在肾动脉的稍下方自腹主动脉发出。

清理左肾动脉，其在肠系膜上动脉起点稍下方，发自腹主动脉的左缘，横行向左达左肾门。在左肾动脉起点水平，分开主动脉腹部与下腔静脉，可见右肾动脉起自腹主动脉之右缘横向右行达右肾门。

稍加清理腰大肌和腰方肌，于腰大肌外侧缘由上而下辨认肋下神经、髂腹下神经、髂腹股沟神经、股外侧皮神经和穿出腰大肌的生殖股神经。切开髂窝腹膜，清理睾丸动、静脉和由腹环处转向盆腔的输精管。在女尸则清理卵巢动、静脉和卵巢悬韧带。再在腰大肌外侧缘与髂肌之间切开筋膜，找到股神经。

沿腰大肌内侧缘稍清理，可见沿脊柱两侧纵行的腰交感干。每侧腰交感干上有 3 ～ 4 个膨大的交感干神经节，从神经节发出的腰内脏神经走向腹主动脉丛。腰交感干是胸交感干的延续，向下经髂总动、静脉深面进入盆腔。注意观察左腰交感干与腹主动脉左缘相邻，右腰交感干前面为下腔静脉所覆盖。

掀起下腔静脉之左缘，清理结缔组织，然后提起腹主动脉，可见第 2、3、4 右腰动脉起自腹主动脉后壁，腰动脉经腰交感干的后方，行至腰大肌的深面。同样，掀起腹主动脉的左缘，稍加清理结缔组织，可找到第 2、3、4 左腰动脉。腰静脉与腰动脉伴行。

三、知识点

1.结肠下区　位于横结肠及其系膜与小骨盆上口之间。此区内有 4 个间隙，即左、右结肠旁沟及左、右肠系膜窦（图 20-1）。

（1）右结肠旁沟又称升结肠旁沟，位于升结肠右侧与其右侧腹壁之间。由于右侧膈结肠韧带不明显，甚至缺如，故右结肠旁沟向上通向右肝下间隙（肝肾隐窝），向下经右髂窝通盆腔。

（2）左结肠旁沟又称降结肠旁沟，位于降结肠左侧与其左侧腹壁之间，由于左膈结肠韧带发育良好，故向上不直接与结肠上区的间隙相通，向下则可经左髂窝通盆腔。

（3）右肠系膜窦（或右结肠下间隙）：呈三角形，位于小肠系膜根的右侧。其内侧界为小肠系膜根，外侧界为升结肠，上界为横结肠及其系膜的右 2/3 部，后界为腹后壁。此窦周围几乎是封闭的，故当此间隙有炎症时，其渗出液往往积聚在局部，形成肠间脓肿或局限性腹膜炎。

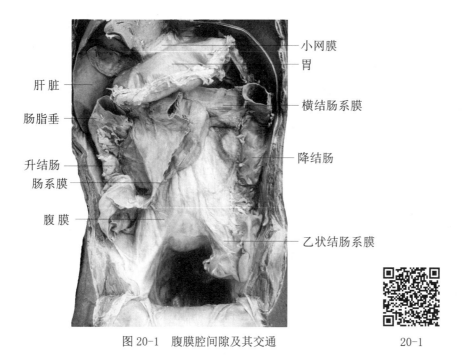

图 20-1　腹膜腔间隙及其交通　　　　　20-1

（4）左肠系膜窦（或左结肠下间隙）：呈向下开口的斜方形，位于小肠系膜根左侧。其内侧界为小肠系膜根，外侧界为降结肠，上界为横结肠及其系膜的左 1/3 部，下界为乙状结肠及其系膜，后界为腹后壁。左肠系膜窦向下开放，因此积液或感染可直接扩散至盆腔。

2.结肠下区的器官　与此区有关的器官主要有十二指肠下半部、空肠、回肠、盲肠、阑尾及结肠等。

（1）空肠和回肠：空肠和回肠互相延续，上端于第 2 腰椎体左侧起自十二指肠空肠曲，下端至右髂窝续于盲肠，长 5 ～ 6m，除系膜缘外，完全被腹膜包裹并借小肠系膜根连于腹后壁，故又称系膜小肠，活动性大。空、回肠位于腹中、下部，通常空肠位于左上方，占近侧的 2/5，回肠位于右下方，占远侧的 3/5，两者之间并无明显界限。小肠系膜由两层腹膜组成，其中含血管、神经、淋巴结等。小肠系膜根起自第 2 腰椎左侧，向右下方斜行，止于右骶髂关节前方（其体表投影恰在左腋窝顶与右腹股沟韧带中点的连线上），全长约 15cm。由于小肠系膜根的位置是从左上到右下，其长度远远短于小肠，因而小肠系膜呈扇形。小肠血液供应来自肠系膜上动脉的左侧分支，即空、回肠动脉（图 20-2）。肠系膜上动脉平第 1 腰椎水平起自腹主动脉，经胰颈后方自其下缘浅出，下行经小肠系膜两层之间，斜向右下方，至右髂窝与其分支回结肠动脉吻合。沿途除自右侧壁发出胰十二指肠下动脉、中结肠动脉、右结肠动脉及回

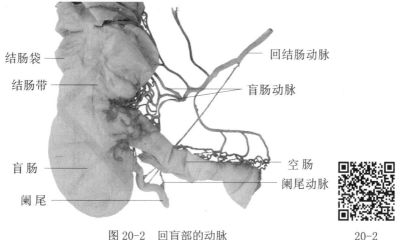

图 20-2　回盲部的动脉　　　　　20-2

结肠动脉外，自左侧壁还分出12～18条空、回肠动脉，每条都先分为两支，然后再与邻支吻合成一级动脉弓，弓的分支再吻合成次级弓，小肠自近端至远端，弓的数目逐渐增多，至远端1/4段可达4级或5级弓。由最后一级动脉弓发出直动脉，分布到相应的肠段。空肠血管弓的级数较回肠少，但直动脉较回肠的长。空、回肠静脉与动脉伴行，最后汇合成肠系膜上静脉，位于同名动脉的右侧，至胰颈后方与脾静脉汇合成肝门静脉。空、回肠的淋巴管流入沿血管排列的肠系膜淋巴结，其输出管注入位于肠系膜上动脉根部的肠系膜上淋巴结，肠系膜上、下淋巴结与腹腔淋巴结的输出管共同组成肠干，最后注入乳糜池。空、回肠受自主神经支配。来自腹腔神经丛的交感神经纤维与来自迷走神经的副交感神经纤维走行于肠系膜上动脉周围，组成肠系膜上丛，并伴血管分支分布至肠壁，以调节空、回肠功能。

（2）盲肠：盲肠长6～7cm，为结肠的起始部，以回盲口平面为界上续升结肠。盲肠左侧接回肠末端，后内侧壁有阑尾附着（三者合称为回盲部）。盲肠通常位于右髂窝内，但有变异，高位者可达肝下，低位者可入盆腔，甚或位于腹下区左侧。小儿盲肠位置较高。盲肠通常为腹膜内位器官，稍具活动性。回肠与盲肠交界处的盲肠腔内有漏斗样瓣膜自回肠末端突入，称回盲瓣，由黏膜及环形肌折叠形成，可防止结肠内容物的返流，同时控制回肠内食糜不致过快地进入结肠。

（3）阑尾：阑尾长2～20cm，一般为5～7cm，直径约0.5cm，一般位于右髂窝内，附于盲肠后内侧壁近下端（相当于回盲瓣以下约2.5cm）处。三条结肠带汇合于阑尾根部，手术时可循结肠带寻找阑尾。阑尾系膜为三角形，连于小肠系膜的下部，系膜内含有血管、神经和淋巴管。体表投影：阑尾根部的位置比较固定，其体表投影点常位于脐与右髂前上棘连线的中、外1/3交界处，即麦（McBurney）氏点，阑尾炎时该处常有明显压痛。阑尾动脉起于回结肠动脉或其分支盲肠前、后动脉（图20-2），在回肠末段后方入阑尾系膜内，沿系膜游离缘走行至阑尾。阑尾静脉与动脉伴行，经回结肠静脉、肠系膜上静脉汇入肝门静脉。化脓性阑尾炎时，细菌栓子可随肝门静脉回流入肝内，导致化脓性门静脉炎和肝脓肿，因而行阑尾切除手术时，切勿挤压发炎或化脓的阑尾，以免感染性栓子挤入血流扩散感染。

盲肠和阑尾的神经来自肠系膜上丛的交感神经和迷走神经。

盲肠和阑尾的淋巴均引流至肠系膜上淋巴结，经肠干入乳糜池。

（4）结肠：结肠位于盲肠和直肠之间，呈方框状围绕小肠，可分为升结肠、横结肠、降结肠和乙状结肠。

升结肠：长约15cm，在腹腔右外侧区内，下续盲肠，上至右季肋区的肝右叶下方，向左前方折转形成结肠右曲（又称肝曲），后移行为横结肠。

横结肠：长约50cm，于右季肋区起自结肠右曲，弯向下方呈弓状，至左季肋区脾脏面的下端处，再呈锐角弯成结肠左曲（脾曲）后移行为降结肠。直立时，横结肠中部大多降至脐下，甚至垂入盆腔。

降结肠：长约20cm，始于结肠左曲，沿腹腔左外侧区下行至髂嵴处，移行为乙状结肠。

乙状结肠：长约45cm，于髂嵴处接降结肠，沿左髂窝呈乙字形弯曲，从前方跨过左髂外血管、睾丸（卵巢）血管及输尿管后，下降入盆腔，至第3骶椎高度续为直肠。乙状结肠和横结肠为腹膜内位器官，有系膜，活动度大，易发生肠扭转。

结肠动脉来自肠系膜上动脉和肠系膜下动脉（图20-3）。

回结肠动脉为肠系膜上动脉下段向右下方发出的最下一支，在腹后壁腹膜深面走向回盲肠部，分为相应的分支，分别供应回肠末端、盲肠、阑尾及升结肠下1/3部的血液。

右结肠动脉来自肠系膜上动脉，在腹后壁腹膜深面横行向右，供应升结肠上2/3及结肠右曲的血液。此动脉少数尚可缺如，由邻近的中结肠动脉或回结肠动脉的结肠支取代。

中结肠动脉为肠系膜上动脉向右发出的最上一支，自胰头下缘发出后行向前右，多于脊柱右侧进入横结肠系膜内，于近结肠右曲处分为左、右两支，供应横结肠的血液，并与左、右结肠动脉分支吻合。此动脉偶可缺如。

左结肠动脉由肠系膜下动脉在距起始处2～3cm发出，于腹后壁腹膜深面斜向左上，近降结肠处分为升、降两支，分别与中结肠动脉和乙状结肠动脉的分支吻合，供应结肠左曲及降结肠的血液，但左结肠动脉与中结肠动脉在结肠左曲处吻合较少。

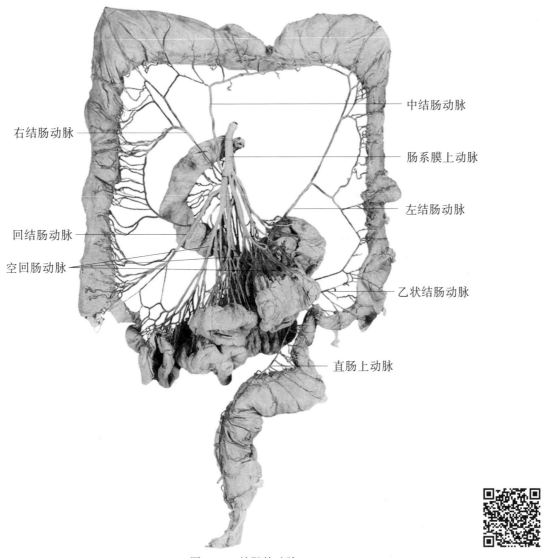

右结肠动脉

回结肠动脉

空回肠动脉

中结肠动脉

肠系膜上动脉

左结肠动脉

乙状结肠动脉

直肠上动脉

图 20-3　结肠的动脉

20-3

　　乙状结肠动脉起自肠系膜下动脉的左侧壁，通常为 2～3 支，于腹后壁腹膜深面斜向左下，进入乙状结肠系膜，至乙状结肠附近分支至乙状结肠。由于最下一支乙状结肠动脉与直肠上动脉之间常缺乏吻合，故乙状结肠与直肠交界处的肠壁血运较差。

　　由肠系膜上、下动脉分出的各结肠支自回盲部至乙状结肠末端，在靠近结肠系膜缘处互相吻合成一完整的动脉弓，称为边缘动脉，由弓上发出长、短分支垂直进入肠壁。

　　结肠静脉大多与同名动脉伴行，升结肠和横结肠的静脉血大部汇入肠系膜上静脉，然后注入肝门静脉。降结肠和乙状结肠的静脉血汇入肠系膜下静脉。肠系膜下静脉多数向上汇入脾静脉，也可汇入肠系膜上静脉或上述两静脉的汇合处。

　　结肠的淋巴结，按其位置可分别称为右、中、左和乙状结肠淋巴结。右半结肠的大部分淋巴管都汇入肠系膜上动脉根部的肠系膜上淋巴结，左半结肠的淋巴管汇入肠系膜下动脉根部的肠系膜下淋巴结。

　　由交感神经和副交感神经纤维组成的肠系膜上、下丛伴随血管分布至肠壁。

　　（5）肝门静脉：肝门静脉为腹腔内的一粗短静脉干，长 6～8cm，直径 1～1.2cm。

　　汇合：通常由肠系膜上静脉与脾静脉合成，少数亦可为肠系膜上、下静脉与脾静脉共同合成，偶而可由脾静脉与肠系膜下静脉合成。汇合的部位以胰颈后方最多见，亦有在胰颈、胰体交界部或胰头的后方。

走行和毗邻：肝门静脉自胰颈后方斜向右上，经十二指肠上部后方进入肝十二指肠韧带，上行至第一肝门。在肝十二指肠韧带内，其右前方为胆总管，左前方为肝固有动脉。肝门静脉后方隔网膜孔（Winslow孔）与下腔静脉相邻。

属支与收集范围：主要属支有脾静脉、肠系膜上静脉、肠系膜下静脉、胃左静脉、胃右静脉、胆囊静脉和附脐静脉。肝门静脉主要收集腹腔内除肝以外的不成对脏器［食管腹段、胃、小肠、大肠（到直肠上部）、胰、胆囊和脾等］的静脉血，输送入肝（图20-4）。

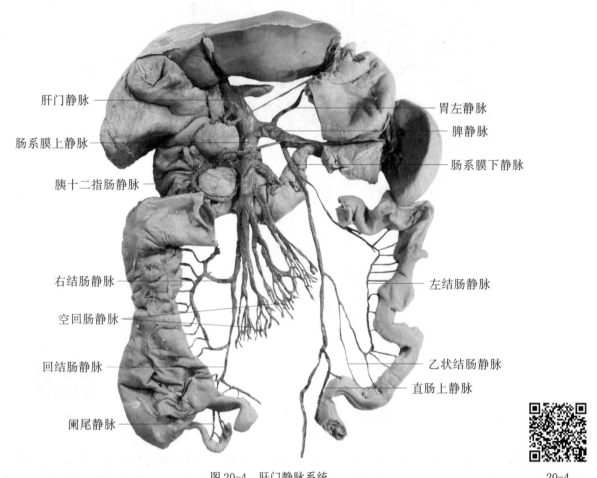

图20-4　肝门静脉系统

肝门静脉与上、下腔静脉间的交通：肝门静脉系统与腔静脉系统之间存在着广泛的侧支吻合。正常情况下，这些吻合很细小，只是在门静脉压力增高时，血流方向改变，这些吻合途径才形成侧支循环，以使肝门静脉血液分流减压。门、腔静脉间的吻合支主要分布在以下4个部位：食管静脉丛、直肠静脉丛、脐周静脉网（脐旁静脉丛）和Retzius静脉（腹后壁下腔静脉属支与腹腔脏器静脉间的小吻合支）。肝门静脉系统两端均为毛细血管且缺乏静脉瓣，当肝内或肝外的原因造成肝门静脉阻塞时，可导致门脉高压症，并可引起呕血、便血、脐周静脉曲张、腹水和脾肿大等症状。

3.腹膜后隙　介于腹后壁腹膜与腹内筋膜之间，其范围上起膈，下至骶岬，两侧向外连于腹膜外间隙，向上经腰肋三角与后纵隔相通，向下与盆腔腹膜后间隙相通，故腹膜后间隙内的感染极易向上、下扩散。

（1）层次结构：腹膜后隙内除含有大量结缔组织和脂肪外，还有肾、肾上腺、输尿管、胰、腹部大血管、淋巴结和神经等重要结构（图20-5）。这些器官由前向后可分为三层。

第一层：主要为胰和十二指肠，位于第1腰椎和第3腰椎之间。胰上缘主要有脾动脉和伴行的神经丛、淋巴管；下缘与十二指肠之间有肠系膜上动、静脉、神经丛和淋巴组织；十二指肠水平部以下有肠系膜下动静脉及相应的神经和淋巴组织等。

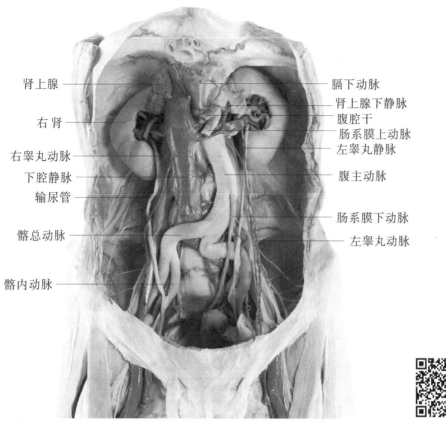

肾上腺

右肾

右睾丸动脉

下腔静脉

输尿管

髂总动脉

髂内动脉

膈下动脉

肾上腺下静脉

腹腔干

肠系膜上动脉

左睾丸静脉

腹主动脉

肠系膜下动脉

左睾丸动脉

图 20-5　腹膜后隙的结构　　　　　　20-5

第二层：包括血管、肾、肾上腺及输尿管。血管为纵行的腹主动脉和下腔静脉，横行的肾血管，斜行的性腺血管。此外，在肾动脉上方、腹腔干根部尚有腹腔神经节、主动脉肾节和腹腔丛；在肠系膜上、下动脉根部有肠系膜上、下丛；在腹主动脉和下腔静脉周围有腰淋巴结和腰干。

第三层：包括紧贴腰椎前方的胸导管、乳糜池和腰干，以及位于两侧的腰升静脉、内脏大、小神经和腰交感干等。

（2）主要器官：

① 十二指肠：十二指肠的降部、水平部和升部位于腹膜后隙，已于前述。

② 胰：胰是位于腹后壁的一个狭长腺体，横位于腹上区和左季肋区，平对第 1 ～ 2 腰椎，长 17.0 ～ 19.5cm，宽 3 ～ 5cm，厚 1.5 ～ 2.5cm。胰的前面隔网膜囊与胃相邻，后方有下腔静脉、胆总管、肝门静脉和腹主动脉，其右端被十二指肠环抱，左端接触脾门（图 20-6）。胰的体表投影：下缘约平脐上 5cm，上缘约平脐上 10cm 处。

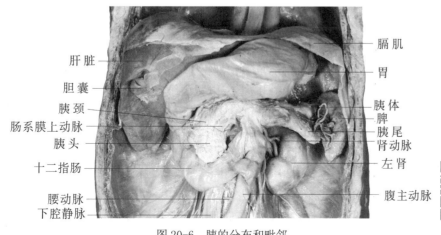

肝脏

胆囊

胰颈

肠系膜上动脉

胰头

十二指肠

腰动脉

下腔静脉

膈肌

胃

胰体

脾

胰尾

肾动脉

左肾

腹主动脉

图 20-6　胰的分布和毗邻　　　　　　20-6

分部：胰分为头、颈、体、尾4部，各部之间无明显界限。头、颈部在腹中线右侧，体、尾在腹中线左侧。

胰头：为胰右端膨大部分，其上、下、右3方被十二指肠包绕，胆总管的胰腺段在胰头后面的沟内，并常埋于胰腺组织中，因此患胰头癌或慢性胰腺炎胰头肿大时，可出现阻塞性黄疸和十二指肠受压的症状。此时，X线检查可见十二指肠肠圈扩大或变形。胰头后下面的钩突将肝门静脉起始部和肠系膜上动、静脉夹在胰实质中。胰头肿大时，可压迫肝门静脉，导致门脉高压及腹水。钩突的位置深，此处的小肿瘤常被忽略。

胰颈：为位于胰头与胰体之间的狭窄扁薄部分，长2.0～2.5cm。其前上方为幽门，上方有胆总管，肠系膜上静脉和脾静脉在其后方汇合成肝门静脉。肠系膜上动脉位于伴行静脉的左侧。

胰体：位于胰颈和胰尾之间，较长，占胰的大部分。胰体横位于第1腰椎体前方，向前凸出。其前方隔网膜囊与胃相邻，故胃癌或胃后壁溃疡穿孔常与胰腺粘连。胰体后方有腹主动脉、脾静脉、左肾、左肾上腺、左肾蒂及肠系膜下静脉等；上缘与腹腔干和腹腔丛相邻，并有脾动脉沿此缘向左走行；下缘与十二指肠空肠曲和空肠相邻。

胰尾：行向左上方至左季肋区接触脾门，各面均包有腹膜，依此可作为与胰体分界的标志。胰尾下方与结肠左曲相邻，后面有左肾及左肾上腺。脾动、静脉自胰体上缘和后面转至前面，并与胰尾并行至脾门，所以脾切除结扎脾血管时，要防止损伤胰尾。由于胰位置深，前方有胃、横结肠和大网膜等遮盖，故胰病变时，在早期腹壁体征往往不明显，从而增加了诊断的困难。手术显露胰时，必须切开胃结肠韧带。

胰管及副胰管：胰管位于胰腺实质内，接近后面，与胰的长轴一致，从胰尾经胰体走向胰头，沿途接受许多小管，至胰头转向右下方，于十二指肠壁内与胆总管汇合成肝胰壶腹后，开口于十二指肠大乳头，引流大部分胰液。在胰头上部，常见胰管分出的副胰管走行于胰管上方，开口于十二指肠小乳头。

胰的血管：脾动脉在经过胰上缘时发出若干胰支，分布于胰颈、胰体和胰尾（图20-7）。胰头由胰十二指肠上、下动脉分布。胰的静脉主要回流至肝门静脉系统。胰头与胰颈的静脉汇入胰十二指肠上、下静脉及肠系膜上静脉，胰体和胰尾的静脉汇入脾静脉。

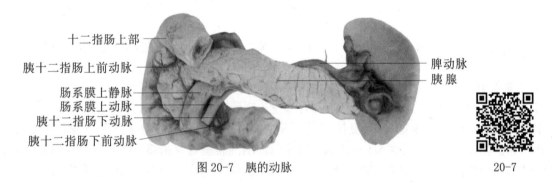

图20-7 胰的动脉

20-7

胰的淋巴回流：胰的淋巴管极为丰富，主要汇入脾淋巴结和十二指肠前、后淋巴结，再转入腹腔淋巴结。

③肾：肾位于脊柱腰段两侧，左肾比右肾约高半个椎体。左肾上端平第11胸椎，下端平第2腰椎；右肾上端平第12胸椎，下端平第3腰椎。第12肋斜跨右肾后面的上部，左肾后面的中部。肾门的体表投影，相当于第12肋下缘与竖脊肌外侧缘的交角处，此角称为脊肋角或肾角，肾有病变时，此部可有压痛或叩击痛。上方借疏松结缔组织与肾上腺相连。内下方以肾盂续输尿管。左肾前面的上部与胃及脾相邻，中部有胰横过，下部邻接空肠袢与结肠左曲；右肾前面的上部邻肝右叶，中部内侧缘邻十二指肠降部，下部与结肠右曲相邻。后面，第12肋以上部分与膈邻贴，并借膈与肋膈隐窝（肋膈窦）相邻；第12肋以下部分除有肋下神经、血管外，自内向外还与腰大肌及其前方的生殖股神经、腰方肌及其前方的髂腹下神经、髂腹股沟神经、腹横肌等为邻（图20-8、图20-9）。

肾门：肾内侧缘中部凹陷，为肾血管、肾盂以及神经和淋巴管出入的部位，称肾门。

肾窦：由肾门伸入肾实质形成的腔隙称肾窦，内有肾血管、肾盂、肾大盏、肾小盏、神经、淋巴管和脂肪组织。

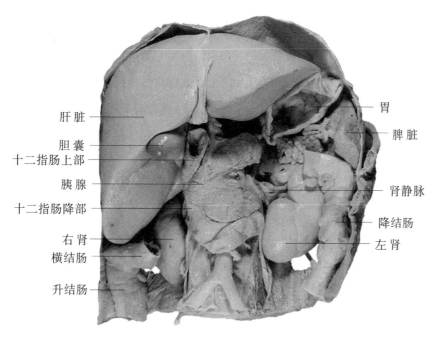

肝脏

胆囊
十二指肠上部
胰腺
十二指肠降部
右肾
横结肠
升结肠

胃
脾脏

肾静脉
降结肠
左肾

图 20-8　肾的毗邻（前面观）

20-8

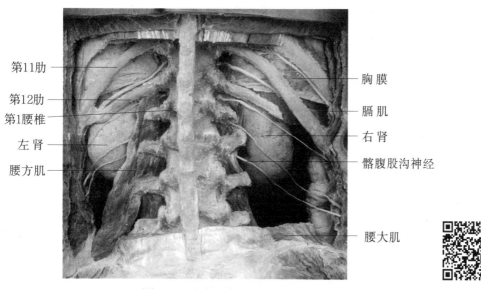

第11肋
第12肋
第1腰椎
左肾
腰方肌

胸膜
膈肌
右肾
髂腹股沟神经

腰大肌

图 20-9　肾的毗邻（后面观）

20-9

肾蒂：出入肾门的结构被结缔组织所包裹，构成肾蒂。其内主要结构的排列关系是：由前向后为肾静脉、肾动脉和肾盂；由上向下为肾动脉、肾静脉和肾盂。

肾的血管：肾动脉在第 1 ～ 2 腰椎水平呈直角起自腹主动脉的两侧，右肾动脉长于左肾动脉。肾静脉注入下腔静脉。因下腔静脉偏右，故左肾静脉较右肾静脉长，且跨越腹主动脉前方，并有左睾丸（或卵巢）静脉和左肾上腺静脉汇入。

肾的淋巴回流：肾内淋巴管分浅、深两组，浅组引流脂肪囊和肾筋膜的淋巴，深组引流肾实质的淋巴。两组淋巴管互相吻合注入肾盂后方的肾门淋巴结。其输出管注入腰淋巴结或直接汇入腰干。

肾的神经：肾的交感神经来自腹腔神经丛分出的肾丛，围绕于肾动脉周围，有交通支与肠系膜丛、腹主动脉丛相连。肾的副交感神经来自迷走神经，沿肾蒂进入肾实质而分布于肾小体及肾小管。

④ 输尿管腹部：输尿管上端起自肾盂，下端止于膀胱，全长 25 ～ 30cm，直径为 4 ～ 7mm。其体表投影相当于腹前壁的半月线。输尿管腹部的毗邻左、右两侧不同，左侧输尿管前方为十二指肠空肠曲，并有左结肠动脉、左性腺血管、乙状结肠系膜越过；右侧输尿管上段的前方，自上向下有十二指肠降部、

右结肠和回结肠血管、小肠系膜根和右性腺血管跨越，下段的外侧与回盲部及阑尾相邻，故盲肠后位阑尾炎可引起输尿管的炎症。

输尿管的血液供应为多源性，腹段主要来自肾动脉、性腺动脉、腹主动脉、髂总动脉和髂内动脉，血管多在输尿管的内侧进出，故手术显露输尿管以外侧为宜。静脉与动脉伴行（图20-10）。

输尿管部的淋巴：淋巴管注入腰淋巴结和髂总淋巴结。

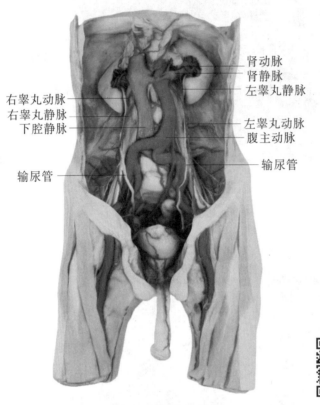

图 20-10　输尿管的动脉　　　　20-10

⑤肾上腺：肾上腺位于腹膜后方脊柱两侧，相当于第11胸椎的高度，紧邻肾的上极，并与肾同包于肾筋膜和脂肪囊内。左肾上腺呈半月形，其前面有胃、胰及脾动脉，内侧为腹主动脉，后面为膈。右肾上腺呈三角形，其前方有肝，内侧为下腔静脉，后面为膈。

血管、神经和淋巴：肾上腺的动脉分上、中、下3支（图20-11），肾上腺上动脉来自膈下动脉，肾上腺中动脉来自腹主动脉，肾上腺下动脉来自肾动脉。左肾上腺静脉汇入左肾静脉；右肾上腺静脉汇入下腔静脉。其淋巴注入腰淋巴结。神经来源于内脏大、小神经节前纤维经腹腔丛的分支。

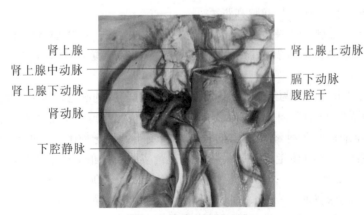

图 20-11　肾上腺的动脉　　　　20-11

⑥ 腹膜后间隙的血管：

腹主动脉：位于第 12 胸椎至第 4 腰椎的左前方，上自膈的主动脉裂孔续于胸主动脉，下至第 4 腰椎水平分为左、右髂总动脉，分叉处在腹前壁的表面投影为脐下偏左 2cm 处。腹主动脉长 14～15cm，外周径约 3cm，其前方有胰、十二指肠升部和小肠系膜根跨过，后方为第 1～4 腰椎，右侧有下腔静脉，左侧有左腰交感干。腹主动脉在相当于第 12 胸椎水平发出腹腔干，在第 1 腰椎水平发出肠系膜上动脉，在第 3 腰椎水平发出肠系膜下动脉，在第 1 腰椎水平发出肾上腺中动脉，在第 1～2 腰椎水平发出肾动脉，在第 2 腰椎水平发出睾丸（或卵巢）动脉。腹主动脉在起始处发出一对膈下动脉，紧贴第 1～4 腰椎体向两侧发出 4 对腰动脉，在主动脉分叉处的后壁发出一支骶正中动脉。

下腔静脉：在平第 5 腰椎水平由左、右髂总静脉汇合而成，于脊柱前方沿腹主动脉右侧上行，经肝的腔静脉沟穿膈的腔静脉孔进入胸腔，注入右心房。

下腔静脉前面有肝、胰头、十二指肠水平部、右睾丸（或卵巢）动脉、小肠系膜根等越过。后面有第 1～4 腰椎体、右膈脚、右腰交感干和腹主动脉的壁支；左侧为腹主动脉，右侧与右腰大肌、右输尿管、右肾和右肾上腺相邻。

下腔静脉的属支主要有肝静脉、肾静脉、右睾丸（卵巢）静脉、右肾上腺静脉、腰静脉和膈下静脉等。

⑦ 腹膜后间隙的神经：

腰交感干：由 4～5 个神经节及其节间支组成，位于脊柱与腰大肌之间。左侧腰交感干与腹主动脉相邻，右侧交感干为下腔静脉所掩盖。腰交感干神经节的数目可因节的融合或缺如而有变异，其位置以第 2、4 腰椎水平的两节较恒定，并分别为腰肋内侧弓和髂总动脉所遮盖，临床上可借此作寻找标志。腰交感干向上于腰肋内侧弓后方与胸交感干相连，向下经髂总血管的后方，于骶岬的两侧延为骶交感干。左、右交感干之间有横行交通支相连（图 20-12）。

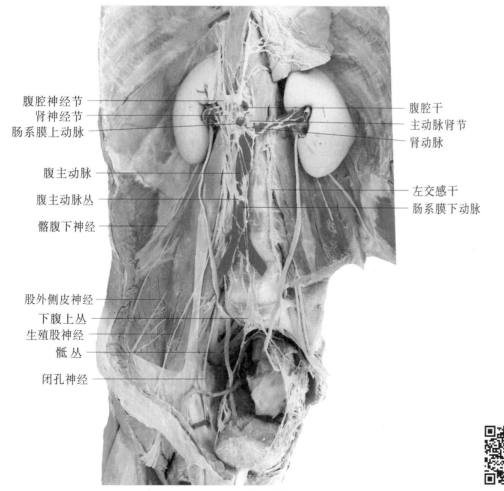

腹腔神经节
肾神经节
肠系膜上动脉
腹主动脉
腹主动脉丛
髂腹下神经
股外侧皮神经
下腹上丛
生殖股神经
骶丛
闭孔神经

腹腔干
主动脉肾节
肾动脉
左交感干
肠系膜下动脉

图 20-12　腹膜后隙的神经　　　　　　　　　　20-12

腹腔神经丛：是最大的内脏神经丛，环绕腹腔干和肠系膜上动脉根部的周围，由许多大小不等、形态不同的交感神经节及神经所组成。丛内常有一对大的腹腔神经节，接受来自内脏大神经的节前纤维。此节的外下部突出，称主动脉肾节，接受来自内脏小神经的节前纤维。此外，来自迷走神经后干腹腔支的副交感纤维也加入腹腔神经丛。

腰丛：位于腰大肌的深面，由第12胸神经前支、第1～4腰神经前支组成。主要分支有：

髂腹下神经（T12、L1）自腰大肌外侧缘穿出后，经肾后面和腰方肌前面向外下行，支配腹壁肌，还分布于腹股沟部及下腹部皮肤。

髂腹股沟神经（L1）自腰大肌的外侧缘穿出后，平行于髂腹下神经下方，支配腹壁肌以及分布于腹股沟部、阴囊或大阴唇皮肤。

股外侧皮神经（L2、3）自腰大肌外侧缘穿出，经髂前上棘内侧到达股外侧皮肤。

股神经（L2～L4）自腰大肌外侧缘穿出，经腹股沟韧带中点外侧的深面进入股三角。

闭孔神经（L2～L4）自腰大肌内侧缘穿出，沿小骨盆侧壁向前，穿经闭膜管，进入股内侧。

生殖股神经（L1～L2）自腰大肌前面穿出，沿腰大肌前面下行，分布于提睾肌和阴囊或大阴唇、股三角皮肤。

⑧ 乳糜池：位于第1～2腰椎水平，腹主动脉的右后方，有时在腹主动脉和下腔静脉之间。乳糜池有左、右腰干和肠干注入，其上端延续为胸导管。

四、临床应用要点

1. 关于系膜三角及肠管的血供

系膜三角：空、回肠被腹膜包绕形成系膜时，在系膜缘处留有小部分肠壁裸露，此裸露肠壁与系膜形成一三角形空隙，称系膜三角。在行小肠吻合术时，应注意缝闭此三角，以促进愈合，防止发生肠瘘。

小肠壁内血管分布：血管与肠管纵轴呈垂直分布，由系膜缘行向对系膜缘，彼此吻合不多，因而对系膜缘肠壁血运较差，故施行小肠切除吻合术时，除肠系膜需按血管走向做扇形切断外，还应多切除一些对系膜缘的肠壁，以保证吻合口的对系膜缘肠壁能有较好的血运。

2. 回盲部与临床

肠套叠：回肠末端、盲肠及阑尾因彼此相连靠近，临床常统称为回盲部。由于回、盲肠以"端侧"形式相连（即回肠的终端向盲肠的侧壁突入），其相交的夹角几乎成90°，并以回盲瓣开口于盲肠腔内，且盲肠管径明显粗于回肠（约为回肠的3倍），故易形成肠套叠，以小儿多见。

Meckel憩室：出现率1%，为回肠对系膜缘肠壁向外的囊状突起，长2～5cm。可发生在距回肠末端0.3～1m范围内，口径略细于回肠。此为胚胎期连接中肠和卵黄囊的卵黄管部分未闭合所遗留下的先天性畸形。此憩室可发炎或合并溃疡穿孔，症状与阑尾炎相似，常易误诊。

3. 肠段移植

因肠管大部分具有系膜，活动性大，血管粗，且形成广泛的血管吻合，部分切除影响不大，故临床上常用肠管的带蒂转移修复食管缺损，或代替胃和膀胱等。近年来，由于显微外科技术的发展，其临床应用途径更为广泛，例如阑尾移植修复尿道缺损、肠段移植代替阴道等均已获得成功。

4. 阑尾与临床

（1）形态：阑尾因其系膜游离缘短于阑尾本身，致使阑尾呈钩状、螺旋状、弧状等不同程度的弯曲外形。成人阑尾壁厚而腔小，开口亦狭窄，易形成阻塞性阑尾炎。小儿阑尾壁薄、开口大、多呈漏斗形，因而小儿阑尾腔一般不易梗阻发炎，但一旦发炎后则易穿孔，故应及早手术，且操作必须轻柔。

（2）阑尾的位置与阑尾炎症状的关系

盆位：阑尾进入小骨盆腔，因贴近闭孔内肌，故急性炎症时，可出现该肌牵拉疼痛（大腿屈曲内旋时），临床称此为闭孔内肌征阳性。

回肠、盲肠（或结肠）后位：阑尾在回肠、盲肠或升结肠的后面，尖端指向上方。因邻接腰大肌，故炎症可出现该肌牵拉疼痛（大腿过度后伸时），临床称此为腰大肌征阳性。由于此种类型的阑尾位置深在，故右下腹的痛点、压痛、反跳痛和肌紧张都不如其他位置的阑尾炎时症状明显，必须保持警惕，以免贻误诊断。

回肠前位：阑尾在回肠前方，尖端指向上方。此型阑尾一旦发炎，腹痛症状将很快自上腹部或脐周转移至右下腹区。因其位置表浅，故右下腹区压痛更为明显，且压痛点多在麦氏点的内下方，称兰兹氏点（即两侧髂前上棘连线的中、右1/3交界处）。

盲肠下位：阑尾根部位于盲肠后内侧，阑尾的尖端指向外下方，阑尾全长位于右髂窝内（故又称髂窝位阑尾）。此型阑尾周围炎症导致髂窝脓肿。

腹膜外位：阑尾位于盲肠与髂肌之间。除与回、盲后位阑尾同样具有因部位深在而致症状隐匿的特征外，还因位于腹膜之外，给手术中寻找阑尾带来一定困难，应首先确认盲肠，并循结肠带追踪。

高位阑尾：因先天发育异常，盲肠下降不全而致阑尾居于肝的下方（故又称肝下位阑尾）。此型阑尾急性发炎时，其症状和体征局限于右上腹区，极易误诊为急性胆囊炎。尤其当感染累及肝，导致非特异性肝炎和黄疸时，更增添了鉴别诊断的困难。

左下腹位阑尾：由于胚胎发育时，肠管旋转障碍所致内脏反位（全内脏反位或不全内脏反位），阑尾随盲肠移位至左髂窝内。此种反位，虽极罕见，但因其可导致炎症时的症状、体征全部左移，引致轻易否定诊断，延误治疗，故须注意。

5. 门脉高压征与解剖

（1）门脉高压征：肝门静脉压力增高，除出现腹水和脾肿大外，还导致门、腔静脉之间广泛侧支吻合的开放以分流减压，因而出现了4个主要吻合区的静脉曲张破裂引起咯血、便血和脐周静脉网曲张（呈"海蛇头"状）等临床症状。

（2）脾肾静脉吻合术：脾静脉与左肾静脉之间关系极为密切，两者的走向呈现出或平行、重叠，或交叉成角的邻近关系，故对脾肾静脉分流术具有重要意义。

（3）肠系膜上静脉与下腔静脉吻合术：是治疗肝门静脉高压的有效手术方法之一。胃网膜右静脉常与右结肠静脉汇合成Henle干，此干汇入点至回结肠静脉注入点间的一段肠系膜上静脉，称外科干，此干长2.5cm以上，外径平均为0.8cm，其中段紧靠下腔静脉前方，因此在肝硬化门静脉高压时，可在外科干与下腔静脉之间进行搭桥术或直接吻合术以缓解门脉高压征。

6. 腹膜后隙与临床　腹膜后隙内因含有大量的疏松结缔组织，易化脓感染并蔓延扩散，临床上亦可对受此疏松结缔组织包裹的重要脏器如肾、肾上腺等施行腹膜后充气X线造影检查。此外，间隙内各器官的手术，常采用腰、腹部切口于腹膜外进行。

7. 胰头癌　胆总管在胰头与十二指肠降部内侧之间的沟内通过，并常埋于胰组织内，因此胆总管如被胰头癌压迫或结石阻塞时均可引起阻塞性黄疸。

8. 肾与临床

（1）肾手术入路：因为肾的后方为第12肋所斜跨，而第12肋的中部与胸膜下反折线水平相交，故有关肾的各类腰部手术，均应注意避免损伤胸膜。肾脏手术腰部入路的基本层次是：皮肤、浅筋膜、肌层（有背阔肌、腹外斜肌、下后锯肌、腹内斜肌、腹横肌）、腹内筋膜、腹膜后脂肪组织及肋下神经、髂腹下神经和可能遇到的髂腹股沟神经、肾筋膜、肾脂肪囊、肾纤维囊到达肾脏。

（2）肾的血管变异：通常将不经肾门入肾的动脉称为副肾动脉，实质上多数为起始行程有变异的肾段动脉。其来源多数起自肾动脉，但亦有来自腹主动脉或肠系膜上动脉者。据报道，副肾动脉总的出现率达42.86%。

（3）肾移植：由于左肾静脉支数单一恒定，血管长度远比右侧者长，故临床肾移植供体多以左肾为宜。右髂窝作为受区的技术操作方便，故一般把供者左肾移植到受者右髂窝。肾动脉与髂内动脉端端吻合，肾静脉与髂外静脉端侧吻合，输尿管与输尿管端侧吻合，或输尿管与膀胱吻合。

9. 输尿管与临床

（1）输尿管手术入路：由于输尿管的位置处于腹后壁壁腹膜深面，故有关输尿管的手术，一般都在腹膜外进行，以免尿液外渗对腹膜腔的污染。

（2）输尿管结石：输尿管壁含平滑肌，既能收缩，又能扩张，故输尿管结石患者，可因平滑肌痉挛导致剧烈绞痛，甚至出现尿路梗阻等临床症状。

（3）输尿管毗邻与临床：右侧输尿管因与回盲部和阑尾相毗邻，患右髂窝脓肿、盲肠后位阑尾炎等时，均可累及右侧输尿管而致尿中出现红细胞和脓细胞，故应注意鉴别诊断。左侧输尿管则因与左结肠血管和乙状结肠系膜相毗邻，故在直肠或子宫及其附件手术分离或切断乙状结肠系膜时，应注意保护左侧输尿管。

10. 在行腰交感干神经节切除手术时，应注意以下几个解剖学要点：

（1）由于交感干不仅左、右之间有横的交通支相互连接，而且每侧交感干还有许多分支与邻接的神经丛和脊神经相连，故腰交感干神经节手术切除时，应将交感干神经节连同干间的各交通支一并切除，否则不易达到满意的效果。

（2）在腰交感干神经节附近因有腰部淋巴结相邻，故术中应注意加以鉴别。

（3）由于腰交感干神经节位置深在，术中常须用手指触摸辨认，需与位于其外侧附近腰大肌前面的生殖股神经相鉴别（两者均呈条索状，但后者易于活动），否则误伤常可导致术后持久性神经痛。

（4）右侧腰交感干的前方除有下腔静脉覆盖外，还可有1～2支腰静脉跨过，因而术中必须防止损伤下腔静脉或撕裂腰静脉造成术中出血。

（姜华东）

附　腹部部分复习思考题

一、选择题

1. 手术时区别腹股沟直疝和斜疝的标志是⋯⋯⋯⋯⋯⋯⋯⋯⋯⋯⋯⋯⋯⋯⋯⋯⋯⋯（　　）

    A. 疝囊是否由皮下环突出

    B. 疝囊是否由腹环突出

    C. 疝囊是否由海氏三角突出

    D. 疝囊是否由腹壁下动脉的内侧或外侧突出

    E. 疝囊是否进入阴囊或大阴唇皮下

2. 构成腹股沟管后壁的结构为⋯⋯⋯⋯⋯⋯⋯⋯⋯⋯⋯⋯⋯⋯⋯⋯⋯⋯⋯⋯⋯⋯（　　）

    A. 腹外斜肌腱膜和腹内斜肌　　　　B. 腹内斜肌和腹横肌

    C. 腹横肌和腹横筋膜　　　　D. 腹横筋膜和联合腱（腹股沟镰）

    E. 腹直肌后鞘

3. 脐下 6cm 处，腹直肌后方紧贴⋯⋯⋯⋯⋯⋯⋯⋯⋯⋯⋯⋯⋯⋯⋯⋯⋯⋯⋯⋯（　　）

    A. 腹直肌鞘后层　　B. 弓状线　　C. 腹横筋膜　　D. 腹横肌腱膜　　E. 腹膜

4. 从阴道后穹向后上方穿刺，应入⋯⋯⋯⋯⋯⋯⋯⋯⋯⋯⋯⋯⋯⋯⋯⋯⋯⋯⋯⋯（　　）

    A. 膀胱腔　　　B. 子宫腔　　C. 直肠腔　　D. 膀胱子宫陷凹　　E. 直肠子宫陷凹

5. 坐位或直立时，女性腹膜腔最低部位是⋯⋯⋯⋯⋯⋯⋯⋯⋯⋯⋯⋯⋯⋯⋯⋯⋯（　　）

    A. 直肠子宫陷凹　　B. 网膜囊　　C. 直肠膀胱陷凹　　D. 十二指肠空肠隐窝　　E. 肝肾陷窝

6. 形成腹股沟管腹环的结构是⋯⋯⋯⋯⋯⋯⋯⋯⋯⋯⋯⋯⋯⋯⋯⋯⋯⋯⋯⋯⋯（　　）

    A. 腹膜　　B. 腹膜外组织　　C. 腹横筋膜　　D. 腹股沟镰（联合腱）　　E. 腹外斜肌腱膜

7. 腹股沟镰（联合腱）⋯⋯⋯⋯⋯⋯⋯⋯⋯⋯⋯⋯⋯⋯⋯⋯⋯⋯⋯⋯⋯⋯⋯⋯（　　）

    A. 由腹外斜肌腱膜构成　　　　B. 由腹内斜肌腱膜构成

    C. 由腹股沟韧带构成　　　　D. 由腹横肌腱膜构成

    E. 参与腹股沟管后壁的组成，止于 Cooper 韧带

8. 经下腹部阑尾切口需经过哪些层次⋯⋯⋯⋯⋯⋯⋯⋯⋯⋯⋯⋯⋯⋯⋯⋯⋯⋯⋯（　　）

    A. 皮肤、浅筋膜、腹白线、腹横筋膜、壁腹膜

B. 皮肤、浅筋膜、腹外斜肌、腹内斜肌、腹横肌、壁腹膜

C. 皮肤、浅筋膜、腹外斜肌腱膜、腹横筋膜、壁腹膜

D. 皮肤、浅筋膜、腹外斜肌腱膜、腹内斜肌、腹横肌、腹横筋膜、腹膜外组织、壁腹膜

E. 皮肤、浅筋膜、腹外斜肌、联合腱、腹横筋膜、腹膜外组织、壁腹膜

9. 腹股沟管 ··· （　　）

   A. 位于腹股沟内

   B. 位于腹股沟内侧半上方 1.5cm 处

   C. 位于腹股沟外侧半上方 1.5cm 处

   D. 后壁外侧有腹内斜肌

   E. 耻骨结节外下方有其浅环

10. 除了腹外斜肌腱膜外，还有什么结构参与组成腹股沟管的前壁 ················ （　　）

   A. 外侧有腹内斜肌　　　　　　　B. 外侧有腹横肌　　　　　　C. 内侧有联合腱

   D. 腹股沟韧带　　　　　　　　　E. 外侧有腹横筋膜

11. 腹股沟管浅环（皮下环）··· （　　）

   A. 是腹股沟管的外口，呈卵圆形　　B. 为耻骨结节外上方的三角形裂隙

   C. 位于耻骨结节稍下方　　　　　　D. 是腹外斜肌的一个裂孔

   E. 不在腹股沟三角内

12. 不通过腹股沟管的结构是 ··· （　　）

   A. 精索　　　B. 髂腹股沟神经　　　C. 睾丸动脉　　　D. 髂腹下神经　　　E. 睾提肌

13. 下列关于腹股沟管内环的描述，哪项是错误的 ······································· （　　）

   A. 是腹横肌上的一个裂隙

   B. 位于腹股沟韧带中点上方 1.5cm 处

   C. 位于腹壁下动脉的外侧

   D. 呈卵圆形

   E. 内环又称腹环

14. 以下关于陷窝韧带的描述，哪项是错误的 ··· （　　）

   A. 位于腹股沟韧带内侧端的外下方

   B. 是股环的内侧壁

   C. 是腹外斜肌腱膜的延续

   D. 是股疝修补术中应注意的重要结构

   E. 由腹股沟韧带内侧端向外下方止于耻骨梳，故又称耻骨梳韧带

15. 腹壁下动脉的体表投影为 ··· （　　）

   A. 腹股沟韧带中、外 1/3 交界处与脐的连线

   B. 腹股沟韧带中、外 1/3 交界处与腹直肌外缘相平行的线

   C. 腹股沟韧带中、内 1/3 交界处与脐的连线

D.腹股沟韧带中、内 1/3 交界处与腹直肌外缘相平行的线

E.以上都不对

16. 腹股沟三角（海氏三角）的边界是 ·· （　　）

　　A.腹股沟韧带、缝匠肌内侧缘、长收肌外侧缘

　　B.腹壁下动脉、腹直肌外侧缘、腹股沟韧带

　　C.腹股沟韧带、腹直肌外侧缘、脐与髂前上棘的连线

　　D.腹股沟韧带、腹壁下动脉、半环线（弓状线）

　　E.以上都不对

17. 腹股沟管的下壁是 ·· （　　）

　　A.腹直肌　　　　B.腹横肌　　　　C.腹内斜肌　　　　D.腹外斜肌　　　　E.腹股沟韧带

18. 以下关于网膜囊的描述，哪项是错误的 ·· （　　）

　　A.网膜囊内有肾动脉　　　　　　　　B.后壁为覆盖于胰和左肾表面的腹膜

　　C.上方为肝和膈　　　　　　　　　　D.左侧为胃脾韧带和脾肾韧带

　　E.右侧为网膜孔

19. 下列描述哪项是不正确的 ·· （　　）

　　A.肾门向肾内扩大的不规则腔隙称肾窦

　　B.第 12 肋斜过左肾后面上部、斜过右肾后面中部

　　C.肾门约平第 1 腰椎高度

　　D.右输尿管越过右髂外动脉前面进入盆腔

　　E.男性尿道以外口为最狭窄

20. 下列关于肝脏体表投影的描述，哪项是错误的 ·· （　　）

　　A.肝上界在右锁骨中线平第 5 肋

　　B.肝下界不超过右侧肋弓下缘

　　C.肝下界在剑突下可达 5cm

　　D.肝大部分位于右季肋区及腹上部

　　E.幼儿的肝下界比成人的低 2～3cm

21. 下列关于胃的描述，哪项是错误的 ·· （　　）

　　A.胃分贲门部、胃底、胃体和幽门 4 部分

　　B.幽门管是十二指肠的第一段

　　C.幽门前静脉是手术时确定幽门的标志

　　D.幽门瓣可防止十二指肠内容物逆流到胃

　　E.角切迹是胃体和胃幽门窦在小弯侧的分界标志

22. 门静脉及胆总管位于 ·· （　　）

　　A.肝胃韧带内　　　　　　　　B.肝十二指肠韧带内　　　　　　　　C.胃结肠韧带内

　　D.胃脾韧带内　　　　　　　　E.脾肾韧带内

23. 胆囊底的体表投影在 ··· (　　)

    A. 肝前缘胆囊切迹处   B. 右锁骨中线与第 7 肋交界处

    C. 右侧肋弓中点   D. 肝的胆囊窝处

    E. 右腹直肌外侧缘与右肋弓相交处

24. 门静脉由下列静脉在胰颈后方汇合而成 ··· (　　)

    A. 上腔静脉与下腔静脉   B. 肠系膜上静脉与肠系膜下静脉

    C. 肠系膜上静脉与脾静脉   D. 脾静脉与肝静脉

    E. 胃左静脉与胃右静脉

25. 肝外胆道系统包括 ··· (　　)

    A. 左、右肝管，胆囊管，胆囊，胆总管

    B. 左、右肝管，胆囊管，胆囊

    C. 左、右肝总管，胆囊管，胆囊，胆总管

    D. 左、右胆总管，肝总管，胆囊管，胆囊

    E. 左、右肝管，肝总管，胆囊管，胆囊，胆总管

26. 第二肝门是 ··· (　　)

    A. 肝下面的横沟

    B. 有肝动脉、门静脉和肝管通过

    C. 位于腔静脉窝内，有肝左、肝右、肝中和若干肝小静脉通过，注入下腔静脉

    D. 位于腔静脉窝内，有门静脉汇入下腔静脉

    E. 位于腔静脉窝的上部，为肝左、肝右和肝中静脉汇入下腔静脉处

27. 腹壁上动脉是 ··· (　　)

    A. 在腹直肌浅面行走   B. 与腹壁下动脉平行行走   C. 胸廓内动脉的终末支之一

    D. 膈下动脉的分支   E. 以上均不是

28. 下列哪个器官的血液不汇入肝门静脉 ··· (　　)

    A. 肝   B. 脾   C. 胰   D. 小肠   E. 胃

29. 下列说法哪项是错的 ··· (　　)

    A. 右肾上端平第 12 胸椎下缘

    B. 左肾上端平第 11 胸椎下缘

    C. 第 12 肋横过左肾后面中部

    D. 第 12 肋横过右肾后面上部

    E. 左肾下端平第 2 腰椎下缘

30. 胃左动脉和胃右动脉行于 ··· (　　)

    A. 胃结肠韧带内   B. 肝十二指肠韧带内   C. 胃脾韧带内

    D. 膈胃韧带内   E. 肝胃韧带内

31. 下列关于十二指肠空肠曲的叙述，哪项是错误的 ………………………………………… （　　）

　　A. 位于第 1 腰椎左侧

　　B. 是十二指肠和空肠的分界处

　　C. 其后有十二指肠悬韧带悬挂于腹后壁

　　D. 周围有许多腹膜隐窝

　　E. 以上均不对

32. 肝胰壶腹括约肌存在于 ………………………………………………………………… （　　）

　　A. Vater 壶腹周围　　　　　　　　　　B. 胰管和胆总管末端、Vater 壶腹周围

　　C. 胆总管末端　　　　　　　　　　　D. 胆囊管　　　　　　　　　　E. 肝总管末端

33. 下列哪个器官没有参与组成肝外胆道 …………………………………………………… （　　）

　　A. 胆囊管　　　　　B. 肝总管　　　　　C. 肝胰壶腹　　　　　D. 副胰管　　　　　E. 胆囊

34. 具有结肠带、结肠袋和肠脂垂三大特点的肠管是 ……………………………………… （　　）

　　A. 大肠　　　　　　　　　　B. 结肠和阑尾　　　　　　　　　C. 升结肠至直肠

　　D. 升结肠至乙状结肠、盲肠　　　　　E. 除阑尾和直肠以外的大肠

35. 不属于腹膜间位器官的是 ………………………………………………………………… （　　）

　　A. 子宫　　　　　B. 盲肠　　　　　C. 降结肠　　　　　D. 肝脏　　　　　E. 胆囊

36. 手术时寻找阑尾的依据是 ………………………………………………………………… （　　）

　　A. 循回盲瓣寻找　　　　　　　　　　B. 循结肠带寻找　　　　　　　　　C. 循阑尾动脉寻找

　　D. 在盲肠处寻找　　　　　　　　　　E. 循结肠寻找

37. 下列关于大肠的描述，哪项错误 ………………………………………………………… （　　）

　　A. 均有大肠的特点，即结肠带、结肠袋、肠脂垂

　　B. 包括盲肠、阑尾、结肠、直肠和肛管 5 部分

　　C. 回盲瓣由回肠末端的环形肌增厚而成

　　D. 阑尾根部在盲肠后内侧壁，但体表投影在麦氏点

　　E. 阑尾动脉行于阑尾系膜的游离缘

38. 以下关于十二指肠的描述，错误的是 …………………………………………………… （　　）

　　A. 降部后内侧壁有十二指肠大乳头，是胆管的开口

　　B. 十二指肠悬肌将空肠曲固定于腹后壁

　　C. 分上部、降部、水平部和升部

　　D. 球部为溃疡好发部位

　　E. 除上部外，均为腹膜外位

39. 腹膜后间隙 ………………………………………………………………………………… （　　）

　　A. 位于腹后壁腹膜脏、壁层之间　　　B. 位于腹膜壁层与骶棘肌之间　　　C. 内有肝和脾

　　D. 内有升、降结肠　　　　　　　　　E. 内有肾上腺和肾、输尿管

40. 手术时确认幽门位置的重要标志是 ·· （　　）

    A. 幽门前静脉　　　B. 幽门括约肌　　　C. 十二指肠悬肌　　　D. 胃十二指肠动脉　　　E. 角切迹

41. 胃脾韧带内有 ··· （　　）

    A. 脾动脉　　　　　B. 胃左动脉　　　　C. 胃右动脉　　　　　D. 胃短动脉　　　　　E. 肝总动脉

42. 以下有关网膜孔境界的描述，错误的是 ·· （　　）

    A. 前方为肝十二指肠韧带　　　　　　　　B. 后方为下腔静脉（隔以腹膜）

    C. 后方为门静脉　　　　　　　　　　　　D. 下方为十二指肠上部

    E. 上方为肝尾叶

43. 肝胆三角（Calot 三角）的界限是 ··· （　　）

    A. 左肝管、右肝管、肝下面　　　　　　　B. 肝总管、左肝管、肝下面

    C. 肝左动脉、肝右动脉、肝下面　　　　　D. 肝总管、右肝管、肝下面

    E. 肝总管、右肝管、胆囊管、肝下面

44. 以下关于胆囊动脉的描述，哪项是错误的 ····································· （　　）

    A. 发自肝总动脉　　　　　　　　　　　　B. 可能发自肝固有动脉

    C. 多数发自肝右动脉　　　　　　　　　　D. 本干分为两支，分布于胆囊前、后面

    E. 手术时应在肝胆三角内寻找

45. 下列哪个动脉属于肠系膜下动脉的分支 ·· （　　）

    A. 右结肠动脉　　　B. 左结肠动脉　　　C. 阑尾动脉　　　　　D. 中结肠动脉　　　　E. 直肠下动脉

46. 脾静脉 ··· （　　）

    A. 行于胰的上缘，与脾动脉伴行

    B. 位于脾动脉的上方

    C. 和胰尾共同位于胃脾韧带内

    D. 大多数收纳脾、胰、胃、部分大肠的静脉血

    E. 常有 2 条

47. 下列有关迷走神经的描述，哪项是错误的 ····································· （　　）

    A. 前干分为胃前支和肝支

    B. 后干分为胃后支和腹腔支

    C. 胃后支伴胃左血管行于胃小弯上方 1cm 左右

    D. 肝支加入肝丛，腹腔支加入腹腔丛

    E. 胃前支和胃后支均沿胃小弯走行，最后均以"鸭爪"的形式分布于胃门部

48. 十二指肠悬韧带 ··· （　　）

    A. 是十二指肠起始部的标志　　B. 是空肠起始部的标志　　　C. 是回肠起始部的标志

    D. 是十二指肠降部的标志　　　E. 由十二指肠球部后方连于右膈脚

49. 胃后壁和十二指肠球部溃疡穿孔时，常伴有右下腹部疼痛，其原因可能是 ················· （　　）

A. 大网膜的牵拉　　　　　　　　　　B. 神经反射

C. 合并阑尾炎　　　　　　　　　　　D. 合并盲肠炎

E. 胃和十二指肠的内容物沿右结肠外侧沟流至回盲部

50. 膈下脓肿最多见于 ………………………………………………………………… （　　）

A. 右肝上前间隙　　　　　　B. 右肝上后间隙　　　　　　C. 左肝上间隙

D. 左肝下后面间隙　　　　　E. 膈下腹膜外间隙

51. 脾门紧邻 ……………………………………………………………………………… （　　）

A. 胰尾　　　　B. 胃底　　　　C. 胃体　　　　D. 结肠右曲　　　　E. 肝左叶

52. 胰 ……………………………………………………………………………………… （　　）

A. 位于网膜囊内　　　　　　　　　　B. 胰尾位于胃脾韧带内

C. 胰前面隔腹膜与十二指肠相贴　　　D. 胰颈后方有肝门静脉的起始部

E. 主要由肠系膜上、下动脉供血

53. 胰头 …………………………………………………………………………………… （　　）

A. 被十二指肠空肠环绕　　　　　　　B. 后方有十二指肠上后动脉和胆总管

C. 其上部有一突出部称钩突　　　　　D. 被十二指肠水平部分为上、下两部

E. 后方与右肾相邻

54. 乙状结肠 ……………………………………………………………………………… （　　）

A. 全部位于小骨盆内　　　　　　　　B. 为腹膜间位器官

C. 跨过左输尿管和左髂外血管的前方　D. 在第 1 骶椎体前面续为直肠

E. 静脉回流到髂内静脉

55. 下列关于肠系膜窦的描述，哪项错误 ………………………………………………… （　　）

A. 右侧肠系膜窦呈底在上的三角形

B. 左侧肠系膜窦有乙状结肠将其与盆腔隔开，因此，有炎性渗出时常局限在窦内

C. 左、右肠系膜窦以小肠系膜为界

D. 其深面为腹后壁表面的壁腹膜

E. 属于结肠下区

56. 肝脏和胆囊手术遇到大出血时，临时的压迫止血部位是 ……………………………… （　　）

A. 小网膜游离缘　　B. 出血的局部　　C. 腹腔干　　D. 腹主动脉　　E. 肝门处

二、填空题

1. 腹股沟管的前壁为＿＿＿＿＿和＿＿＿＿＿，后壁为＿＿＿＿＿和＿＿＿＿＿，上壁为＿＿＿＿＿，下壁

为＿＿＿＿＿。腹股沟管浅环是＿＿＿＿＿的三角形裂隙，深环是＿＿＿＿＿的卵圆形裂隙。通过腹股沟

管的内容，男性为_____，女性为_____。

2.腹股沟三角（Hesselbach 三角）由_____、_____和_____三者围成，其层次由浅入深为皮肤，_____筋膜，_____筋膜，_____，由_____和_____形成的_____，_____，腹膜外组织和壁腹膜。

3.腹股沟斜疝的疝囊经过_____和_____到达阴囊或大阴唇下；腹股沟直疝的疝囊经过_____和_____到达阴囊或大阴唇皮下。手术时区分腹股沟斜疝和直疝的标志是_____，疝囊在其外侧突出者为_____疝，在其内侧突出者为_____疝。行腹股沟斜疝手术时，最易损伤的神经是_____和_____，尤以前者更易损伤。

4.精索由_____、_____、_____、_____，以及神经、淋巴管等组成，出下环后其被膜由外到内有_____、_____和_____3 层，前者由_____所形成，后者由_____所形成。

5.腹壁浅筋膜深层（Scarpa 筋膜）在中线处附着于_____，向下于_____处续于_____，于耻骨联合与耻骨结节间则与_____及_____相延续，然后连于_____。

6.腹直肌鞘分为_____和_____2 层，前者由_____和_____形成，后者由_____和_____形成。半环线（弓状线）以下腹直肌的后方紧贴_____。半环线以上经腹直肌的腹部切口的层次由浅而深依次为皮肤、_____、_____、_____、_____、_____、_____和_____。

7.腹部正中切口时通过的层次，由浅而深依次为皮肤、_____、_____、_____和_____。阑尾切口时通过的层次，由浅而深依次为皮肤、_____、_____、_____、_____和_____，应防止损伤的结构是_____和_____。

8.脐以上腹壁的浅静脉称_____，流入_____；脐以下腹壁的浅静脉经_____和_____分别汇入_____。脐以上腹壁的深静脉经_____汇入_____，脐以下腹壁的深静脉经_____汇入_____。在腹直肌鞘后层和腹直肌内，发自_____动脉的_____动脉与发自_____动脉的_____动脉互相吻合。脐以上腹壁的淋巴，一般流入_____淋巴结和_____淋巴结，脐以下腹壁的淋巴，一般流入_____淋巴结。

9.腹膜腔借_____和_____分为结肠上区和结肠下区。前者内的主要脏器有_____、_____、_____、_____和_____；后者内的主要脏器有_____、_____、_____和_____。右肝下间隙即_____，是平卧时腹膜腔的最低部位；左肝下后间隙即_____，它与左肝下前间隙以_____为界。

10.大网膜的血供来自_____动脉和_____动脉，前者由_____动脉发出，后者由_____动脉发出。小网膜由_____和_____两部分组成。前者内有_____血管，后者的游离缘内有_____、_____和_____。网膜孔的前界是_____，后界是_____，上界为_____，下界为_____。胃后壁的穿孔，胃内容物首先聚集在_____内，因体位的变化，可经_____到达_____，再由_____到达_____和_____。

11. 站位和坐位时，腹膜腔的最低部位，男性为_____，女性为_____，后者与阴道后穹之间仅隔以_____和_____。胃脾韧带是由_____连于_____处的腹膜皱襞，其内有_____血管和_____血管；脾肾韧带由_____连于_____，其内有_____血管通过。

12. 腹腔干的三个分支为_____、_____和_____。脾动脉沿_____向左行走，沿途发出_____，在脾门附近发出_____和_____，有时还发出_____。肝总动脉在_____处即分为_____和_____，后者在十二指肠上部后方分为_____和_____。胃右动脉常发自_____，胆囊动脉常发自_____。胆囊三角由_____、_____、_____和_____围成，是手术时寻找_____的部位。

13. 十二指肠分为_____、_____、_____和_____4部。十二指肠空肠曲位于_____，其后有_____，是手术时确认空肠起始部的标志。十二指肠上部的前方为_____，后方为_____、_____、_____和_____等。十二指肠水平部的前方有_____和_____。

14. 胆囊分_____、_____、_____和_____4部；胆总管依其走行，分_____、_____、_____和_____4部分。调节胆汁排出的有_____括约肌和_____；前者存在于_____、_____和_____处，后者在_____和_____内。十二指肠乳头位于_____的_____壁，是_____和_____的共同开口，手术时可循_____寻找十二指肠乳头。十二指肠小乳头位于十二指肠乳头的_____方，是_____的开口。

15. 胰分_____、_____、_____和_____4部，胰头下方的凸出部称_____。胰头被_____环抱，胰尾左邻_____。胰的前方为_____和_____。胰头和胰颈的后方为_____、_____、_____、_____和_____等。胰体的上缘有_____和_____，并有脾动脉走行；胰体的下缘有_____血管穿出。

16. 胰的动脉有发自_____动脉的胰背动脉，胰支发出_____和_____动脉；胰头和胰颈由来自_____动脉的_____动脉和来自_____动脉的_____动脉供应，两者的分支在胰头内互相吻合。

17. 触诊时识别脾的标志是_____，位于脾的_____缘。脾的外侧面与_____和_____相邻；内侧面与_____、_____和_____相邻，内侧面中央部又称_____，与_____相邻。脾的韧带有_____、_____、_____和_____等。

18. 肠系膜上动脉发自_____高度，在_____内，由上而下走行。它向左侧发出十几支_____动脉和_____动脉，向右侧从上而下依次发出_____动脉、_____动脉、_____动脉和_____动脉。阑尾动脉发自_____动脉，沿阑尾系膜的_____到达阑尾。

19. 胃的动脉有沿胃小弯分布的_____和_____，沿胃大弯分布的_____和_____，以及分布到胃底的_____。70% 的人还有_____，分布到_____。在正常情况下胃的血供都来自_____，如该动脉阻塞，其血液可通过_____动脉发出的_____动脉，经_____动脉供应。

20. 肠系膜下动脉发自_____高度，其分支有_____、_____和_____，后者与来自髂内动脉的_____吻合。边缘动脉由_____、_____、_____、_____和_____动脉的分支沿结肠系膜缘吻合而成。

21. 肝门静脉常由_____和_____在_____汇合而成。其属支有_____、_____、_____、_____、_____和_____。肝门静脉的属支和上、下腔静脉的属支之间的交通有 4 处，即通过_____、_____、_____和_____相交通。

22. 大肠分为_____、_____、_____、_____和_____5 部分，其中最长的是_____，它分_____、_____、_____和_____4 部。结肠和盲肠有_____、_____和_____3 个特点。

23. 腹膜后间隙内的脏器主要有_____、_____、_____、_____和_____。腹膜后间隙向上经_____通_____，向下通_____。

24. 乳糜池位于_____高度，常在_____和_____之间，有_____、_____和_____注入。腰交感干由 3～4 个_____及其_____组成，位于_____和_____之间。

25. 腹主动脉的壁支有_____、_____和_____；成对的脏支有_____、_____和_____；成单的脏支有_____、_____和_____。下腔静脉的属支有_____、_____、_____、_____、_____和_____。左侧的肾上腺静脉和生殖腺静脉回流入_____静脉。

26. 进出肾门的结构由前向后的排列关系是_____、_____和_____；由上而下的排列关系是_____、_____和_____。肾的被膜由内向外依次为_____、_____和_____。

27. 腹股沟管皮下环（浅环）呈三角形，三角形的尖向外上方，底向下；环的下脚又叫_____脚，止于_____；环的上脚又叫_____脚，止于_____。

28. 联合腱是由_____和_____联合而成，向下附着于_____和_____。

29. 弓状线以下，腹直肌鞘的前层由_____、_____和_____组成。弓状线以上，腹直肌鞘前层由_____和_____组成，后层由_____和_____组成。

30. 肾的手术从背部进入时，易损伤的神经为_____、_____和_____。

31. 手术时区别胃与十二指肠上部的标志是_____，辨认胃体和幽门部的标志是_____，辨认幽门窦和幽门管的标志是_____。

32. 胰头和胰颈患肿瘤时，最常压迫的结构是_____和_____。胃在中等充盈时，大部分位于_____，少部分位于_____。胃的触诊部位在_____，因为此处胃的前壁未被肋弓遮盖，直接接触腹前壁。

33. 网膜囊左侧为_____韧带和_____韧带。

34. 指出下列结构的位置（体表投影）：

阑尾根部：_____

胆囊底：_____

肾区：_____

腹环：_____

皮下环：_____

腹股沟管：_____

半环线：_____

肝上界：_____

成人肝下界：_____

幼儿肝下界：_____

幽门平面：_____

三、名词解释

1. 幽门平面：

2. 腹股沟韧带：

3. 腹白线：

4. 腹直肌鞘：

5. 半环线（弓状线）：

6. 皮下环（浅环）：

7. 腹环（深环）：

8. 陷窝韧带：

9. 腹股沟管：

10. 腹股沟三角（Hesselba 幽三角）：

11. 网膜孔：

12. 小网膜：

13. 腹股沟外侧窝：

14. 腹股沟内侧窝：

15. 联合腱（腹股沟镰）：

16. 肝胃韧带：

17. 肝十二指肠韧带：

18. 大网膜：

19. 腹横筋膜：

20. 腹膜：

21. 腹膜腔：

22. 十二指肠悬韧带（Treitz 韧带）：

23. 小肠系膜根：

24. 肝肾隐窝：

25. 胃脾韧带：

26. 直肠子宫陷凹：

27. 十二指肠空肠曲：

28. 十二指肠乳头：

29. 肝胰壶腹：

30. 回盲瓣：

31. Oddi 括约肌（肝胰壶腹括约肌）：

32. 腰骶干：

33. 腹腔丛：

34. 肠系膜下神经节：

35. 腹腔神经节：

36. 乳糜池：

37. 胆囊三角（Calot 三角）：

38. 肾门：

39. 肾窦：

40. 脾肾韧带：

41. Mcburney 点：

42. 第一肝门：

43. 肾区：

44. 左结肠旁沟：

四、问答题

1. 试述腹股沟管的位置、内容和组成。

2. 腹股沟直疝和斜疝的疝囊各通过哪些路径到达阴囊或大阴唇皮下？

3. 经腹直肌和麦氏切口的腹部手术切口，由浅入深，经过哪些层次？需注意什么结构？

4. 下腹部的阑尾切口，由浅入深经过哪些层次？需注意保护什么结构？

5. 何谓腹膜内位器官、腹膜间位器官和腹膜外位器官？各有哪些？

6. 试述网膜囊的组成和通连。

7. 试述网膜孔的组成。

8. 结肠上区分为哪些间隙？有哪些主要脏器？结肠下区有哪些主要脏器？

9. 何谓腹膜后间隙？主要有哪些器官位于腹膜后间隙？腹膜后间隙的感染向上、向下经过何结构蔓延到何处？

10. 胃后壁的溃疡穿孔，胃内容物可通过什么途径到达什么部位？

11. 简述胆汁的排出途径（肝外胆道）。

12. 试述胃的动脉供应。

13. 试述胃的淋巴引流。

14. 试述十二指肠上部的毗邻。

15. 试述十二指肠降部的毗邻。

16. 胰的后方与哪些器官相邻？

17. 试述胰的动脉供应。

18. 试述肝门静脉的合成、属支及与上、下腔静脉系的交通。

19. 患门脉高压征时，会出现哪些与解剖学特征有关的症状？为什么？

20. 何谓"胃床"？由哪些结构组成？

21. 试述肾的位置和毗邻。

22. 简述腹腔丛的位置和组成。

23. 腹直肌鞘的组成和内容是什么？

（姜华东）

第二十一章　盆腔局部解剖

一、学习要求与掌握内容

1. 了解盆腔的境界与结构特点。
2. 熟悉盆腹膜的分布和移行情况。
3. 熟悉盆筋膜的分部，了解其脏层的形成物，掌握重要的盆筋膜间隙。
4. 掌握盆内血管、淋巴结及神经。
5. 掌握盆内重要脏器的位置、邻接、血管；熟悉其淋巴回流和神经支配。
6. 了解经过骨盆上口的有关结构。

二、解剖步骤

1. 翻开腹前壁，将盆腔内的乙状结肠和小肠祥推向腹腔，充分显露盆腹膜腔，观察膀胱、子宫和直肠的位置，在子宫两侧找到输卵管及卵巢，结合盆腔正中矢状切面示教标本，观察前列腺（男）和阴道（女）的位置、邻接、子宫的正常姿势及直肠的弯曲。

2. 用手指沿盆内脏器由前向后，然后再由中央向两侧滑动，观察腹膜的移行情况，体会直肠膀胱陷凹（男）或直肠子宫陷凹及膀胱子宫陷凹（女）的深度。用手指摸认子宫两侧呈额状位的阔韧带及其上缘的输卵管，稍提起卵巢，可辨认其上端连于盆侧壁的卵巢悬韧带和其下端连于子宫角后部的卵巢固有韧带。后推子宫底，可见从子宫角前方沿盆侧壁上部行向腹股沟管深环的子宫圆韧带。在男性可见输精管在该处进入盆腔。

3. 从盆侧壁向盆内剥离腹膜至盆内脏器处，观察越过骨盆上口的有关结构，由后向前有骶正中动脉、腹下丛、交感干、腰骶干、闭孔神经、乙状结肠及其系膜和直肠上动、静脉（左侧）、输尿管、髂内血管、卵巢悬韧带及卵巢血管、输精管或子宫圆韧带等，并注意它们的行程。

4. 用手指伸入膀胱和耻骨联合之间，此处即为耻骨后间隙，内有大量疏松组织，在女性向下可摸到连于耻骨联合下缘与膀胱颈之间的耻骨膀胱韧带，在男性则为耻骨前列腺韧带。再用手伸入直肠与骶骨之间，此处为直肠后隙，其底为盆膈。再结合骨盆矢状切面示教标本及插图，观察盆筋膜隔，并理解以上两间隙的临床意义。

5. 在男性骨盆处找出输尿管和输精管，并追踪至膀胱底，可见输尿管在髂内动脉前方行向内下，再跨过闭孔神经和血管的前方，在膀胱底附近，行于输精管的后下方至膀胱底。输精管在膀胱底后方、精囊的内侧膨大成输精管壶腹。在女性骨盆内，找出输尿管，它经闭孔神经和血管的前方至子宫阔韧带基底部，在子宫颈外侧约2cm处，经子宫动脉的后下方至膀胱底。

6. 在盆后外侧壁清理髂内动脉及其后内方的髂内静脉，观察并摘除其周围的淋巴结。追踪髂内动脉的重要分支。在腰骶干与第1骶神经之间出盆的是臀上动脉；经第1与第2或第2与第3骶神经之间出盆的为臀下动脉和阴部内动脉；经闭膜管出盆的是闭孔动脉，观察它的耻骨支及其与其他动脉的吻合支吻合情况，注意是否有异常闭孔动脉，若有则再观察它的来源及与股环的位置关系。膀胱上、下动脉及直肠下动脉细且变化大，可根据分布范围寻找；在子宫颈外侧寻找子宫动脉，注意它与输尿管的关系。

7. 在乙状结肠系膜根部找出直肠上动脉，并追至直肠。

8. 在示教标本及插图上，观察盆内静脉丛，如直肠静脉丛、膀胱静脉丛等。

9. 清理盆后壁，试找出骶正中动脉；在骶骨岬前方找出上腹下丛，由此再寻找左、右腹下神经及下腹下丛，试寻找从骶前孔穿出向内行走的盆内脏神经。

三、知识点

1. **境界**　由盆壁和盆膈围成，盆壁构成盆腔的四周部分，由小骨盆、盆壁肌及其筋膜组成。盆膈位于盆腔底部，由盆底肌及盆膈上、下筋膜组成，它既封闭盆腔，又为泌尿道、生殖道和消化道末端留下通道（图 21-1、图 21-2）。盆腔的上界即骨盆上口，是腹腔与盆腔的相续之处。盆腔为体腔的一部分，可分为盆腹膜腔和盆腹膜下腔两部分。

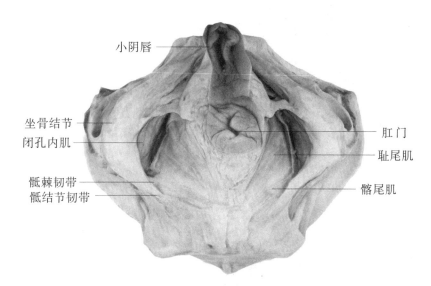

图 21-1　盆膈的组成

21-1

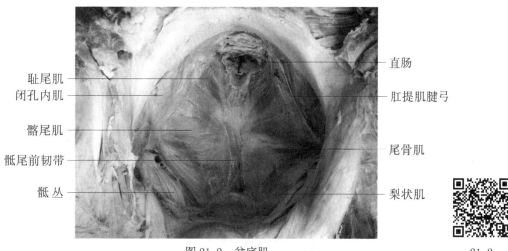

图 21-2　盆底肌

21-2

2. **盆腹膜腔**　为整个腹膜腔的一部分，约在直肠的中、下 1/3 交界处，覆盖在直肠前壁的腹膜向前返折，男性移行于膀胱，形成直肠膀胱陷凹，陷凹的底距肛门约 7.5cm；在女性，腹膜从直肠前壁向前下，达阴道后穹的后方和上方，向上覆于子宫颈和子宫体的背面，继而包绕子宫底和子宫体的前面，在子宫峡附近返折至膀胱，覆盖膀胱后又续于壁腹膜。其中在直肠和子宫之间及膀胱与子宫之间分别形成直肠子宫陷凹和膀胱子宫陷凹。直肠子宫陷凹又称为 Douglas 腔，陷凹底距肛门约 5.5cm。在坐位或半卧位时，直肠膀胱陷凹和直肠子宫陷凹分别是男、女性腹膜腔的最低处（图 21-3、图 21-4），在腹膜腔积液时，液体可积聚于此，临床上可经直肠前壁或阴道后穹作穿刺，以引流积液。故急腹症或腹、盆腔手术后的患者宜采取半卧位。

盆底腹膜在直肠膀胱陷凹或直肠子宫陷凹的两侧分别形成直肠膀胱襞和直肠子宫襞。男性的输尿管和输精管在直肠膀胱襞深面前行至膀胱底。女性直肠子宫襞深面有结缔组织形成的骶子宫韧带。

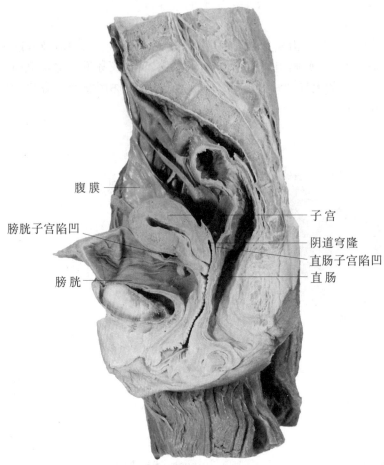

腹膜

膀胱子宫陷凹

膀胱

子宫

阴道穹隆

直肠子宫陷凹

直肠

图 21-3　女性盆底腹膜

21-3

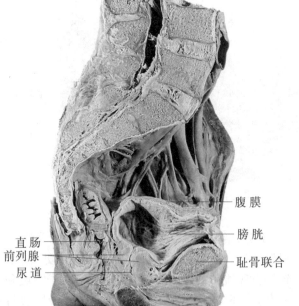

直肠
前列腺
尿道

腹膜

膀胱

耻骨联合

图 21-4　男性盆底腹膜

21-4

3. 盆腹膜下腔　位于盆腹膜与盆壁及盆底之间，在骨盆上口与腹膜外间隙相续。腔内有消化管、泌尿系及生殖器的部分器官，此外还有重要的血管、神经及淋巴结，并有大量疏松结缔组织、盆筋膜及其形成物等。

（1）盆筋膜：为腹内筋膜的直接延续，可分为盆壁筋膜和盆脏筋膜。

盆壁筋膜覆盖在盆壁内面，其中覆盖在梨状肌和闭孔内肌表面的部分分别称梨状筋膜和闭孔筋膜（图21-5）。

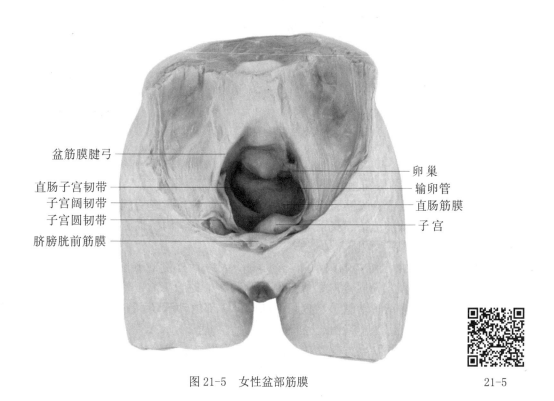

图 21-5　女性盆部筋膜　　　　　　　　21-5

盆筋膜腱弓 —— 卵巢
直肠子宫韧带 —— 输卵管
子宫阔韧带 —— 直肠筋膜
子宫圆韧带 —— 子宫
脐膀胱前筋膜

在耻骨联合后面至坐骨棘之间的闭孔筋膜明显增厚，形成肛提肌腱弓，为肛提肌的起点之一。覆于肛提肌上面的盆壁筋膜称盆膈上筋膜，参与组成盆膈，在肛提肌腱弓处，它与闭孔筋膜相续。盆壁筋膜的另一部分位于骶骨的前方，称骶前筋膜，它与骶骨之间有丰富的静脉丛，若行盆腔内手术时伤及此筋膜，可能导致静脉丛的多处出血。

盆脏筋膜又称盆内筋膜。在盆腔内脏器穿过盆膈和尿生殖膈时，盆壁筋膜向上返折，包绕在盆内脏器和血管、神经的周围，延续为盆脏筋膜，它包括脏器筋膜、血管神经束、筋膜隔及一些韧带。脏器筋膜包绕盆内脏器，如直肠鞘、膀胱囊和前列腺鞘等。脏器筋膜在近盆底处，与盆膈上筋膜和骶前筋膜相移行。血管神经束由盆筋膜包绕在髂内动、静脉及其分（属）支、盆丛及其分支周围。筋膜隔位于相邻的盆内脏器之间，如腹膜会阴筋膜，呈额状位，从直肠膀胱陷凹（男）或直肠子宫陷凹（女）的底向下，至会阴中心腱。在男性称直肠膀胱隔，位于直肠与膀胱、前列腺及精囊腺之间；在女性有位于直肠和阴道之间的直肠阴道隔。此外，在膀胱和阴道之间，尿道和阴道之间分别有上部的膀胱阴道隔和下部的尿道阴道隔。韧带是连于盆腔脏器与邻近骨面之间增厚的盆筋膜，对脏器有支持和固定的作用。有直肠两侧的直肠侧韧带，男性有耻骨前列腺韧带，女性有子宫主韧带、耻骨膀胱韧带及骶子宫韧带（图21-6）。

（2）盆筋膜间隙：位于盆筋膜壁层与脏层之间，内有大量疏松组织。

耻骨后隙又称膀胱前间隙或 Retzius 间隙，位于耻骨联合与膀胱之间，两侧界男性为耻骨前列腺韧带，女性为耻骨膀胱韧带；下界为尿生殖膈，向上与腹前壁的腹膜外间隙相续，临床上可经此间隙作膀胱、前列腺或子宫的腹膜外手术。

骨盆直肠间隙位于直肠的周围，借直肠侧韧带分为前外侧部与后部，前外侧部宽大并充满结缔组织，

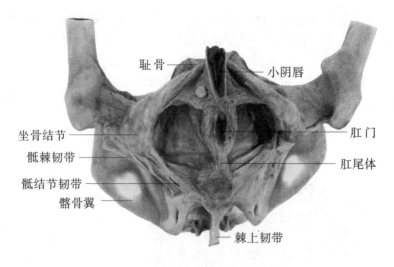

图 21-6　盆底的韧带及间隙　　　　　　　　　21-6

直肠指检可扪及的直肠壶腹下份两侧即相当于此隙。其后部又称为直肠后隙。

　　直肠后隙又称骶前间隙，位于直肠筋膜与骶前筋膜之间，向上与腹膜后间隙相续，两侧界为直肠侧韧带。间隙内有骶正中动脉、骶淋巴结、腹下丛、腰骶干及骶丛等结构，临床上可在尾骨尖与肛门之间进针至该间隙，注射气体，行腹膜后间隙气体造影。

　　（3）盆内的血管、神经及淋巴结：髂内动脉长约4cm，沿盆后外侧壁下行，常在坐骨大孔上缘分为前、后两干（图21-7）。后干发出髂腰动脉、骶外侧动脉和臀上动脉。前干发出脐动脉、闭孔动脉、膀胱下动脉、子宫动脉（男性为输精管动脉）、直肠下动脉、阴部内动脉及臀下动脉。其中脐动脉上段闭锁成脐内侧韧带，下段发出膀胱上动脉至膀胱上前部。

　　闭孔动脉沿盆侧壁前行穿闭膜管至大腿。在盆内其发出耻骨支，该支在耻骨上支的后面与对侧同名支及腹壁下动脉的耻骨支吻合。如闭孔动脉直接或间接起自髂外动脉或股动脉者，则称为异常闭孔动脉，

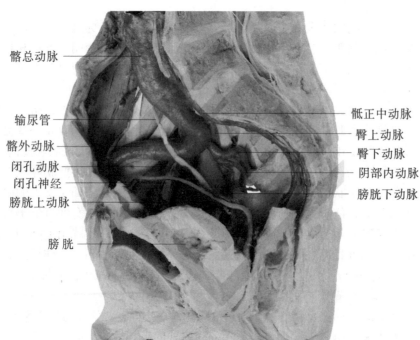

图 21-7　盆部动脉　　　　　　　　　21-7

其出现率约为 18%。异常闭孔动脉大多经股环外侧缘，也有经其内侧缘或中央进入闭膜管。所以在行股疝修补术需切开嵌顿的疝囊颈时应注意可能出现的异常闭孔动脉，以避免切断该血管而引起大出血。

此外，盆腔内还有来自肠系膜下动脉的直肠上动脉和来自腹主动脉的骶正中动脉。

髂内静脉位于同名动脉后内侧，除脐静脉外，髂内动脉其他分支的同名静脉均为髂内静脉的属支（图 21-8）。盆内脏器的静脉首先在脏器的近盆膈处，在脏器周围形成静脉丛，如直肠静脉丛、膀胱静脉丛、男性的前列腺静脉丛及女性的子宫静脉丛等，然后汇集成同名动脉的伴行静脉。

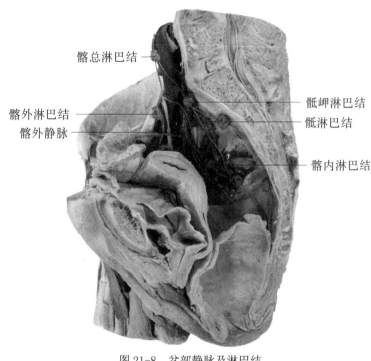

图 21-8　盆部静脉及淋巴结　　　　　　21-8

盆内的淋巴结：主要有髂内淋巴结、髂外淋巴结和骶淋巴结。髂内淋巴结沿髂内动脉及其分支排列，主要收纳同名动脉供血区的淋巴，包括所有盆内脏器、会阴深部结构、臀部和股后部；髂外淋巴结沿髂外动脉排列，收纳下肢和脐以下腹前壁的淋巴，还接受膀胱、前列腺、子宫的淋巴；骶淋巴结沿骶正中动脉和骶外侧动脉排列，收纳盆后壁及盆内脏器的部分淋巴，如直肠、子宫颈的淋巴。

盆内的神经：有躯体神经和内脏神经两类（图 21-9）。盆内的躯体神经包括闭孔神经、骶丛及其分支。闭孔神经为腰丛的分支，入盆腔后与闭孔血管一起穿闭膜管出盆腔。骶丛位于梨状肌前方，其主要分支经梨状肌上、下孔出盆腔。

盆内的内脏神经包括骶交感干、腹下丛和盆内脏神经。骶交感干沿骶前孔内侧下行，在尾骨前方，左右骶交感干互相汇合形成奇节。腹下丛包括上腹下丛和下腹下丛。上腹下丛从第 5 腰椎体前方下行至盆腔，在骶岬附近分为左、右腹下神经，在第 3 骶椎高度位于直肠两侧，并与骶交感神经节的节后纤维及盆内脏神经汇合成下腹下丛，即盆丛，这些纤维随髂内动脉的分支分布至盆内各脏器。盆内脏神经是从第 2 ～ 4 骶神经前支内分出的副交感神经节前纤维，其节后纤维除支配盆内脏器外，还向上返行支配降结肠和乙状结肠。

4. 盆内脏器　盆内脏器包括消化管、泌尿系及生殖器的盆内部分，在盆腔前部有膀胱和尿道；后部有乙状结肠下段及直肠；在前后部之间，男性有输精管壶腹、精囊及前列腺；女性有卵巢、输卵管、子宫及阴道的上部。此外，输尿管盆部沿盆侧壁由后行向前内（图 21-10）。

（1）膀胱的位置和邻接：膀胱位于盆腔前部，可分膀胱尖、膀胱体、膀胱底及膀胱颈等 4 部分。空虚时膀胱为腹膜间位器官，其前方与耻骨联合相邻，两侧与盆侧壁相邻，上邻肠袢。在男性，膀胱颈下邻前列腺，膀胱底的下部紧邻精囊及输精管壶腹；底的上部邻直肠。在女性，膀胱颈下邻尿生殖膈，底

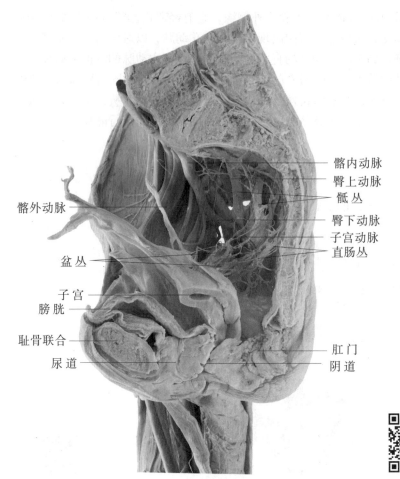

髂内动脉
臀上动脉
骶丛
髂外动脉
臀下动脉
子宫动脉
直肠丛
盆丛
子宫
膀胱
耻骨联合
肛门
尿道
阴道

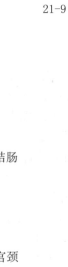

图 21-9　盆部的神经　　　　　21-9

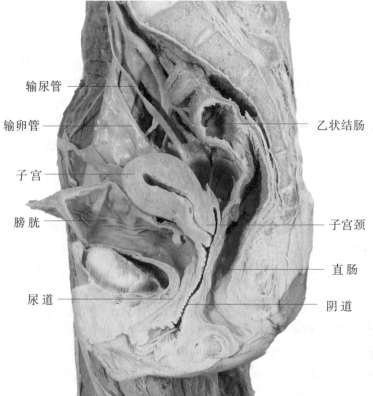

输尿管
输卵管
乙状结肠
子宫
膀胱
子宫颈
直肠
尿道
阴道

图 21-10　盆内脏器　　　　　21-10

与子宫及阴道上段前壁相邻。小儿膀胱较高，其部分可位于腹腔内。成人空虚的膀胱完全在盆腔内，但在充盈时，膀胱尖和体可上升至耻骨联合上缘平面以上。此时，腹前壁与膀胱上面的腹膜返折线也随之上移，使膀胱的前壁直接与腹前壁相贴，因而在膀胱充盈时，经耻骨联合上缘上方作膀胱穿刺，另外也可经此作膀胱、前列腺或子宫腹膜外手术的入路，不伤及腹膜或不进入腹膜腔。

膀胱的动脉：膀胱上动脉为脐动脉近侧段的分支，分布于膀胱上部；膀胱下动脉起于髂内动脉，分布于膀胱下部。此外，直肠下动脉及子宫动脉也有小分支至膀胱。膀胱的静脉：膀胱上、下静脉起于膀胱颈及前列腺两侧的膀胱静脉丛，后注入髂内静脉。膀胱的淋巴可注入髂内淋巴结、髂外淋巴结、髂总淋巴结及骶淋巴结。膀胱的神经来自盆丛，其纤维随血管至膀胱壁。

（2）前列腺：前列腺位于膀胱颈与尿生殖膈之间（图21-11），前列腺底向上，接膀胱；前列腺尖朝下，接尿生殖膈；其前面经耻骨前列腺韧带连于耻骨后面；后面借直肠膀胱隔与直肠相邻，故经直肠前壁可进行前列腺指检或按摩。前列腺可分前叶、中叶、后叶和左、右叶。男性尿道的前列腺部位于中叶前方，左、右叶之间。前列腺肥大是老年人常见病之一，中叶或左、右叶肥大时，可压迫尿道，引起排尿困难。

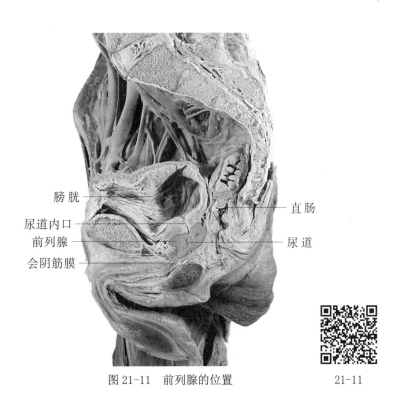

图21-11　前列腺的位置　　　　　21-11

前列腺的表面裹以薄层纤维和平滑肌组织，为前列腺囊，囊外有盆脏筋膜形成的前列腺鞘，囊与鞘之间有前列腺静脉丛，它与膀胱静脉丛一起汇集成膀胱静脉注入髂内静脉。

（3）子宫的形态、位置、邻接和固定装置（图21-12）：子宫呈前后略扁的倒置梨形，可分子宫底、子宫体、子宫峡和子宫颈4部分。子宫峡在非妊娠时仅长1cm，妊娠期可逐渐延长，在妊娠末时长达7～11cm，故特称为子宫下段，产科常在此处进行剖腹取胎。子宫上部侧缘与输卵管相接处称子宫角。此处输卵管的前、后方分别有子宫圆韧带和卵巢固有韧带，在行输卵管峡部结扎术时，应认真鉴别。

子宫前方与膀胱相邻，后部为直肠，临床上经肛门直肠指检时可触知子宫颈和体下部的情况；子宫下接阴道；两侧有阔韧带及输卵管等。在直肠和膀胱均空虚时，子宫底不超过骨盆上口，在妊娠时，可上升至腹腔。子宫颈位置较为固定，一般在坐骨棘平面以上。

子宫属腹膜间位器官，只有子宫颈前面的一部分未被腹膜覆盖。子宫前后的两个陷凹前已述。

子宫的正常位置主要依靠盆底及会阴的承托，但子宫的韧带对维持其正常位置和姿势也起着非常重要的作用。

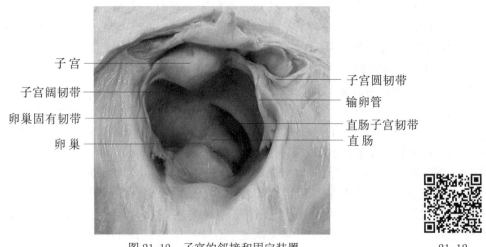

子宫 ——————————— ——————————— 子宫圆韧带

子宫阔韧带 ———————— ——————————— 输卵管

卵巢固有韧带 ————————— ——————————— 直肠子宫韧带

卵巢 ——————————— ——————————— 直肠

图 21-12　子宫的邻接和固定装置　　　　　21-12

　　子宫阔韧带呈额状位的双层腹膜皱襞，连于子宫侧缘与盆侧壁之间，可限制子宫左右移动。

　　子宫主韧带位于阔韧带的基底部，连于子宫颈阴道上部两侧与盆侧壁之间，呈扇形，可防止子宫向下脱垂。

　　子宫圆韧带起自子宫角的前面，经腹股沟管至大阴唇皮下，可维持子宫的前倾。

　　骶子宫韧带自子宫颈阴道上部的后面向后，附于骶骨的前面，可牵引子宫颈向后上。骶子宫韧带与子宫圆韧带协同，维持子宫的前倾前屈。

　　子宫的血管、淋巴回流及神经支配：子宫动脉为子宫的营养动脉，它从髂内动脉起始后向前内行于子宫阔韧带的基底部，均在子宫颈外侧 2cm 处，跨越输尿管的前上方向内，于子宫颈侧方分为上、下两支，下支至子宫颈和阴道壁，上支沿子宫侧缘迂曲上升，沿途分支至子宫峡、体、底，并有分支至输卵管及卵巢，其卵巢支与卵巢动脉吻合。在行子宫手术处理子宫动脉时，应注意避免损伤输尿管（图21-13）。

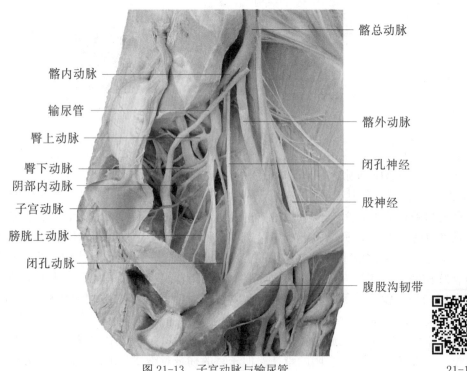

　　　　　　　　　　　　　　　　　　　　———— 髂总动脉

髂内动脉 ————

输尿管 ————

臀上动脉 ————　　　　　　　　　　　　———— 髂外动脉

臀下动脉 ————

阴部内动脉 ————　　　　　　　　　　　———— 闭孔神经

子宫动脉 ————　　　　　　　　　　　———— 股神经

膀胱上动脉 ————

闭孔动脉 ————

　　　　　　　　　　　　　　　　　　　———— 腹股沟韧带

图 21-13　子宫动脉与输尿管　　　　　21-13

子宫的静脉先在子宫两侧形成子宫静脉丛，在子宫颈附近，与阴道静脉丛汇合成子宫静脉，然后注入髂内静脉。

子宫的淋巴回流：子宫底和体上部的大部分淋巴管随卵巢动脉上行，注入腰淋巴结；部分随子宫圆韧带至腹股沟浅淋巴结，子宫体下部和子宫颈的淋巴管随子宫动脉注入髂内、外淋巴结；有部分可注入骶淋巴结。盆内脏器的淋巴管之间均有吻合，因此宫颈癌可经淋巴广泛转移。

子宫的神经来自盆丛发出的子宫阴道丛，其交感神经节前纤维来自胸 12 及腰 1、2 髓节段的侧角。副交感神经节的节前纤维来自第 2～4 骶髓节段。

（4）卵巢：卵巢（图 21-14）位于髂总动脉分为髂内、外动脉分叉处的卵巢窝内，其前缘借卵巢系膜连于子宫阔韧带的后叶，下端有卵巢固有韧带连于子宫角，上端以卵巢悬韧带（骨盆漏斗韧带）连于盆侧壁，卵巢的血管、淋巴管和神经经此韧带进入子宫阔韧带，再由卵巢系膜出入其前缘中部，该部即为卵巢门。

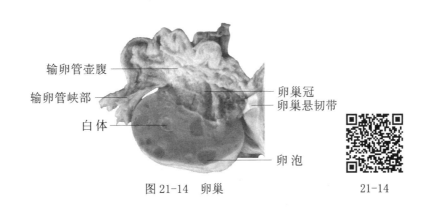

输卵管壶腹
输卵管峡部
白体
卵巢冠
卵巢悬韧带
卵泡

图 21-14　卵巢　　　　　　21-14

（5）输卵管：位于子宫阔韧带的上缘内，长 8～12cm。输卵管由内向外分为子宫部、峡、壶腹和漏斗四部。输卵管峡连于子宫底，短而细直；输卵管外侧端为膨大的输卵管漏斗，有输卵管腹腔口通腹腔。输卵管的子宫部和峡的动脉来自子宫动脉的输卵管支，壶腹和漏斗由卵巢动脉的分支供血。

（6）直肠的位置和邻接：直肠位于盆腔的后部，骶、尾骨的前方，其上端在第 3 骶椎高度接乙状结肠，下端穿盆膈续于肛管。在男性，直肠前方邻膀胱、精囊腺和前列腺等，故肛门指检经直肠前壁可触知精囊和前列腺；在女性，直肠的前方为子宫颈和阴道上部，在分娩过程中，经直肠前壁指检可了解子宫口开大的程度。

直肠的血管、淋巴回流和神经支配：营养直肠的动脉主要有直肠上动脉和直肠下动脉，它们分别来自肠系膜下动脉和髂内动脉。直肠上动脉在第 3 骶椎高度分为左、右两支，沿直肠两侧分布于直肠上部。直肠下动脉分布于直肠下部，它与直肠上动脉及肛门动脉之间均有吻合。此外，起于主动脉的骶正中动脉也有分支至直肠后壁。

直肠的静脉先在直肠壁内及其周围吻合成直肠静脉丛，然后再汇集成直肠上静脉和直肠下静脉。直肠上静脉注入肠系膜下静脉，属门静脉系；直肠下静脉注入髂内静脉，属下腔静脉系。当门静脉高压时，直肠的静脉可为门静脉侧支循环的路径之一。

直肠的淋巴：其上部注入肠系膜下淋巴结，下部则注入髂内淋巴结和骶淋巴结。

直肠的神经：交感神经来自盆丛及肠系膜下丛，副交感神经来自盆内脏神经。

四、临床应用要点

1. 直肠子宫陷凹的临床意义　直肠子宫陷凹的凹底距肛门约 5.5cm，与阴道后穹相距仅 1cm，之间仅隔一层薄的阴道后壁，故经肛门直肠向前，或经阴道穹后部向后穿刺，都能抽取或引流该处的积液。

2. 骨盆骨折　骨盆骨折时，骨盆受外力挤压产生变形，前后或左右方向的挤压可使耻骨联合和受耻骨前列腺韧带固定的前列腺向后或向前移位，而尿道膜部受盆筋膜固定移位很小。相对移位的剪力将薄弱的膜部上段撕破或撕断。

严重骨盆骨折时，耻骨支、坐骨支移位，尿生殖膈可被撕破，同时损伤尿道，前列腺静脉丛破裂，可立即出现尿外渗及血肿，虽外表不能查见，但却在前列腺和膀胱周围扩散，将前列腺尖顶起，血肿逐渐增大可出现失血性休克。

3. 盆筋膜与临床　骨盆直肠间隙位于盆底腹膜之下，盆膈之上，直肠与子宫、两侧阔韧带之间。此间隙宽大并充满结缔组织，若该间隙发生脓肿，延伸余地很大，所以在发热等全身中毒症状已出现而局部的直肠刺激症状可仍不明显。直肠后隙向后外可借梨状肌上、下孔的血管神经通道与盆腔外相通，此处的脓肿可经此通道向臀深部蔓延。直肠膀胱隔有两层，前层紧贴精囊和输精管；后层贴于直肠前壁。行膀胱全切术时，应在直肠膀胱隔两层之间游离，可出血少并避免损伤直肠。盆内筋膜是一种独特的结缔组织，不能伸展，过大的压力可使其一处或多处不同部位断裂。而脱垂的机制不是脏器从里向外脱出、掉下，而是被腹压"逼出"来的。任何重要的支撑都是在最内面的支撑层，在此即为盆内筋膜的支撑。其断裂可增加其下层结构的负担和损害。

4. 盆腔血管与临床　髂外动脉、髂内动脉、股动脉及它们的分支在髋关节周围相互吻合成丰富的动脉网。此外，腹主动脉亦有直接、间接的分支至盆内脏器。因此，临床上结扎髂内动脉后，盆腔脏器的血供可通过上述侧支循环得以代偿，不致组织缺血、坏死。阴部内动脉供给阴茎海绵体，但阴部内动脉可起于闭孔动脉、膀胱下动脉和膀胱上动脉，在行前列腺手术时这些动脉可能会被阻断，故可引起阴茎勃起时供血不足。

5. 盆腔神经与临床　闭孔神经由腰丛发出后，在卵巢窝底沿盆侧壁经闭膜管至股部，在患卵巢囊肿或其他肿瘤、炎症时，可压迫该神经而产生相应的症状。

上腹下丛又名骶前神经，位于第5腰椎前面，左、右髂总动脉之间，入盆腔后参加下腹下丛的组成。该丛内有内脏感觉纤维，故严重的盆腔脏器疼痛患者在切除该神经丛后有缓解作用；手术时如受损伤，也可能引起盆腔脏器的功能障碍。

6. 膀胱、输尿管盆部与临床　在膀胱尖到脐之间有一条索状物，为脐正中韧带，位于脐正中襞，在剖宫产时常需离断此结构。膀胱三角的后面紧邻子宫颈和阴道前壁，当产程过长、子宫破裂或做碎胎手术及其他经阴道手术时，可能在此处损伤膀胱或输尿管而形成瘘；或因产程过长，胎头压迫膀胱过久，可致膀胱基底部组织缺血、坏死、穿孔，形成膀胱阴道瘘。

输尿管盆部的前方为位于髂血管附近的卵巢悬韧带、骶子宫韧带，在行子宫和附件手术时，可伤及输尿管。此外，营养输尿管的血管多在输尿管周围吻合，形成丰富的血管丛再进入输尿管内。故行妇科手术需分离输尿管时，应避免钳夹、镊提输尿管外膜，以免因输尿管的血供不良而导致坏死性瘘管的形成。若产程过长，胎儿头颅压迫盆缘致使输尿管缺血局部坏死，可在产后发生输尿管瘘。随着输尿管腔内操作的增多，器械引起输尿管穿孔、断裂的情况也有发生。

7. 前列腺与临床　前列腺的脓肿可向尿道破溃，也可向前列腺周围穿破，向后可穿破直肠膀胱筋膜穿向直肠，向前沿耻骨膀胱韧带穿向膀胱前间隙，向下沿肛提肌穿向坐骨直肠窝，向上通过腹膜下间隙穿破盆腹膜进入腹膜腔的直肠膀胱陷凹。前列腺因肥大或肿瘤需手术切除时，常用的手术入路有：① 耻骨上入路，切开膀胱抵达前列腺；② 耻骨后入路，经耻骨后隙而不切开膀胱；③ 会阴入路，经尿生殖膈到达前列腺；④ 尿道内入路，经尿道外口插入内窥镜，至尿道前列腺部，行腺体部分切除。

8. 子宫与临床　子宫极度弯曲引起不孕的原因为子宫颈管被压迫而狭窄。在子宫的诸多韧带中，子宫主韧带在维持子宫颈在坐骨棘平面以上的作用最为重要，如该韧带松弛，容易引起子宫脱垂。子宫动脉在子宫颈旁2cm处与输尿管交叉，在子宫手术结扎子宫动脉时应注意勿伤输尿管。子宫的淋巴管和膀胱、直肠的淋巴管之间有直接或间接的吻合，因此，患子宫癌患者，癌细胞常常通过这些吻合侵犯这些器官。子宫峡的前面无腹膜覆盖，可以在子宫下段作腹膜外剖宫产手术，避免打开腹膜腔。

9. 子宫附件与临床　临床上称输卵管和卵巢为子宫附件。输卵管系膜内含有纵行走向的卵巢动脉分支，在结扎输卵管时注意勿结扎这些动脉。右侧输卵管邻近阑尾，故右侧输卵管病变应与阑尾炎鉴别，但也偶见阑尾炎直接蔓延而致右侧附件炎者。输卵管峡部活动度小，位置恒定，输卵管结扎常在此处进行，手术时应在子宫角向外寻找，见到输卵管伞后方可确定输卵管，同时须将它与卵巢固有韧带和子宫圆韧带区别：卵巢固有韧带一端连于卵巢，另一端在输卵管峡的后方连于子宫角；子宫圆韧带在输卵管峡的前下方连于子宫角，行走在子宫阔韧带的前层内。

10. 直肠与临床　肛管直肠脱垂可见于儿童，因儿童骶骨弯尚未形成，直肠和肛管成直管状态。如病后营养不良，坐骨直肠窝内脂肪减少，失去支持直肠作用，或因便秘、腹泻、百日咳等使腹压增加，更可促进脱垂的发生。神经系统疾病引起肛提肌和肛门括约肌的瘫痪；肛尾韧带的萎缩松弛、盆膈裂孔的增大均可引起肛管直肠的脱垂。临床上时有将这种脱垂误认为环状痔，但环状痔的黏膜呈现梅花瓣状，且括约肌不松弛。

直肠前突绝大多数发生在女性，直肠向前凸入阴道，因女性直肠前壁由直肠阴道隔支撑，如该隔松弛则直肠前壁似疝样向前凸出。排便时粪块在压力作用下进入前突内，停止用力后又"弹回"直肠内，由此产生排便不畅感，患者又加大力量做排便动作，致使前突逐渐加深，形成恶性循环，便秘也愈加重。而男性直肠前壁前方有尿道、前列腺等，其支撑远较女性为强，故很少发生直肠前突。

另外，如直肠过长，可引起直肠内套叠，患者可有排便不畅、不全、量少次多等症状。

（方马荣）

附　盆腔、会阴部分复习思考题

一、选择题

1. 以下关于盆膈的描述，错误的是··（　）

    A. 盆膈肌为肛提肌和尾骨肌　　　　　　　B. 分隔盆腔和会阴

    C. 其前部有盆膈裂孔　　　　　　　　　　D. 与尿生殖膈无关

    E. 由盆膈肌及其盆膈上、下筋膜组成

2. 下列何者不属于肛提肌···（　）

    A. 尾骨肌　　　　B. 髂尾肌　　　　C. 前列腺提肌　　　　D. 耻骨直肠肌　　　　E. 耻尾肌

3. 以下关于子宫动脉的描述，错误的是···（　）

    A. 起自髂内动脉　　　　　　　　　　　　B. 在宫颈外侧 2cm 处位于输尿管的后下方

    C. 在宫颈处分支分布于阴道　　　　　　　D. 也分支营养输卵管

    E. 与卵巢动脉有吻合

4. 不属于盆脏筋膜增厚形成的结构为··（　）

    A. 膀胱外侧韧带　　　B. 直肠膀胱隔　　　C. 盆筋膜腱弓　　　D. 子宫圆韧带　　　E. 前列腺囊

5. 腹膜后隙的注气造影先注入···（　）

    A. 耻骨后隙　　　B. 直肠后隙　　　C. 骨盆直肠隙　　　D. 会阴浅隙　　　E. 会阴深隙

6. 髂外动脉的体表投影为···（　）

    A. 脐下 2cm 至髂前上嵴与耻骨联合连线中点的上 1/3 段

    B. 脐下 2cm 至髂前上嵴与耻骨联合连线中点的中 1/3 段

    C. 脐下 2cm 至髂前上嵴与耻骨联合连线中点的下 2/3 段

    D. 脐下 2cm 至髂前上嵴与耻骨联合连线中点的下 1/3 段

    E. 脐下 2cm 至髂前上嵴与耻骨联合连线中点的上 2/3 段

7. 下列哪项不是髂内动脉的分支··（　）

    A. 膀胱上动脉　　　B. 膀胱下动脉　　　C. 直肠上动脉　　　D. 臀上动脉　　　E. 臀下动脉

8. 以下有关闭孔动脉的叙述，不正确的是···（　）

    A. 为髂内动脉的壁支　　　　B. 穿闭膜管　　　　C. 异常闭孔动脉常发自髂外动脉

    D. 与同名静脉及神经伴行　　　E. 动脉在上，神经在下

9. 直肠上动脉来自 ·· （　）

    A. 髂内动脉　　　B. 肠系膜上动脉　　C. 肠系膜下动脉　　D. 脐动脉　　　E. 阴部内动脉

10. 以下有关白线的描述，不正确的为 ·· （　）

    A. 位于距肛门上方 1.5cm 的皮肤深面　　　B. 又称 Hilton 线

    C. 为皮肤和黏膜的交界处　　　　　　　　D. 其与齿状线间称肛梳

    E. 即肛门括约肌间沟

11. 骶丛 ·· （　）

    A. 由骶尾神经的前支构成　　　　　　　B. 位于梨状肌后方

    C. 闭孔神经是其分支　　　　　　　　　D. 会阴神经是其间接分支

    E. 不支配闭孔内肌

12. 阴部管内的结构排列为 ··· （　）

    A. 动脉居中，静脉在上，神经在下　　　B. 静脉居中，动脉在上，神经在下

    C. 神经居中，静脉在上，动脉在下　　　D. 动脉居中，神经在上，静脉在下

    E. 神经居中，动脉在上，静脉在下

13. 肛管皮肤与黏膜的移行处为 ·· （　）

    A. 肛梳　　　B. 白线　　　C. Hilton 线　　　D. 肛直肠线　　　E. 齿状线

14. 肛门内、外括约肌交界处为 ·· （　）

    A. 肛梳　　　B. 白线　　　C. 肛皮线　　　D. 肛直肠线　　　E. 齿状线

15. 切断不会引起大便失禁的结构为 ······································ （　）

    A. 肛门外括约肌浅部　　　　　　　　　B. 肛门外括约肌深部

    C. 肛门外括约肌皮下部　　　　　　　　D. 肛直肠环

    E. 以上均会

16. 以下有关坐骨直肠窝的描述，错误的为 ······························ （　）

    A. 位于肛管与坐骨之间　　　　　　　　B. 可分顶、底及内、外侧壁

    C. 窝底为皮肤　　　　　　　　　　　　D. 其内充满脂肪组织

    E. 窝顶为盆膈上筋膜和闭孔筋膜汇合而成

17. 精索内筋膜由下列何者下降形成 ······································ （　）

    A. 腹外斜肌腱膜　　　　　B. 腹内斜肌腱膜　　　　　C. 腹横筋膜

    D. 腹横肌腱膜　　　　　　E. 腹膜下筋膜

18. 下列何者不起止于会阴中心腱 ·· （　）

    A. 尿道括约肌　　　B. 肛门外括约肌　　　C. 会阴浅横肌　　　D. 会阴深横肌　　　E. 尾骨肌

19. 子宫的淋巴注入 ··· （　　）

  A. 髂总淋巴结 B. 腰淋巴结 C. 髂内、外淋巴结 D. 腹股沟淋巴结 E. 以上均是

20. 位于尿生殖膈中的肌肉为 ·· （　　）

  A. 肛提肌   B. 尾骨肌   C. 会阴浅横肌   D. 会阴深横肌   E. 球海绵体肌

二、填空题

1. 骨盆上口界线由_____、_____、_____、_____、_____、_____和_____围成。骨盆分为_____骨盆和_____骨盆。

2. 肛直肠环由肛门外括约肌的_____部和_____部与_____的下部、_____及_____等共同包绕直肠和肛管交界处所组成。

3. 会阴浅隙位于_____和_____之间，会阴深隙位于_____之间。

4. 盆膈由_____和_____肌及其_____筋膜所构成，尿生殖膈由_____肌和_____肌及其_____筋膜所构成。

5. 坐骨直肠窝位于_____和_____之间，肛管两侧皮肤深面的楔形间隙。可分顶、底和内、外侧壁，顶由_____和_____汇合而成，底为肛门两侧的皮肤，内侧壁为_____、_____及_____，外侧壁为_____、_____和_____。

6. 直肠后隙位于_____和_____之间，上界与_____相通，下界为_____，两侧借_____与骨盆直肠隙相隔。该隙感染向上可蔓延至_____。

7. 肛管内面有 6～10 条纵向的黏膜皱襞，称_____；平肛柱上端的环形线为_____；相邻肛柱下端间的半月形的皱襞为_____；相邻两肛柱及其肛瓣所形成的隐窝为_____。_____和_____在下端形成环形的锯齿状，为_____，此线为_____的移行区，也即_____和_____的交界处。白线与齿状线间的区域为_____。

8. 会阴境界与_____一致，呈_____，前为_____，后为_____，两侧以坐骨结节连线为标志，可分为两个三角区，前方为_____，后方为_____。

三、名词解释

1. 会阴（概念）：

2. 盆膈（概念、组成）：

3. 尿生殖膈（概念、组成）：

4. 会阴中心腱（位置、概念、作用）：

5. 阴部管（位置、内容）：

6. 坐骨直肠窝（位置、组成）：

7. 肛直肠环（组成、作用）：

8. 会阴浅隙（位置、内容）：

9. 会阴深隙（位置、内容）：

10. 耻骨后隙（位置、境界）：

11. 骨盆直肠隙（位置、境界）：

12. 直肠后隙（位置、意义）：

13. 卵巢悬韧带：

14. 直肠子宫陷凹：

15. 膀胱前隙：

16. 盆丛：

四、问答题

1. 简述齿状线上、下结构的不同（用简表回答）。

2. 简述腹壁层次与阴囊、精索被膜的对应关系（用简表回答）。

3. 盆筋膜间隙有哪些？它们的位置及境界怎样？

4. 简述直肠的血管、淋巴回流及神经分布。

5. 简述坐骨直肠窝的位置、形态、境界及主要内容。

6. 简述会阴浅隙和会阴深隙的位置、内容。

7. 女性盆腔的筋膜隔有哪些？在妇产科有何意义？

8. 腹膜覆盖子宫阴道的哪些部分？

9. 试述盆丛的位置、成分及支配范围。

10. 女性盆腔的腹膜形成结构有哪些？

11. 试述闭孔神经的行程及在妇产科的意义。

12. 试述盆部淋巴结的分群情况。

（孙百强　叶小康）

第二十二章　面浅层局部解剖

一、学习要求与掌握内容

1. 掌握颅顶浅层的结构特点。

2. 掌握面浅层的结构特点。

二、解剖步骤

1. 颅顶浅层解剖　在颅顶部距正中线 2.5cm 处做 5cm×8cm 切口。将皮肤解剖后，再逐层缩小至 0.5cm×0.5cm，解剖直至颅骨。每解剖一层观察一层，注意观察浅筋膜内粗大的纤维束、头皮的组成、帽状腱膜下的疏松环境、颅骨外膜与颅骨的附着状况。如开颅取脑，则自眉间到枕外隆凸在正中矢状线上切开皮肤，再将皮瓣翻开，前至眶上缘，两侧到颧弓上缘和耳郭上方，后至上项线。注意切、翻皮肤不可太深。观察浅筋膜内的血管和神经分布特点。看清楚颅顶肌的性状后，在枕外隆凸和上项线上方切断枕肌，将之连帽状腱膜一起向前翻开，观察帽状腱膜下的疏松组织和颅骨外膜。

2. 面浅层切皮　切口按图 22-1 所示，即：以发际的正中开始向下作正中切口，直至颈部。经过鼻翼和口裂时作环形切口，切口不可过深。在正中切口线上，从口角处向外横切口至外耳根部。经眼裂时，在上睑下缘和下睑上缘作环形切口。

3. 仔细剖翻面部皮肤，从正中切口向两侧进行。面部皮肤薄，且与表情肌相连，剥翻时不应破坏皮下的结构。

4. 清理浅筋膜脂肪，显示出表情肌的轮廓。

5. 在耳前细心剥除腮腺囊，循此向前剥除腮腺咬肌筋膜，暴露腮腺、腮腺管及咬肌。注意观察在腮腺囊内有无腮腺淋巴结。

6. 以腮腺管为中心，解剖穿出腮腺的结构。腮腺管位于颧弓下方一横指。先在腮腺管上方，自腮腺前缘上部至上缘依次寻找：

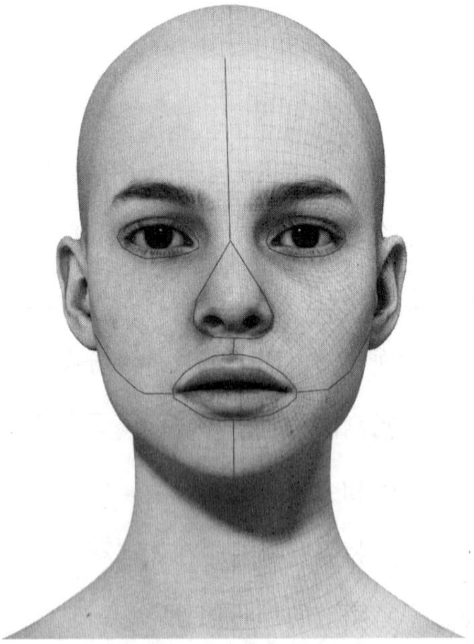

（1）面横动脉：位于颧弓下方，咬肌表面，伴腮腺管前行。

图 22-1　面浅层切口

22-1

（2）面神经颧支：自腮腺前上缘穿出，2～3支，分布于眼轮匝肌等。

（3）面神经颞支：自腮腺上缘中部穿出，1～2支，越过颧弓向上至颅顶肌等。

（4）颞浅动、静脉：在耳屏前方自腮腺上缘穿出，上行越过颧弓，于颞浅筋膜浅面分为前、后两支，分别至额部和顶部。

（5）耳颞神经：伴颞浅动、静脉后方出腮腺，再从腮腺管下方，自腮腺前缘下部至下端，逐一寻找。

（6）面神经颊支：自腮腺前缘穿出，3～4支，于腮腺管上、下方前行，分布于颧肌、上唇方肌、口轮匝肌上部、颊肌等。

（7）面神经下颌缘支：自腮腺前缘下份穿出，1～2支，沿下颌体下缘的上、下方前行，越过面动、静脉浅侧，分布于口轮匝肌下部、降口角肌、降下唇肌、颏肌等。

（8）面神经颈支：自腮腺下端穿出，常为1支，下行于颈阔肌深面。

7. 解剖腮腺及下颌后间隙　循面神经颊支或下颌缘支追踪入腮腺实质内，分离出面神经腮腺丛，细心地在丛的浅侧剖离腮腺浅部，连同腮腺管将腮腺浅部翻向前方，暴露神经的上干、下干和主干，在面神经深侧剔除腮腺深部，察看下颌后窝的境界和下颌后间隙的内容。在面神经的深侧分离出颈外动脉及其终支、下颌后静脉及其属支。

三、知识点

1. 额顶枕区　由5层软组织组成（图22-2）。

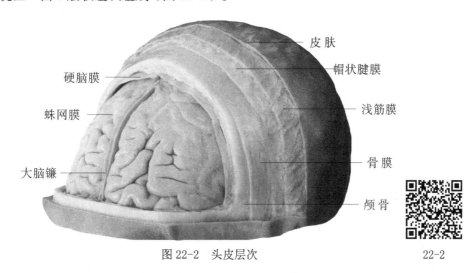

图 22-2　头皮层次　　　　　22-2

（1）皮肤：该区皮肤厚而致密，除额部外均有头发，并有大量汗腺和皮脂腺，是疖肿和皮脂腺囊肿的好发部位。此外，还富有血管，外伤后出血较多，但抗感染和愈合能力较强。

（2）浅筋膜：由脂肪及致密结缔组织构成。结缔组织形成纵行的纤维束，连接皮肤和深层的帽状腱膜，并将脂肪分隔成小格，内有血管和神经。炎症如发生在该层，一般较局限，炎性渗出物压迫神经末梢引起剧烈的疼痛。小格内的纤维束往往和血管壁愈着，外伤后血管不易收缩而出血较多，常需缝合或压迫止血。浅筋膜内的血管和神经由周缘向颅顶行走，可分为前组、外侧组和后组（图22-3）。前组位于额部，从眶上缘向上行，偏内侧的为滑车上动脉、滑车上静脉和滑车上神经，偏外侧的是眶上动脉、静脉和眶上神经。外侧组自耳的前、后方上行，位于耳前的较粗大，包括从腮腺上缘穿出的颞浅动脉、静脉和耳颞神经，位于耳后的是耳后动脉、静脉和枕小神经、耳大神经。后组在枕部上行，为枕动脉、静脉和枕大神经。

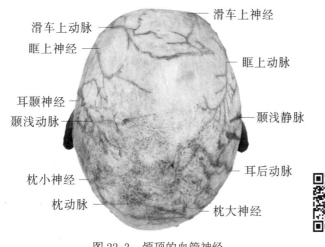

图 22-3　颅顶的血管神经　　　　　22-3

颅顶的动脉来源于颈内动脉和颈外动脉两个系统，不但左右两侧互相吻合，各组动脉之间也广泛吻合，因此，即使头皮发生大面积撕裂伤时，也不易缺血坏死。颅顶的静脉广泛吻合，形成静脉网，且可与板障静脉及颅内静脉窦连通。这种连通可以均衡颅内、外静脉的压力，也是炎症从颅外向颅内感染的途径。

（3）帽状腱膜和额枕肌：帽状腱膜通过浅筋膜的纤维束与皮肤紧密相连，临床上将皮肤、浅筋膜和帽状腱膜这三层结构合称为头皮。帽状腱膜前连额枕肌的额腹，后连该肌的枕腹，两侧渐变薄，与颞浅筋膜相移行。颅顶外伤如伤及帽状腱膜，因受额腹和枕腹的牵拉而伤口裂开，尤以横行创伤为甚，可导致大面积头皮撕裂。缝合头皮时要将此层妥善缝好，以减少张力，并有利于止血和愈合。

（4）腱膜下疏松组织：为连接头皮与颅骨外膜的薄层疏松结缔组织，亦称腱膜下隙。此层颅顶范围较大，前达眶部，后抵上项线。如腱膜下隙出血，易广泛蔓延。头皮由此层与颅骨疏松连接，因而移动性较大，开颅手术可经此将皮瓣掀起，头皮撕脱伤也极易沿此层分离。此层内有导血管将头皮静脉与颅骨板障静脉、颅内静脉窦连接起来，炎症可经这一途径扩散到颅骨内或颅腔内，故临床上称此层为颅顶部的"危险区"。

（5）颅骨外膜：薄而致密，与颅骨表面连接疏松，容易剥离；但在骨缝处深入骨缝，并与之紧密愈着。当骨膜下发生感染或血肿时，常局限于一块颅骨的范围内。

2.颞区　位于颅顶部的两侧，其前、上、后界为上颞线，下界为颧弓上缘。颞区的软组织的层次结构见图22-4。

（1）皮肤：前部皮肤薄，移动性较大。

（2）浅筋膜：较薄，脂肪组织也较少。在耳前，该层内由前向后有面神经的颧支和颞支、颞浅动脉和静脉、耳颞神经。颞浅动脉在耳屏前越过颧弓上行，位置浅表而恒定，临床上常在此测脉搏和压迫止血，还可经颞浅动脉逆行插管，介入治疗颌面部肿瘤，或取含颞浅动、静脉和耳颞神经在内的复合组织瓣修复颌面部软组

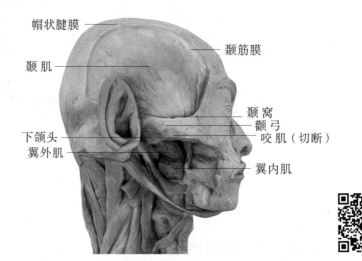

图22-4　颞区和颞间隙

22-4

织缺损。颞浅动脉在颧弓上方2～3cm分为前（额）、后（顶）两支。在耳后，有耳后动、静脉和枕小神经，分布于颞区后部。

（3）颞筋膜：起自上颞线，向下分为浅、深两层，分别附着于颧弓的外、内面。两层间有脂肪组织、颞中动、静脉，称颞筋膜间隙，但也有学者称之为颞浅间隙。

（4）颞肌：扇形，强大而厚实。由于颞肌和颞筋膜在行开颅手术时部分切除颞骨鳞部后对脑膜和脑组织有很好的保护作用，因而颞区是常用的手术入路。在颞肌的深面，有前、后两列血管神经束上行进入该肌，分别为起自上颌动脉和下颌神经的颞深前动脉、神经和颞深后动脉、神经。

（5）骨膜：较薄，覆盖于构成颞窝的颅骨表面。

颞间隙介于颞肌和颞窝骨膜之间，有学者称之为颞深间隙。含大量脂肪组织和颞深血管神经束，脂肪为颊脂体的颞突。该间隙向下与颞下间隙、颊间隙和翼颌间隙相通。

3.面浅层

（1）皮肤：面部皮肤薄而柔软，血液供应丰富，外伤后出血较多，抗感染力强而有利于手术及创伤的伤口愈合。皮肤含有较多的皮脂腺、汗腺和毛囊，是皮脂腺囊肿和疖肿的好发部位。面部小血管有丰富的血管、运动神经支配，皮肤色泽易受情绪影响而改变。皮肤的真皮有浅筋膜的纤维和表情肌的肌纤维附着，形成复杂的皮纹。为减小手术后的瘢痕，面部切口应尽量和皮纹一致。

（2）浅筋膜和表情肌：面部皮下组织较少，脂肪组织呈小颗粒状，额部、睑部和鼻部的脂肪最少，而颊部脂肪组织较多，称颊脂肪垫（颊脂体）。睑部皮下组织疏松，心、肾疾病引起的水肿可首先在睑部表现出来。

面部浅筋膜内有表情肌，即面肌（图22-5），它们起自面颅骨或筋膜，止于皮肤，收缩时牵动皮肤，使得面部产生各种表情。表情肌在眼裂、口裂和鼻孔周围呈环状或放射状分布，对裂孔有关闭或开大作用。

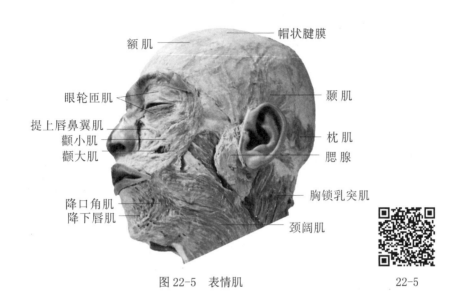

图 22-5　表情肌　　　　　　　　　　22-5

（3）血管：浅筋膜有丰富的血管（图22-6），主要血管包括前、后两组。前组是行走于口、鼻外侧和眼裂内侧的面动脉、面静脉。面动脉自颈外动脉分出后，向前上方，在咬肌止点前缘绕下颌体下缘到面部，经口角、鼻翼外侧到内眦，即为内眦动脉，沿途分出上、下唇动脉和鼻外侧动脉。面静脉位于面动脉后方，它经内眦静脉与眼上静脉交通，经面深静脉与颞下窝内的翼静脉丛交通，眼上静脉和翼静脉丛则与颅内海绵窦交通。口角以上的面静脉无瓣膜，鼻根至两侧口角的三角区域内的感染，若处理不当（如挤压），细菌可随血液经上述途径逆流入海绵窦，导致颅内感染，故临床上称鼻根至左右口角的三角形区域为"危险三角"。后组血管为从腮腺上缘浅出的颞浅动脉、静脉，沿外耳前方上行。此外，还

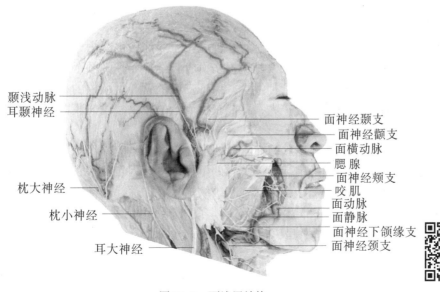

图 22-6　面浅层结构　　　　　　　　　22-6

有深部动脉的终支，如眶上动脉、眶下动脉、颏动脉浅出至面浅层。

面浅层内有感觉性的三叉神经终支和运动性的面神经终支分布（图 22-7）。

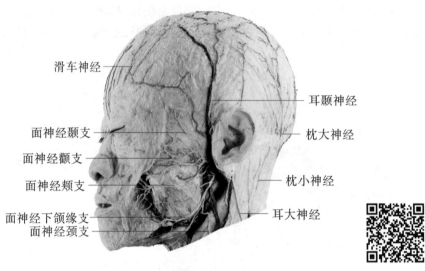

滑车神经

面神经颞支

面神经颧支

面神经颊支

面神经下颌缘支
面神经颈支

耳颞神经

枕大神经

枕小神经

耳大神经

图 22-7　面部浅层神经　　　　　　22-7

眼神经的终支眶上神经、上颌神经的终支眶下神经、下颌神经的终支颏神经分别从眶上孔、眶下孔、颏孔穿出后至浅筋膜内，管理面前部的感觉。上述三孔常在同一垂直线上，三叉神经痛时可出现压痛。面侧部有耳颞神经与颞浅动、静脉伴行。面神经终支分 5 组穿腮腺浅出，颞支 1～2 支，穿腮腺上缘行向上至颅顶肌；颧支 2～3 支，穿腮腺前上缘，越颧弓或与颧弓平行前行至睑裂周围面肌；颊支 3～4 支，出腮腺的前缘，与腮腺管平行前行，分布于睑裂和口裂间的面肌；下颌缘支 1～2 支，出腮腺前下缘后与下颌底下缘平行向前，支配口角以下面肌；颈支一般为 1 支，穿腮腺下端浅出，向下支配颈阔肌。面神经终支浅出后，行走在浅筋膜内，位置浅表。面部手术时应保护这些终支，防止损伤后出现面瘫。

（4）淋巴结：面部的浅淋巴结除腮腺表面有腮腺浅淋巴结外，其余部位无恒定分布，浅淋巴管直接汇入下颌下淋巴结和颏下淋巴结。

（5）深筋膜：面部深筋膜一般薄而不发达，但咬肌和腮腺表面的筋膜则很明显，称腮腺咬肌筋膜。它向上附着于颧弓，向下与颈深筋膜的浅层延续，前半部贴于咬肌表面，后半部分两层包绕腮腺，形成腮腺囊。

四、临床应用要点

1. 开颅术与颅外软组织　颅外软组织的主要血管和神经位于浅筋膜内，由于血管、神经自四周向颅顶行走，所以颅顶部手术切口一般应取放射状，避免损伤血管神经；而在开颅手术作皮瓣切开时，皮瓣的蒂应在下方，基底部应宽大，蒂内保留血管神经干，保证皮瓣的营养。颅顶的神经来源虽然不同，但其分布区互相重叠，局部阻滞麻醉的范围应扩大，才能获得满意的效果。浅筋膜内的纤维束较粗大，注射麻醉药时会感到阻力较大。

2. 面浅层结构与美容除皱外科　面部皮肤薄而柔软，真皮内含大量胶原纤维和弹性纤维，使皮肤富有弹性和韧性，保持一定的紧张度，此为维持面部美容的重要因素。因年龄增长或其他原因，这些纤维萎缩、断裂或减少，皮肤弹性和韧性下降，变得松弛，皱纹增多并加深。面部美容除皱术成功的关键在于熟悉这些纤维的分布特点，并将其与深部组织妥善分离。此外，还需注意面浅层内丰富的血管和神经，避免损伤血管而致出血过度，损伤神经而引起功能障碍。

（俞　洪）

第二十三章　面深层局部解剖

一、学习要求与掌握内容
1. 掌握面深层的结构特点。
2. 掌握面部间隙的解剖。

二、解剖步骤
1. 在眼轮匝肌与额肌之间，切开眼轮匝肌并将之下翻，解剖穿出眶上孔或眶上切迹的眶上血管神经及其内侧的滑车上血管、神经。

2. 解剖颊间隙及面动、静脉　先清理颧大肌的轮廓并将之保留，该肌是眶下间隙和颊间隙的标界肌。观察在颧大肌下方和咬肌前方的颊间隙的范围，其后半部有横行的腮腺管，此外还有面神经颊支和下颌缘支等前行。在腮腺管深侧仔细掏出颊脂体，观察其形态和深度。在咬肌前下端至下颌骨下缘附着处的前方寻出面动脉，自外侧翻开口角的肌层，显示面动脉及其分出的上、下唇动脉。面动脉后方为面静脉，在颊间隙中份有面深静脉注入。在口角下方逐层翻开降口角肌（三角肌）和降下唇肌（下唇方肌），显露颏孔，观察其位置（下颌第 2 前磨牙下方，距正中线 2～3cm）、开口方向（向后外上）和穿出的颏动脉、神经。

3. 解剖眶下间隙　在上唇方肌下端将之切断并翻向上，显示眶下间隙，清理其内容。观察眶下孔的定位及穿出的眶下血管、神经。循已找出的面动脉向上直至其终端——内眦动脉。面静脉起自内眦静脉，在面动脉后方下行。

4. 解剖咬肌下间隙和颞间隙　先将面神经终支的末端切断，将所有面神经终支、腮腺丛及主干后翻至茎乳孔。再在颧弓上方横行切开颞深筋膜浅层，显露颞筋膜间间隙，取出脂肪，用镊柄向上探查间隙浅部的范围并找出颞中动脉，观察颞深筋膜深层。然后沿颞深筋膜前、上、后缘切开并将之下翻至颧弓上缘，露出颞肌。最后用探针由上而下插入颧弓深面，确定其前、后端并锯断，连颞筋膜、颧弓和咬肌一并往下翻开，边翻边注意观察在下颌切迹上方由深部进入咬肌的咬肌血管、神经。咬肌下翻至其下颌支的附着部为止，观察咬肌下间隙的位置和交通。

5. 解剖翼颌间隙和颞下间隙浅部　在下颌支中下部横行锯去或用骨钳咬去约 2cm 骨密质，再刮去骨松质，露出下颌骨内由密质形成的下颌管，向上刮去下颌管的密质骨壁，露出管内的下牙槽血管、神经，并将之妥善保护。循此向上分离至下颌孔，在血管、神经深侧锯断下颌支深面的骨密质，如此完全离断下颌支。分离和切开下颌关节囊，留下颌关节盘于关节囊内，游离出下颌头，然后将切断的下颌支和颞肌下半部一并翻向上方（注意保护穿颞肌前下部的颊神经），显露出下颌支深面的翼颌间隙及其上方的颞下间隙浅部，以及颞肌深面的颞间隙。

（1）在翼颌间隙，自前向后分离出位于翼内肌表面的颊神经、舌神经和下牙槽神经血管，观察并测量它们的间距。

（2）在颞肌深面，分离并观察贴颞窝表面上行的颞深前、后血管神经。

（3）在颞下间隙浅部，分离上颌动脉及其分支，观察翼丛的位置和发达程度，注意颊神经、舌神经和下牙槽神经的穿出部位。

6. 解剖眶外间隙和颞下间隙深部　在颧弓前端深面、上颌体后方清理眶外间隙内的脂肪，清理紧贴上颌体后方下行入牙槽孔的上牙槽后血管、神经，观察其分支数。分离并切断翼外肌上、下头的起点，在下颌窝周围分离出余下的下颌关节囊及囊内的关节盘，然后在上颌动脉深面将翼外肌连带下颌关节囊、关节盘向后方摘出，显露颞下间隙深部，分离出刚出卵圆孔的下颌神经主干及其分支。观察脑膜中动脉及其与耳颞神经的关系，从颅底穿出的鼓索及其与舌神经的关系。

7. **解剖翼咽间隙**　在翼突窝分离并切断翼内肌的起始部，全部摘去翼内肌，暴露翼咽间隙，清理间隙底面和咽壁上的血管。在颞下间隙深部前份分离出腭帆张肌、腭帆提肌和咽鼓管软骨等，观察咽上缩肌和颊肌之间的翼颌韧带性状。

8. **解剖口底间隙**　锯去或咬去下颌管以下的下颌体，直至颏孔前方，在下颌体内侧面切断下颌舌骨肌起点，将该肌翻向下方，显露口底间隙，理清舌下神经、舌神经和下颌下腺管、舌下腺，观察舌神经与下颌下腺管的交叉关系。

三、知识点

1. **面侧深区**　位于颅底下方，下颌支的深面，口腔的后外侧和咽的外侧。该区上部为颞下窝及颞下间隙，下部为翼颌间隙，深部为咽后和咽旁间隙。

2. **腮腺咬肌区**　位于面侧区的浅层。此区主要内容有腮腺、咬肌、下颌支、面神经、颈外动脉和上颌动脉、下颌后静脉等。腮腺咬肌区的层次结构由浅入深第1层为皮肤，第2层为浅筋膜，其中有颈阔肌、耳大神经等，第3层为腮腺咬肌筋膜，第4层前半为咬肌，后半为腮腺浅部及穿过腮腺的血管、神经，第5层前半部为咬肌下间隙、下颌支，后半部为腮腺深部，第6层为下颌后窝的底（图23-1）。

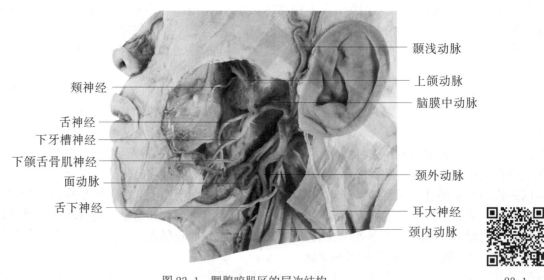

图 23-1　腮腺咬肌区的层次结构　　　　23-1

左侧标注（自上而下）：颞神经、舌神经、下牙槽神经、下颌舌骨肌神经、面动脉、舌下神经

右侧标注（自上而下）：颞浅动脉、上颌动脉、脑膜中动脉、颈外动脉、耳大神经、颈内动脉

（1）腮腺的位置：腮腺位于外耳道前下方，上平颧弓，下达下颌角，后至乳突前缘，大部分腮腺填充于下颌后窝内，部分腮腺向前盖于咬肌表面。

（2）腮腺的形态特点：整个腮腺形态呈不规则的楔形，底向外，尖向前内对咽侧壁。腮腺表面轮廓呈不规则四边形，有4个突起：面突向前，关节突向上，耳突向后，颈突向下。如果向上的关节突（突向下颌关节）不明显，则呈倒三角形；若面突特别发达，则为倒"L"形；有时4个突起均不显著，则近似椭圆形。腮腺深部还有咽突向咽侧壁，该处发生肿瘤，以咽部症状较明显，早期诊断较困难。

（3）腮腺囊：由腮腺咬肌筋膜分两层包被腮腺浅、深两面而成。腮腺囊的浅层致密，与腮腺附着较紧且深入腮腺小叶间，因而患腮腺炎症时肿胀受限而疼痛剧烈；腮腺囊的深层比较薄弱。

（4）腮腺管：发自腮腺前缘的深面（图23-2），在颧弓下缘下方1cm横行向前，越过咬肌表面及前缘，以直角转向内方，穿颊脂肪垫及颊肌，开口于上颌第2磨牙牙冠相对的颊黏膜。与腮腺管伴行的有面神经颊支和面横动、静脉，有时在腮腺管上方有与腮腺分离的副腮腺。

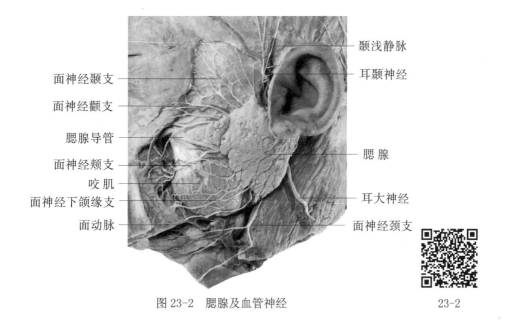

面神经颞支
面神经颧支
腮腺导管
面神经颊支
咬肌
面神经下颌缘支
面动脉

颞浅静脉
耳颞神经
腮腺
耳大神经
面神经颈支

图 23-2　腮腺及血管神经　　　　　　　　　23-2

（5）穿经腮腺的血管、神经：横行于腮腺内的有面神经及其腮腺丛、面横动脉，纵行于腮腺内的为颈外动脉及其终支、下颌后静脉及其属支、耳颞神经。面神经主干自茎乳孔出颅，向前下行走 1cm 左右即穿入腮腺，在腮腺内通常分为上、下两干，干上再发出分支吻合成腮腺丛，最后从丛上分出颞支、颧支、颊支、下颌缘支和颈支 5 组分支浅出腮腺。面神经的干和丛将腮腺分为浅、深两部。纵行结构一般位于面神经的深侧。颈外动脉经二腹肌后腹深面向上进入下颌后窝的腮腺内，至下颌颈高度分为 2 条终支：上颌动脉向前入颞下窝，颞浅动脉向上穿出腮腺上缘，在腮腺内它发出面横动脉前行。下颌后静脉行于颈外动脉后外方，在腮腺内由颞浅静脉和上颌静脉合成后下行。耳颞神经在颞下窝由下颌神经发出，向后经下颌颈深面进入腮腺，折向上方，伴颞浅动、静脉出腮腺。

（6）咬肌：为一强大的咀嚼肌，体表可触知其四边形轮廓。咬肌浅面后部被腮腺浅部覆盖，前部则被腮腺咬肌筋膜覆盖。咀嚼肌均由下颌神经支配（表 23-1）。

表23-1　咀嚼肌的起止、主要作用与神经支配

名　称	起　点	止　点	主要作用	神经支配
咬　肌	颧弓的浅、深面	下颌骨的咬肌粗隆	上提下颌骨	下颌神经
颞　肌	颞窝，颞筋膜深面	下颌骨冠突，下颌支前缘	上提下颌骨（闭口）	
翼内肌	翼突窝	下颌骨内侧面翼肌粗隆	上提下颌骨	
翼外肌	上头：蝶骨大翼颞下面 下头：翼突外侧板	下颌颈、下颌关节囊和关节盘	一侧：拉下颌骨向对侧 两侧：下颌骨向前（开口）	

3. 面部的筋膜间隙　筋膜间隙是指筋膜与筋膜之间或筋膜与骨膜、肌外膜之间潜在的间隙。面部的筋膜间隙包括位于上、下颌骨浅侧的浅间隙和位于上、下颌骨深侧的深间隙。浅间隙包括眶下间隙、颊间隙、咬肌下间隙、颞间隙和下颌后间隙；深间隙包括颞下间隙、翼颌间隙、翼咽间隙、眶外间隙和口底间隙等。

（1）眶下间隙：眶下间隙位于眶下方，介于上唇方肌（颧小肌、提上唇肌和提下唇鼻翼肌的总称）的深面与上颌骨前面之间，呈底边在上的三角形。其上界为眶下缘，内侧界为鼻外侧缘，外下界为颧大

肌和颧骨。间隙底面为上颌体的前面，底面中部有眶下孔，孔的外下方为尖牙窝及提口角肌（尖牙肌）。间隙内有脂肪结缔组织和血管、神经。眶下神经和眶下动脉从眶下孔穿出后分支至下睑、外鼻和上唇；提口角肌在眶下孔下方向前下方斜行至口角；眶下孔内侧有面动脉上行，移行为内眦动脉，面动脉后方有面静脉下行；颧大肌上端深侧有面横动脉及面神经的颊支前行。

眶下间隙经颧大肌深面与颊间隙交通，间隙的感染多来自上颌尖牙和前磨牙的牙源性感染。通过眶下孔进入眶下管，可阻滞麻醉眶下神经和上牙槽前、中神经。

（2）颊间隙：介于颊部皮肤、浅筋膜与颊肌之间，其上界为颧大肌和颧骨，下界为下颌体下缘，前内界与通过口角的垂线一致，后界浅部为咬肌前缘，深部为翼下颌韧带（自翼突内侧板至下颌骨第3磨牙牙槽突后方）。颊间隙后半部较深，前半部较浅。颊脂肪垫（颊脂体）填充于间隙的后部，该脂肪垫可分为以下1个体和4个突起：

① 体部，为扁长的脂肪块，介于咬肌深面和颊肌浅面之间；

② 颞突，自体部向上延伸，经颧弓深面到达颞间隙；

③ 颊突，由体部伸向前下方，达颧大肌深面和笑肌上缘；

④ 翼突，自体部向后突起，入颞下间隙的前部；

⑤ 翼腭突，由体部向前上伸入翼腭窝内。

颊脂肪垫使面颊部显得丰满，可供作移植材料以修复面部的凹陷。

颊脂肪垫的突起伸入其他深间隙，成为感染互相传播的途径。颊间隙后半部有腮腺管横行，穿过颊脂肪垫后再向内穿颊肌，开口于相对上颌第2磨牙的颊黏膜。在腮腺管穿颊肌处上方有颊动脉、下方有颊神经从深面浅出，分布于颊部的皮肤和黏膜。颊间隙前半部有面动脉和面静脉、面深静脉。间隙的浅筋膜内尚有由后向前行走的面神经颊支和下颌缘支。颊支位于腮腺管的上、下方，较粗大的颊支一般紧邻腮腺管。下颌缘支则在下颌骨下缘附近，较细小，手术时应注意保护。

颊间隙向上通眶下间隙，向后上深部通翼颌间隙、颞下间隙和眶外间隙，向后外通咬肌下间隙。颊间隙的感染一般来自邻近间隙和口腔。

（3）咬肌下间隙：位于咬肌深面与下颌支上半部之间，为一狭窄而扁平的间隙，其前以咬肌前缘与颊间隙分界，后以下颌支后缘为界，上以颧弓下缘为界，下以咬肌至下颌支的附着部为界。咬肌下间隙含少量结缔组织，咬肌动脉和神经从下颌切迹上方、下颌颈前方自颞下间隙穿出，经过咬肌下间隙的上部，进入咬肌深面。临床上阻滞咬肌神经时，常在下颌切迹中点的上后方进针。

咬肌下间隙上部经下颌切迹通深部的颞下间隙和翼颌间隙，经颧弓深侧通颞间隙，向前上通眶外间隙，向前通颊间隙，向后通下颌后间隙。咬肌下间隙的感染多来自下颌智齿冠周炎、下颌骨骨髓炎，或由腮腺及邻近间隙的感染扩散而来。

（4）下颌后间隙：位于下颌后窝。下颌后窝介于下颌支和乳突之间，上为外耳道，下为下颌角至乳突尖的连线，前为下颌支及其浅、深侧的咬肌和翼内肌，后为乳突及胸锁乳突肌前缘，底面由上而下为茎突、茎突肌群、寰椎横突和二腹肌后腹等。下颌后间隙即指腮腺囊的浅层与下颌后窝底面之间的空间，被腮腺及穿过腮腺的结构充满。间隙底面、二腹肌深侧有副神经、颈内静脉、迷走神经、舌下神经、颈内动脉、颈外动脉由后向前排列（图23-3）。

下颌后间隙前通颞下间隙、翼颌间隙、翼咽间隙和颈部的下颌下间隙。

（5）颞间隙：介于颞肌与颞窝骨膜之间，已如前述。虽然该间隙位于颅侧面，但其中容纳的颞肌与面部的咀嚼功能密切相关；颞间隙向下又与颊、颞下、翼颌等间隙相通，所以将之列入面部筋膜间隙的范畴。

（6）颞下间隙：位于颞下窝，指翼外肌及其周围结构所占的范围。其上界在体表相当于颧弓上缘，上壁由蝶骨大翼的颞下面构成，下界为翼外肌下缘，后界为下颌支后缘，前壁为上颌骨的后面，内侧壁为翼突外侧板和翼上颌裂，外侧壁为下颌支上半部和颞肌腱。间隙内有翼外肌、血管、神经、脂肪和结缔组织。翼外肌将颞下间隙分为3层：颞下间隙浅部在翼外肌浅侧，颞下间隙中部即翼外肌所在，颞下间隙深部在翼外肌深侧（图23-4）。

① 颞下间隙浅部：为上颌血管的通路，内有上颌动脉及其分支、翼静脉丛等。少数（约10%）上颌

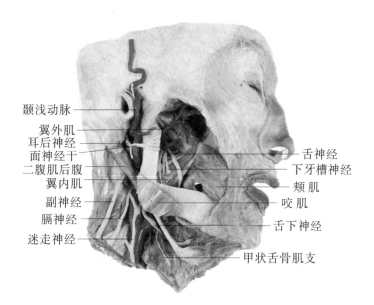

颞浅动脉
翼外肌
耳后神经
面神经干
二腹肌后腹
翼内肌
副神经
膈神经
迷走神经

舌神经
下牙槽神经
颊肌
咬肌
舌下神经
甲状舌骨肌支

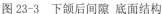

图 23-3　下颌后间隙 底面结构

23-3

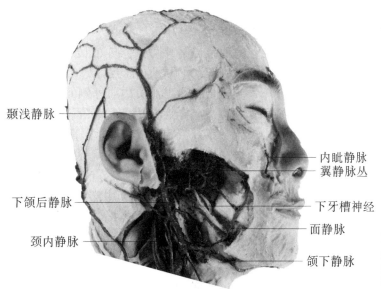

颞浅静脉

下颌后静脉

颈内静脉

内眦静脉
翼静脉丛

下牙槽神经
面静脉
颌下静脉

图 23-4　颞下间隙和眶外间隙

23-4

动脉可行走于翼外肌深侧。上颌动脉在翼外肌后下面分出脑膜中动脉和颞深后动脉上行，下牙槽动脉下行，在入翼腭窝前发出颞深前动脉上行，颊动脉、上牙槽后动脉下行。翼丛伴上颌动脉分布，由许多静脉吻合而成，分布于翼外肌浅面、周围及其深侧，向后汇合成上颌静脉，注入下颌后静脉，前部有面深静脉经颊肌浅面与面静脉交通，深部经蝶骨的小静脉孔、卵圆孔和破裂孔等通颅内海绵窦。这些通道形成静脉回流的缓冲装置，也为颅外感染向颅内蔓延的途径。

　　② 颞下间隙中部：为翼外肌所占。该肌的上头与下头之间有颊神经穿出，翼外肌与翼内肌之间的翼肌间缝有舌神经、下牙槽神经穿出。

　　③ 颞下间隙深部：在除去翼外肌后即可显示（图 23-5），在颞下窝上壁有贴附其上行的颞深前、后神经。深部的后部相当于下颌关节深侧有蝶下颌韧带（下颌关节的韧带）的上端，耳颞神经向外上方横行，神经的两根之间有脑膜中动脉穿过上行，经棘孔入颅。脑膜中动脉深侧有鼓索自颅底骨缝穿出后斜向前下方，并入舌神经。在行下颌关节手术时应注意保护上述结构。深部的中部有卵圆孔和从该孔穿出

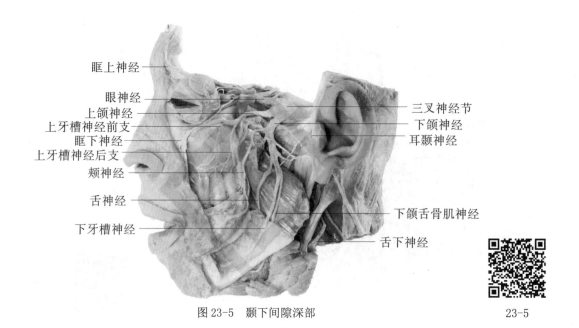

图 23-5 颞下间隙深部   23-5

的下颌神经及其分支（咀嚼肌支）、颊神经、舌神经、下牙槽神经和耳颞神经。卵圆孔的体表投影在颧弓下缘中点至下颌切迹中点连线的中点，深约 4cm。颞下间隙深部的前部为翼突外侧板及翼内肌上端，翼内肌深侧有咽上缩肌上缘、腭帆张肌、咽鼓管软骨和腭帆提肌等。

颞下间隙向上通颞间隙，经颅底孔通颅内，向前下通眶外间隙，向外下通翼颌间隙，向外越下颌切迹通咬肌下间隙，向后经上颌血管通颌后间隙，向内经翼上颌裂通翼腭窝。

（7）翼颌间隙：亦称翼下颌间隙，位于下颌支内侧面骨壁和翼内肌外侧面之间，前界为颞肌前缘、颊肌后缘和下颌支前缘，后界为下颌支后缘和腮腺囊，上界为翼外肌下缘，下界为翼内肌至下颌支的附着部。翼颌间隙有少量脂肪结缔组织，主要内容为 2 条韧带和 3 根神经。最前方为翼下颌韧带，是颊肌和咽上缩肌的共同起点，亦称颊咽肌缝，口腔内被覆黏膜后称翼颌皱襞，是口内阻滞下牙槽神经的重要标志。翼下颌韧带后方 0.6cm 左右有颊神经下行，颊神经后方 1cm 稍深处有舌神经下行，经下颌第 3 磨牙后方的黏膜深侧至下颌下间隙。舌神经后方约 1.5cm 处、翼内肌外侧面中部有下牙槽神经和血管下行，进入下颌孔。位于最后方的是蝶下颌韧带，下行止于下颌骨小舌（图 23-6）。

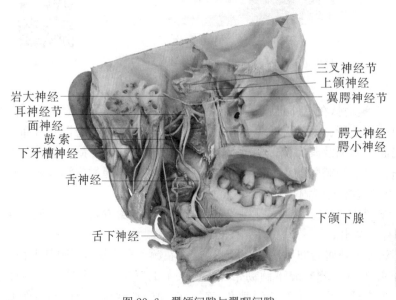

图 23-6 翼颌间隙与翼咽间隙   23-6

翼颌间隙向上与颞间隙和颞下间隙相通，向内上与眶外间隙相通，向前通颊间隙，向后通下颌后间隙，向下随舌神经通下颌下间隙。翼颌间隙位置居面侧深区中部，炎症可向周围间隙广泛蔓延。在行下牙槽神经阻滞麻醉时，亦进针于翼颌间隙。一般在口内翼颌皱襞中点稍外进针，经过颊黏膜、颊肌即进入该间隙：抵达下颌孔上方时可阻滞下牙槽神经，退针时依次可阻滞舌神经和颊神经。这样一次进针可阻滞 3 条神经，麻醉同侧下颌牙槽和牙龈。

（8）眶外间隙：位于眶外侧壁的外后方，内侧壁为上颌结节，前壁和外侧壁为颧骨和颧弓前端，后方为颞肌下端前缘和下颌骨冠突。间隙内充满脂肪，紧贴上颌结节有上牙槽后动脉、神经下行入牙槽孔，阻滞上牙槽后神经即进针至此处。眶外间隙上通颞间隙，后通颞下间隙，下通颊间隙。

（9）翼咽间隙：位于翼内肌与咽侧壁之间，又称咽旁间隙。前上界为翼颌韧带，前下界达下颌下腺上缘，后界为椎前筋膜。间隙内有少量结缔组织，隔咽上缩肌与腭扁桃体相邻。翼咽间隙向后与咽后间隙相通，经翼肌间缝与颞下、翼颌间隙相通，向前通颊间隙和眶外间隙，向下通下颌下间隙。

（10）口底间隙：亦称舌下间隙，围绕舌根呈"∩"形。间隙的外方和前方为下颌体，下方为口底膈（下颌舌骨肌和颏舌骨肌），上方为口底黏膜，内方为舌骨舌肌和舌根，间隙前端在舌下阜深面彼此相通（图23-7）。间隙后部有舌动脉和舌下神经，前部有舌下腺和下颌下腺深部和下颌下腺管。舌神经则先在下颌下腺管的外上方向前下，经腺管外侧绕至导管下方，再转至导管内上方上行，分支进入舌前2/3部。在行下颌下腺手术结扎其导管时，应注意舌神经与导管半螺旋状的交叉关系。舌神经在舌骨舌肌中下部斜向前上方，进入舌下面的中部。

口底间隙经下颌舌骨肌后缘通下颌下间隙、翼颌间隙和翼咽间隙。

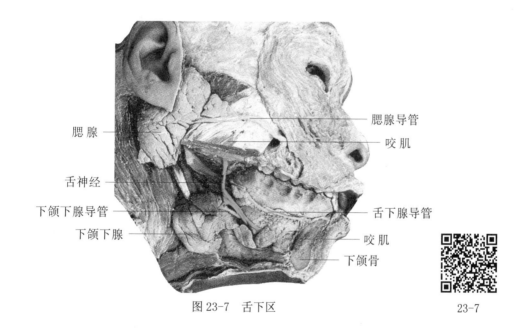

图 23-7　舌下区

23-7

四、临床应用要点

1.腮腺与面神经　自茎乳孔出颅后的面神经行一短程即进入腮腺，其主干、分干和丛与腮腺有十分密切的关系，腮腺炎或肿瘤会压迫面神经，引起面瘫；行腮腺切除术时更应注意保护面神经。保留面神经的腮腺切除术一般有两种方法显露面神经：一是顺向显露，在乳突前缘剥离腮腺，再在乳突和外耳道交界处的深面，先寻找面神经主干，循主干向腮腺内分离出面神经的其余部分，切除腮腺。二为逆向显露，在腮腺浅部的边缘先找出面神经较粗大的终支，如颞支或颊支，再沿该分支深入腮腺，追溯到面神经的主干，并分离出其他分支而切除腮腺。

2.面部间隙的临床意义　在正常情况下，面部各间隙均为血管、神经的通道，并有脂肪、结缔组织或其他结构填充，间隙的空间不明显，在炎症感染破坏了结缔组织时，筋膜间隙才变得明显。由于间隙内有神经通过，面部阻滞麻醉，尤其是口腔科的阻滞麻醉，通常将麻醉剂注入某个间隙内的神经周围。在化脓性感染时，炎性渗出液一般循着人体结构中较薄弱的部位，如筋膜间隙、血管神经束的通道蔓延播散。因此，筋膜间隙在颌面部局部解剖中占有重要地位。熟悉它们的位置、内容和交通关系，对于正确实施局部阻滞麻醉，判断颌面部感染的部位并建立通畅的引流途径等非常重要。面部深间隙的交通如图23-8 所示。

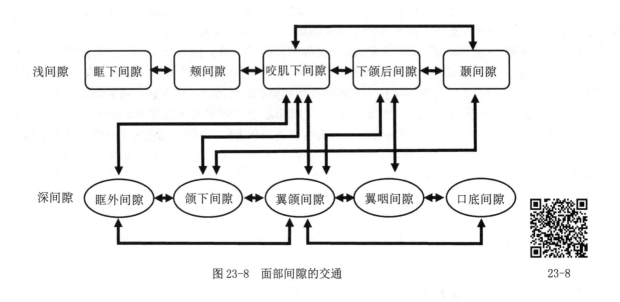

图 23-8　面部间隙的交通　　　　　　　　　　23-8

（王　征）

第二十四章　开颅局部解剖

一、学习要求与掌握内容

1. 熟悉开颅方法。
2. 掌握颅底重要神经、血管穿行部位。

二、解剖步骤

1. 锯开颅盖　从眶上缘上方1cm到枕外隆凸上方1cm，用线匝一圈，看准在同一水平面后，用刀背在颅盖划出标记，沿标记线锯开颅盖，注意切勿锯深损坏硬脑膜。再用骨凿沿锯缝撬开颅盖后，手指伸入将其用力拉开，露出硬脑膜。观察脑膜中动脉。

2. 切开硬脑膜　沿锯缘切开硬脑膜（后部保留，不切），从前部以刀尖伸入大脑裂隙底部，切断大脑镰下端在鸡冠的附着，拉出大脑镰，连带硬脑膜上半部一并拉向后方。

3. 处理第1对脑神经　在颅前窝上抬额叶，将刀插入，自筛板上面剥离嗅球，离断穿筛孔的嗅神经。

4. 处理第2、3、4对脑神经　将额叶推离颅前窝，于颅中窝中部前方视神经管处，切断视神经及其外后方的颈内动脉。紧贴鞍膈切断漏斗，将垂体留于垂体窝内。在鞍背两侧切断动眼神经和滑车神经，后者可被小脑幕游离缘覆盖。

5. 切断小脑幕　将颞叶前端轻轻上推，在颞叶与颞骨岩部间的缝隙中，看清小脑幕在岩部的附着，自前向后将小脑幕切断。

6. 处理后8对脑神经　掀起颞叶和额叶，使脑干腹侧面离开斜坡。在颞骨岩部尖端附近切断三叉神经根，再向下内方，切断展神经根。于内耳门切断面神经和前庭蜗神经根。在枕骨大孔前外侧，切断穿颈静脉孔的颈内静脉和舌咽神经、迷走神经和副神经根，在枕骨大孔前外缘，切断穿舌下神经管的舌下神经根。在舌下神经根内侧，切断椎动脉。

7. 取脑　用刀尖由寰椎后弓下缘插入椎管，切断脊髓，取出完整的脑。

8. 观察硬脑膜及颅底结构　辨认硬脑膜形成的大脑镰、小脑幕，显露上矢状窦、下矢状窦、直窦、窦汇、横窦、乙状窦和海绵窦。剖开海绵窦上壁和外侧壁，观察穿行结构。全部解剖结束后，需将取出和翻开的结构全部复位，以便复习观察。

三、知识点

1. 颅前窝　由筛骨筛板、额骨和蝶骨小翼构成，内容大脑半球的额叶，下邻鼻腔和眶。嗅神经经筛孔入窝。

2. 颅中窝　由蝶骨体和大翼、颞骨岩部前面构成，可分为位于中央的鞍区和两个外侧部。

（1）鞍区：位于蝶骨体上面，包括蝶鞍及其周围的区域。该区主要结构有垂体、垂体窝和海绵窦。

垂体：位于蝶鞍中央的垂体窝内，借垂体柄及漏斗连于第三脑室底的灰结节。在冠状和矢状断面上垂体呈横置的肾形。

垂体窝：位于颅中窝中央，其顶为硬脑膜形成的鞍膈，鞍膈的前上方有经视神经管入颅的视神经和与其相续的视交叉。窝底隔薄层骨壁邻蝶窦，两侧为海绵窦。窝的前方为鞍结节，后方为鞍背。

海绵窦：位于蝶鞍的两侧，是两层硬脑膜间的腔隙，为一对重要的硬脑膜静脉窦。窦内有许多结缔组织小梁，把窦腔分隔成很多小腔隙，致使窦内血流缓慢，感染时易发生栓塞。两侧海绵窦经鞍膈前、后和垂体下方的海绵窦相交通，感染可互为蔓延。窦的前端达眶上裂内侧，经眼静脉、翼丛与面静脉交通，面部的感染可循此途径蔓延到海绵窦，引起细菌性血栓性海绵窦炎。窦的内侧壁上部邻垂体、下部借薄层骨壁邻蝶窦，垂体肿瘤和蝶窦炎症均可能压迫或侵犯海绵窦。窦的后端至颞骨岩部尖端，分别和岩上窦、岩下窦相连。岩上窦向后汇入横窦或乙状窦，岩下窦经颈静脉孔注入颈内静脉。海绵窦内有颈内动脉和展神经穿过，窦的外侧壁内自上而下有动眼神经、滑车神经、眼神经和上颌神经通行（图24-1）。海绵窦的病变会出现海绵窦综合征，出现上述神经的麻痹和疼痛、眼球运动障碍、结膜充血和水肿等症状。

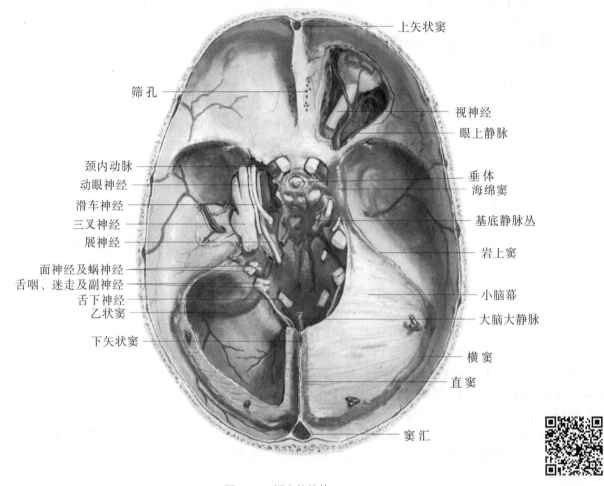

图 24-1 颅底的结构

（2）外侧部：容纳大脑半球的颞叶。该部前份有眶上裂，动眼神经、滑车神经、展神经、眼神经和眼上静脉经此裂出入眶。中份在蝶骨大翼根部，由前内向后外有圆孔通翼腭窝、卵圆孔和棘孔通颞下窝，分别有上颌神经、下颌神经和脑膜中动脉通过。后份于颞骨岩部前面有弓状隆起，其外侧为薄层骨壁构成的鼓室盖，下方紧邻鼓室。在颞骨岩部尖端有三叉神经压迹，硬脑膜在此包被三叉神经节而形成一隐窝，称三叉神经腔（Meckel腔）。

3. 颅后窝 由蝶骨体、颞骨岩部后面和枕骨内面构成，内容小脑和脑干。颅后窝为面积最大、最深的颅窝。

颅后窝窝底中央有枕骨大孔，向下与椎管相接，延髓在此与脊髓相连，左、右椎动脉和副神经的脊髓根也经此孔入颅。枕骨大孔的前方为斜坡，前外侧有舌下神经管，舌下神经由此出颅。枕骨大孔的外上方为颞骨岩部的后面，其中部有内耳门，面神经、前庭蜗（位听）神经和迷路动、静脉通过内耳门出入内耳道。颞骨岩部和枕骨外侧部间为颈静脉孔，有舌咽神经、迷走神经、副神经和颈内静脉通过。

枕骨大孔后上方为枕内隆凸，是窦汇所在处。横窦起自窦汇两侧，行于横窦沟内，至岩部上缘后端续为乙状窦。乙状窦继续沿颅侧壁下行，再转向内侧，到颈静脉孔，延续为颈内静脉。乙状窦和乳突小房只隔薄层骨壁，行乳突手术时应防止损伤乙状窦。枕骨大孔的后上方邻接小脑扁桃体，当颅内压增高时，可挤压小脑扁桃体而使之嵌入枕骨大孔，形成小脑扁桃体疝，压迫延髓的心血管和呼吸等生命中枢，危及患者生命。

颅后窝的顶为小脑幕，它位于大脑半球枕叶与小脑之间，是硬脑膜形成的半月状襞。其后外侧缘附着于横窦沟和颞骨岩部上缘，前端达后床突；前内侧缘凹陷游离，向前附着于前床突，形成小脑幕切迹（图24-2）。小脑幕切迹与鞍背围成一卵圆形的孔，环绕中脑。在颅内压升高时，小脑幕切迹上方的海马旁回钩被推移而至小脑幕切迹的下方，形成小脑幕切迹疝，压迫脑干，并牵拉或挤压动眼神经，产生同侧瞳孔散大、对光反射迟钝或消失，对侧肢体硬瘫等体征，即 Weber 综合征。

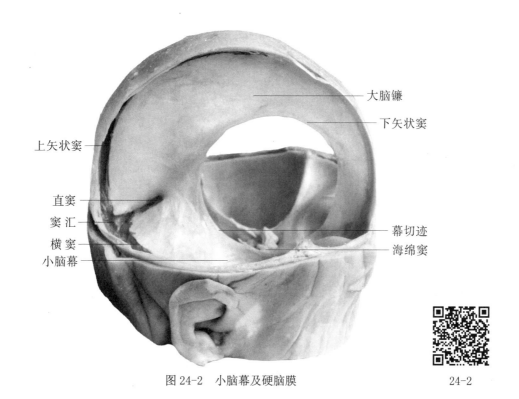

图 24-2　小脑幕及硬脑膜　　　　24-2

颅部骨性标志对颅脑手术的意义：由颅骨的表面标志可以由表及里地了解相应的颅内结构，以便在行颅脑外科手术时尽可能地减少损伤脑膜窦和重要区域的脑组织。例如，枕外隆凸内面为窦汇，开颅手术或颅脑外伤，损伤窦汇可引起大量出血，窦汇的梗塞会导致急性脑水肿而危及生命。由枕外隆凸可确定顶枕点和顶枕沟，据此来推测病变位于顶部抑或枕部。

四、临床应用要点

1. 颅底骨折及硬脑膜损伤　颅底有许多孔、管、裂，它们是血管神经进出的通道。颅底骨与硬脑膜愈着紧密，骨折时常同时损伤脑膜，引起脑脊液漏。

颅前窝骨折时，如波及筛板，常因伴发脑膜和鼻腔顶黏膜撕裂而导致脑脊液和血液鼻漏，也可伤及嗅神经而引起嗅觉障碍；若骨折线经过眶，会发生眶内和结膜下出血。

颅中窝是颅底骨折的好发部位，常见于蝶骨中部和颞骨岩部。蝶骨中部骨折，会同时损伤脑膜和蝶窦黏膜，引起脑脊液鼻漏；如波及海绵窦和颈内动脉，可导致动静脉瘘、眼静脉淤血，并可伴发穿过海绵窦内和窦壁的神经受到压迫或刺激的症状。当发生岩部骨折时，若累及鼓室盖并伴有鼓膜撕裂，脑脊液进入鼓室而经外耳道漏出，即脑脊液耳漏，穿经岩部的面神经和前庭蜗神经也可能受损。

发生颅后窝骨折时因伤及脑干而极度危险。出血和脑脊液无通道排出，易被忽视，有时咽后壁和乳突部皮下可出现瘀斑。

2.垂体的邻接与垂体肿瘤　垂体位置深在，四周邻接关系复杂，如发生肿瘤，易影响邻近结构。垂体肿瘤向上可突入第三脑室，引起脑脊液循环障碍；向前、后侵犯蝶鞍，导致蝶鞍变形；向下压迫窝底，使垂体窝加深，甚至累及蝶窦；向前上方则压迫视交叉，出现视野的缺损；向两侧生长，会压迫海绵窦，发生海绵窦瘀血和穿过海绵窦的脑神经受压的症状。

（俞　洪）

附　头面部部分复习思考题

一、选择题

1. 帽状腱膜··　（　　）

    A. 属皮肌　　　　　　　　　　　　　　　　B. 前后分别连颞肌的额腹和枕腹

    C. 其浅侧与皮肤紧密相连　　　　　　　　　D. 其深侧与颅骨外膜紧密相连

    E. 帽状腱膜下血肿较局限

2. 以下关于面静脉的描述，错误的是··　（　　）

    A. 起始部称内眦静脉　　　　　　　　　　　B. 全程均无瓣膜

    C. 经眼静脉与颅内海绵窦交通　　　　　　　D. 经面深静脉与翼丛交通

    E. 注入颈内静脉

3. 以下关于翼下颌间隙的描述，错误的是··　（　　）

    A. 介于翼外肌与下颌支之间　　　　　　　　B. 是下牙槽神经阻滞麻醉的常用部位

    C. 下牙槽神经的前、后方分别为颊神经和舌神经　　D. 下牙槽神经经此间隙进入下颌孔

    E. 翼下颌间隙与颞下间隙、咬肌间隙相通

二、填空题

1. 颅顶软组织由浅至深的层次为＿＿＿＿＿、＿＿＿＿＿、＿＿＿＿＿、＿＿＿＿＿和＿＿＿＿＿。

2. 面静脉在眼内眦处起自＿＿＿＿＿静脉，经＿＿＿＿＿静脉与颅内＿＿＿＿＿交通，还可经＿＿＿＿＿静脉与翼丛相通。

3. 支配面肌的神经是＿＿＿＿＿神经，自＿＿＿＿＿孔出颅后，转向前穿＿＿＿＿＿并在其内吻合成丛，分出＿＿＿＿＿、＿＿＿＿＿、＿＿＿＿＿、＿＿＿＿＿和＿＿＿＿＿5组分支。

4. 面部皮肤感觉由三叉神经分布，眶上神经、眶下神经和颏神经分别为＿＿＿＿＿、＿＿＿＿＿和＿＿＿＿＿的终支。

5. 咬肌下间隙位于＿＿＿＿＿和＿＿＿＿＿之间，其内含有＿＿＿＿＿等结构。

6. 穿过腮腺的血管神经较多，其中横行的为＿＿＿＿＿和＿＿＿＿＿，纵行的有＿＿＿＿＿、＿＿＿＿＿、＿＿＿＿＿等。

7. 经眶上裂出入颅的结构有＿＿＿＿＿、＿＿＿＿＿、＿＿＿＿＿、＿＿＿＿＿、＿＿＿＿＿等。

8.穿过海绵窦内的结构有_____和_____，穿过其外侧壁的为_____、_____、_____和_____。

三、名词解释

1.头皮：

2.帽状腱膜：

3.危险三角：

4.口底间隙：

5.颞间隙：

6.翼颌间隙

四、问答题

1.颅顶部软组织共分几层？各层有何结构特点？

2.试述面部浅层的局部解剖学特点。

3.穿经腮腺的神经血管有哪些？它们的局部关系怎样？

4.试述垂体的位置和邻接，并分析垂体肿瘤临床症状的解剖学基础。

（林海燕）

附录一

复习思考题参考答案

上肢、脊柱区部分

一、选择题

1.B	2.D	3.A	4.B	5.E	6.C	7.A	8.C	9.A	10.C
11.C	12.B	13.E	14.C	15.B	16.B	17.C	18.D	19.E	20.C
21.E	22.C	23.C	24.D	25.A	26.C	27.A	28.E	29.D	30.E
31.A	32.C	33.C	34.B	35.C	36.E	37.B	38.B	39.B	40.B
41.B	42.C	43.D							

二、填空题

1. 尺神经　　正中神经　　桡神经
2. 拇长屈肌腱　　拇短伸肌腱　　拇长伸肌腱
3. 桡　　肘　　桡　　肌皮　　肱二头　　肱　　正中
4. 旋肱后动脉　　腋神经　　旋肩胛动脉
5. 锁骨下肌　　喙突　　胸小肌　　胸肩峰血管(胸肌支)　　头静脉　　胸外侧神经(胸前外侧神经)
6. 指浅屈肌腱　　指深屈肌腱　　拇长屈肌腱　　正中神经
7. 掌腱膜　　指屈肌腱　　尺动脉　　桡动脉掌浅支
8. 桡　　掌心　　指掌侧总
9. 屈肌支持带（腕横韧带）　　腕骨沟　　正中　　拇长屈
10. 尺侧腕屈肌腱　　豌豆　　桡侧腕屈肌腱　　掌长肌腱
11. 胸长　　前锯肌　　翼状　　胸背　　背阔
12. 头静脉　　贵要静脉　　肘正中静脉
13. 椎前　　腋血管　　臂丛
14. 腋静脉　　胸外侧血管　　胸背血管（肩胛下动脉）
15. 桡神经　　腋神经　　桡神经深支　　尺神经
16. 肱深动脉　　尺侧上副　　四边　　旋肱后　　肱　　尺　　深
17. 旋肱后动脉　　掌深弓（尺动脉掌深支）　　肱深动脉　　骨间前动脉
18. 肱骨内、外上髁的连线　　肱桡肌　　旋前圆肌　　肱肌　　旋后肌
19. 肱三头　　肱骨桡神经沟　　桡神经　　肱深血管（动脉）
20. 肌皮　　头静脉　　贵要静脉
21. 浅面　　深面　　冈上　　冈下
22. 腋　　肩胛下
23. 肩胛上动脉　　肩胛上神经
24. 竖脊肌外侧缘　　第 12 肋　　2
25. 胸背　　副
26. 冈上　　冈下　　小圆　　肩胛下
27. 上　　前　　后　　大结节　　小结节
28. 肩胛下　　大圆

下肢部分

一、选择题

1.E	2.A	3.B	4.E	5.B	6.C	7.C	8.C	9.E	10.D
11.C	12.A	13.B	14.D	15.E	16.D	17.E	18.B	19.A	20.A
21.E	22.C	23.E	24.A	25.C	26.A	27.A			

二、填空题

1. 髂后上棘与坐骨结节连线的上、中 1/3 交点　　坐骨结节与股骨大转子连线的中点
股骨两髁之间的中点

2. 旋髂浅静脉　腹壁浅静脉　　阴部外静脉　　股内侧浅静脉　　股外侧浅静脉　　小腿上 2/3
股部下 1/3　内踝前方

3. 足背静脉弓的外侧　　腘静脉　　腓肠　　腓肠内侧皮

4. 腹股沟上内侧浅淋巴结　　腹股沟上外侧浅淋巴结　　腹股沟下浅淋巴结　　腹股沟韧带下方
大隐静脉末段两侧　　小隐静脉末段　　腘

5. 腹股沟韧带　　髂骨　　髂耻弓　　髂腰肌　　股神经　　股外侧皮神经　　腹股沟韧带
耻骨梳韧带　　髂耻弓　　腔隙韧带（陷窝韧带）股动脉　　股静脉

6. 股环　　腹股沟韧带　　耻骨梳韧带　　腔隙韧带　　股静脉

7. 腹壁下　　闭孔

8. 旋股内侧　　旋股外侧　　穿

9. 股四头肌　　耻骨肌　　缝匠肌　　髋、膝关节　　股前、内侧区　　隐神经
小腿及足内侧面

10. 大腿中 1/3 内侧份　　缝匠肌和大收肌　　股内侧肌　　长收肌及大收肌　　隐神经
股动脉　　股静脉

11. 长收肌　　股薄肌　　耻骨肌　　髋、膝　　闭孔外肌　　大收肌

12. 半腱肌和半膜肌　　股二头肌　　腓肠肌内侧头　　腓肠肌外侧头　　腘筋膜　　股骨腘面
膝关节囊后部　　腘肌

13. 比目鱼肌腱深面　　腓肠外侧皮神经

14. 腓浅神经　　腓深神经　　腓骨颈

15. 胫骨前肌　　趾长伸肌　　胫骨前肌　　拇长伸肌　　腓深神经

16. 胫骨前肌腱　　拇长伸肌腱　　足背血管　　腓深神经　　趾长深肌腱　　第三腓骨肌腱

17. 分裂韧带　　胫骨后肌腱　　趾长屈肌腱　　胫后动脉　　胫后静脉　　胫后神经
拇长屈肌腱

颈部部分

一、选择题

1.E	2.D	3.D	4.D	5.B	6.E	7.E	8.C	9.D	10.B
11.C	12.C	13.E	14.B	15.E	16.D	17.D	18.E	19.B	20.E
21.C	22.C	23.B	24.D	25.E					

二、填空题

1. 固有颈部　　项区

2. 下颌舌骨肌　　颈阔肌　　颈深筋膜浅层

3. 颈外动脉　　喉上神经及其外支

4. 胸锁乳突肌　　斜方肌　　枕三角　　锁骨上大窝

5. 锁骨下动脉　　甲状腺下动脉　　颈横动脉

6. 二腹肌前腹　　二腹肌后腹　　下颌骨体下缘　　下颌下腺　　面动脉　　舌下神经　　舌神经
　　下颌下神经节

7. 胸锁乳突肌上份前缘　　肩胛舌骨肌上腹　　二腹肌后腹

8. 颈总动脉　　颈内静脉　　迷走神经　　颈内静脉　　颈干

9. 胸锁乳突肌后缘　　斜方肌前缘　　肩胛舌骨肌下腹上缘　　副神经

10. 颈前正中线　　胸锁乳突肌前缘　　肩胛舌骨肌上腹　　甲状腺　　甲状旁腺　　气管颈段
　　食管颈段

11. 颈外动脉　　喉上神经外支　　甲状颈干　　喉返神经

12. 皮肤　　浅筋膜　　封套筋膜　　舌骨下肌群　　气管前筋膜　　皮肤　　浅筋膜　　封套筋膜
　　胸骨上间隙　　舌骨下肌群　　气管前筋膜　　气管前间隙

13. 胸锁乳突肌后缘中点　　锁骨内 1/3 段上方 2 ～ 3cm
　　乳突尖与下颌角连线的中点，经胸锁乳突肌后缘中上 1/3 交点，至斜方肌前缘中下 1/3 交点

14. 膈神经　　锁骨下静脉　　臂丛　　锁骨下动脉

15. 颈长肌　　前斜角肌　　锁骨下动脉第 1 段　　迷走神经　　膈神经　　椎动脉　　甲状颈干

胸壁、胸腔部分

一、选择题

1.C	2.A	3.A	4.E	5.C	6.B	7.C	8.D	9.C	10.C
11.A	12.A	13.D	14.A	15.C	16.D	17.C	18.C	19.A	20.D
21.E	22.E	23.A	24.A	25.C	26.A	27.D	28.C		

二、填空题

1. 胸小肌上缘　　喙突　　锁骨下肌　　胸外侧神经　　胸肩峰动脉　　头静脉　　肋间静脉
　　肋间动脉　　肋间神经

2. 锁骨下　　6　　肌膈　　腹壁上　　胸膜上膜

3. 胸导管　　降主动脉

4. 肋胸膜　　膈胸膜　　纵隔胸膜　　胸膜顶　　肋胸膜　　膈胸膜

5. 肺静脉　　肺动脉　　支气管　　肺动脉　　支气管　　肺静脉　　支气管　　肺动脉
　　支气管　　肺静脉

6. 胸骨　　脊柱胸部　　胸廓上口　　膈　　纵隔胸膜

7. 胸腺　　头臂静脉　　上腔静脉　　膈　　迷走　　气管　　食管　　胸导管　　左喉返神经

8. 左膈神经　　左迷走神经　　左肺动脉　　动脉韧带　　左喉返神经

9. 纤维心包　　浆膜心包　　脏层　　壁层

10. 升主动脉　　肺动脉干　　上腔静脉　　左心房

11. 左心房　　心包　　下腔

12. 左第 5 肋间隙，锁骨中线内侧 1 ～ 2cm 处或距前正中线 7 ～ 9cm 处

13. 左　　右

14. 胸骨柄　　胸骨体　　4　　2　　肋计数

15. 9　　7

16. 4

17. 2   4   6   8

18. 前锯   胸内侧   胸内侧   胸外侧

腹部部分

一、选择题

1.D	2.D	3.C	4.E	5.A	6.C	7.E	8.D	9.B	10.A
11.B	12.D	13.A	14.E	15.C	16.B	17.E	18.A	19.B	20.D
21.B	22.B	23.E	24.C	25.E	26.E	27.C	28.A	29.A	30.E
31.A	32.B	33.D	34.D	35.B	36.B	37.A	38.A	39.E	40.A
41.D	42.C	43.E	44.A	45.B	46.D	47.C	48.B	49.E	50.B
51.A	52.D	53.B	54.C	55.B	56.A				

二、填空题

1. 腹外斜肌腱膜   腹内斜肌下部   腹横筋膜   联合腱（或腹股沟镰）
腹内斜肌和腹横肌的弓状下缘   腹股沟韧带   腹外斜肌腱膜   腹横筋膜   精索
子宫圆韧带

2. 腹壁下动脉   腹直肌外侧缘   腹股沟韧带   脂肪层（Camper筋膜）   腹性层（Scarpa筋膜）
腹外斜肌腱膜   腹内斜肌腱膜   横肌腱膜   联合腱（腹沟镰）   腹横筋膜

3. 深环（腹环）   腹股沟管   浅环（皮下环）   腹股沟三角   浅环（皮下环）
腹壁下动脉   斜   直   髂腹股沟神经   髂腹下神经

4. 输精管   睾丸血管   输精管血管   鞘韧带（或腹膜鞘突残余）   精索外筋膜   提睾肌
精索内筋膜   腹外斜肌腱膜   腹横筋膜

5. 腹白线   腹股沟韧带下方1.5cm   阔筋膜   阴囊肉膜 阴茎筋膜   会阴浅筋膜

6. 前   后   腹外斜肌腱膜   腹内斜肌腱膜的前层   腹内斜肌腱膜的后层   腹横肌腱膜
腹横筋膜   浅筋膜   腹直肌鞘前层   腹直肌   腹直肌鞘后层   腹横筋膜
腹膜外组织   腹膜壁层

7. 浅筋膜   腹白线   腹横筋膜   腹膜外组织   腹膜壁层   Camper筋膜   Scarpa筋膜
外斜肌腱膜   腹内斜肌   腹横肌   腹横筋膜   腹膜外组织   腹膜壁层   髂腹下神经
髂腹股沟神经

8. 胸腹壁浅静脉   腋静脉   腹壁浅静脉   旋髂浅静脉   大隐静脉   腹壁上静脉
胸廓内静脉   腹壁下静脉   髂外静脉   胸廓内   腹壁上   髂外   腹壁下   腋
胸骨旁   腹股沟浅

9. 横结肠   横结肠系膜   肝   胆   胃   脾   十二指肠上部   空肠   回肠   盲肠
阑尾   结肠   肝肾隐窝   小网膜   胃

10. 胃网膜左   胃网膜右   脾   胃十二指肠   肝胃韧带   肝十二指肠韧带   胃左、右
胆总管   肝固有动脉   肝门静脉   肝十二指肠韧带游离缘   下腔静脉表面的壁腹膜
肝尾状叶   十二指肠上部   网膜囊   网膜孔   肝肾隐窝   右结肠旁沟   右髂窝
盆腔

11. 直肠膀胱陷凹   直肠子宫陷凹   阴道后壁   腹膜   胃底   脾门   胃短   胃网膜左
脾门   左肾前面   脾

12. 肝总动脉   脾动脉   胃左动脉   胰体上缘   胰支   胃短动脉   胃网膜左动脉
胃后动脉   网膜孔下方   肝固有动脉   胃十二指肠动脉   胃网膜右动脉
胰十二指肠上动脉   肝固有动脉   肝右动脉   胆囊管   肝总管   右肝管   肝下缘
胆囊动脉

13. 上部　　降部　　水平部　　升部　　第 2 腰椎左侧　　十二指肠上襞　　胆囊　　胆总管
门静脉　　下腔静脉　　胃十二指肠血管　　横结肠　　肠系膜上血管

14. 底　体　颈　管　十二指肠上段　　十二指肠后段　　胰腺段　　十二指肠壁内段
肝胰壶腹　　螺旋瓣　　肝胰壶腹　　胆总管末端　　胰管末端　　胆囊颈　　胆囊管
十二指肠降部　　后内侧　　胆总管　　胰管　　十二指肠纵襞　　上　　副胰管

15. 头　颈　体　尾　钩突　十二指肠　脾门　网膜囊　胃后壁
胰十二指肠上血管　　胆总管　　下腔静脉　　右肾静脉　　门静脉　　腹腔干　　腹腔丛
肠系膜上

16. 脾　胰大　胰尾　胃十二指肠　胰十二指肠上　肠系膜上　胰十二指肠下

17. 脾切迹　上　膈　膈结肠韧带　左肾　左肾上腺　胃　脾门　胰尾
胃脾韧带　　脾肾韧带　　脾结肠韧带　　膈脾韧带

18. 第 1 腰椎　　小肠系膜根　空肠　回肠　中结肠　胰十二指肠下　右结肠　回结肠
回结肠　游离缘

19. 胃左动脉　　胃右动脉　　胃网膜左动脉　　胃网膜右动脉　　胃短动脉　　胃后动脉
胃体上部和胃底的后壁　　腹腔干　　肠系膜上　　胰十二指肠下　　胰十二肠上

20. 第 3 腰椎　　左结肠动脉　　乙状结肠动脉　　直肠上动脉　　直肠下动脉　　回结肠动脉
右结肠动脉　　中结肠动脉　　左结肠动脉　　乙状结肠

21. 脾静脉　　肠系膜上静脉　　胰颈（头）　　胃左静脉　　胃右静脉　　脾静脉
肠系膜上静脉　　肠系膜下静脉　　附脐静脉　　胆囊静脉　　食道静脉丛　　直肠静脉丛
腹壁静脉网　　腹后壁的小静脉

22. 盲肠　阑尾　结肠　直肠　肛管　结肠　右（升）结肠　中（横）结肠
左（降）结肠　　乙状结肠　　结肠带　　结肠袋　　肠脂垂

23. 肾　肾上腺　输尿管　胰　十二指肠的降部、水平部和升部　腰肋三角
纵隔后间隙　　盆腔的腹膜后间隙

24. 第 1～2 腰椎　　腹主动脉　　下腔静脉　　左腰干　　右腰干　　肠干　　腰交感干神经节
节间支　　脊柱　　腰大肌　　腰大肌

25. 膈下动脉　　腰动脉　　骶正中动脉　　肾上腺中动脉　　肾动脉　　生殖腺动脉　　腹腔干
肠系膜上动脉　　肠系膜下动脉　　膈下静脉　　腰静脉　　髂总静脉　　肾静脉
右肾上腺静脉　　右生殖腺静脉　　肝静脉　　左肾

26. 肾静脉　　肾动脉　　肾盂（或输尿管）　　肾动脉　　肾静脉　　肾盂（或输尿管）
纤维囊　　脂肪囊　　肾筋膜

27. 外侧　　耻骨结节　　内侧　　耻骨联合

28. 腹内斜肌腱膜　　腹横肌腱膜　　耻骨梳　　耻骨结节

29. 腹外斜肌腱膜　　腹内斜肌腱膜　　腹横肌腱膜　　腹外斜肌腱膜　　腹内斜肌腱膜前层
腹内斜肌腱膜后层　　腹横肌腱膜

30. 肋下神经　　髂腹下神经　　髂腹股沟神经

31. 幽门前静脉　　角切迹　　中间沟

32. 胆总管　　门静脉　　季肋部　　腹上部　　剑突下

33. 胃脾　　脾肾

34. 脐与右髂前上棘连线的中外 1/3 交点处。
右腹直肌外侧缘与右肋弓交界处。
竖脊肌外侧缘与第 12 肋的夹角处。
腹股沟韧带中点上方 1.5cm 处。
耻骨结节外上方 1.5cm 处。

腹股沟韧带内侧半上方 1.5cm，与之平行。

脐下 4～5cm 处。

左第 6 肋软骨距前正中线左侧 5cm 与右锁骨中线第 5 肋交点连线。

不超过右肋弓下缘，剑突下 2～3cm。

超过成人肝下缘 2～3cm。

脐与胸剑结合处连线之中点平面。

盆腔、会阴部分

一、选择题

1.D	2.A	3.B	4.C	5.B	6.C	7.C	8.E	9.C	10.C
11.D	12.A	13.E	14.B	15.C	16.E	17.C	18.E	19.E	20.D

二、填空题

1. 骶岬　　髂翼　　弓状线　　耻骨梳　　耻骨嵴　　耻骨结节　　耻骨联合上缘　　大（假）小（真）

2. 浅　　深　　直肠纵行肌　　肛门内括约肌　　耻骨直肠肌

3. 浅会阴筋膜　　尿生殖膈下筋膜　　尿生殖膈上、下筋膜

4. 肛提肌　　尾骨　　盆膈上下　　会阴深横　　尿道括约　　尿生殖膈上下

5. 肛管　　直肠　　盆膈下筋膜　　闭孔筋膜　　肛门外括约肌　　肛提肌　　尾骨肌　　盆膈下筋膜　　坐骨结节的内侧面　　闭孔内肌及其筋膜　　会阴筋膜

6. 骶前筋膜　　直肠筋膜　　腹膜后隙　　盆膈　　直肠侧韧带　　腹膜后隙

7. 肛柱　　肛直肠线　　肛瓣　　肛窦　　肛柱　　肛瓣　　齿状线（肛皮线）　　内、外胚层　　皮肤　　黏膜　　肛梳

8. 骨盆下口　　菱形　　耻骨联合　　尾骨尖　　尿生殖区　　肛区

头面部部分

一、选择题

1.C　　2.B　　3.A

二、填空题

1. 皮肤　　浅筋膜　　帽状腱膜　　腱膜下疏松结缔组织　　颅骨外膜

2. 内眦　　眼　　海绵窦　　面深

3. 面　　茎乳　　腮腺　　颞　　颧　　颊　　下颌缘　　颈

4. 眼神经　　上颌神经　　下颌神经

5. 咬肌深部　　下颌支上部　　咬肌血管神经

6. 上颌动脉　　面横动脉　　颈外动脉　　颞浅动脉　　下颌后静脉

7. 动眼神经　　滑车神经　　展神经　　眼神经　　眼上静脉

8. 颈内动脉　　展神经　　动眼神经　　滑车神经　　眼神经　　上颌神经

附录二

浙江省人体遗体捐献流程

　　人体器官（遗体、组织）捐献志愿报名登记，是公民表达个人捐献意愿的方式，凡居住在中华人民共和国境内、具有完全民事行为能力的人，都可以通过网络或书面形式进行登记。

　　遗体捐献是指自然人生前自愿表示在死亡后，由其执行人将遗体的全部或者部分捐献给医学科学事业的行为。遗体捐献的原则为自愿和无偿。我国的遗体捐献工作起步较晚，并且由于受到传统思想观念的影响，早期遗体捐献工作开展艰辛，发展缓慢，随着时间的变迁、科学文化知识的普及和人们思想观念的逐渐转变，遗体捐献被人们所认知和肯定，越来越多的志愿者加入了遗体捐献的行列，分布于各个年龄段，其中主要集中在 60 ～ 90 岁，也有少量年轻人和百岁高龄的长者。几乎涵盖了所有职业，有普通的劳动者，也有离休老干部老红军、医护工作者、教师、国家机关工作人员，还有身患重疾的患者，他们生前在各自的工作岗位上默默奉献，离世后依然不忘回报社会，将遗体捐献给医疗事业，继续发挥余热。

（一）遗体捐献的条件

　　1. 捐献者在法律上属正常死亡，无法律和民事纠纷。

　　2. 捐献者如属烈性传染病死亡（鼠疫、霍乱、炭疽、严重急性呼吸综合征、新冠肺炎患者、艾滋病、暴发性肝炎和急性重症肝炎等），按照国家传染病防治法、国家殡葬管理条例等规定，不能进行捐献。

　　3. 年龄：无上限。

　　4. 本人生前若反对捐献其遗体，任何个人和组织都不得捐献其遗体。

（二）遗体捐献的流程

　　1. 捐献登记

　　填写《浙江省遗体（组织）捐献志愿书》，可前往当地红十字会或遗体接收站领取；或可联系登记单位邮寄提供志愿书；若有特殊情况，也可联系上门登记。

　　填写志愿书需要征得近亲家属的知情与同意，登记完成后，将志愿书邮寄至当地红十字会，当地红十字会将向志愿者发放遗体（组织）捐献登记卡。

　　2. 遗体接收

　　志愿捐献者离世后，捐献执行人及时与当地红十字会或各接收站联系，依据志愿捐献者及家属意向选择遗体捐献接收站，无特殊意愿则按就近原则实行捐献。

　　3. 接收后续

　　接收站接收到捐献信息后，将对遗体作出初步评估，联系捐献执行人以及捐献地红十字会，约定遗体接收时间和地点，共同完成遗体交接工作；遗体交接时须准备相关证件材料；捐献完成后，捐献地红十字会向捐献者执行人及近亲属发放"遗体捐献荣誉证书"，完成交接手续，最后接收站工作人员将遗体接送至接收站。

　　4. 遗体使用

　　遗体接收至接收站后将进行防腐处理，主要的防腐方法为福尔马林注入与浸泡，遗体在福尔马林固定液浸泡固定 2 ～ 3 年后，将被用于医学教学。教学使用将根据解剖学章节内容对遗体进行各个部位的解剖示教与观察。实验课程结束，医学生对遗体切口缝合恢复。解剖课程结束后，遗体将被送至当地殡仪馆火化。

5. 感恩与缅怀

每年清明前夕，遗体接收单位将组织在校医学生、捐献者家属代表开展缅怀主题活动，以表达对遗体捐献者的缅怀与感恩。

图书在版编目（CIP）数据

局部解剖学 / 方马荣, 姜华东主编. -- 杭州 : 浙
江大学出版社, 2022.1（2024.12重印）
ISBN 978-7-308-21982-2

Ⅰ.①局… Ⅱ.①方… ②姜… Ⅲ.①局部解剖学—
教材 Ⅳ.①R323

中国版本图书馆CIP数据核字（2021）第232344号

局部解剖学

方马荣　姜华东　主编

策划编辑	阮海潮（1020497465@qq.com）
责任编辑	阮海潮
责任校对	王元新
封面设计	续设计
出版发行	浙江大学出版社
	（杭州市天目山路148号　　邮政编码310007）
	（网址：http://www.zjupress.com）
排　　版	浙江时代出版服务有限公司
印　　刷	杭州高腾印务有限公司
开　　本	889mm×1194mm　　1/16
印　　张	13.75
字　　数	456千
版 印 次	2022年1月第1版　　2024年12月第3次印刷
书　　号	ISBN 978-7-308-21982-2
定　　价	55.00元

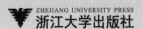
浙江大学出版社
ZHEJIANG UNIVERSITY PRESS

互联网+教育+出版

立方书

教育信息化趋势下，课堂教学的创新催生教材的创新，互联网+教育的融合创新，教材呈现全新的表现形式——教材即课堂。

 轻松备课   分享资源   发送通知   作业评测   互动讨论

"一本书"带走"一个课堂"   教学改革从"扫一扫"开始

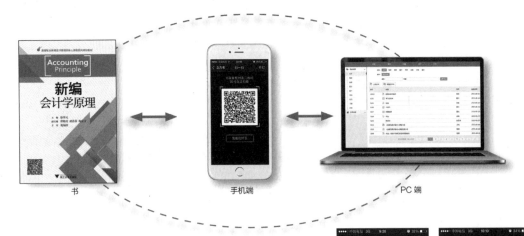

书   手机端   PC端

打造中国大学课堂新模式

【创新的教学体验】

开课教师可免费申请"立方书"开课，利用本书配套的资源及自己上传的资源进行教学。

【方便的班级管理】

教师可以轻松创建、管理自己的课堂，后台控制简便，可视化操作，一体化管理。

【完善的教学功能】

课程模块、资源内容随心排列，备课、开课，管理学生、发送通知、分享资源、布置和批改作业、组织讨论答疑、开展教学互动。

扫一扫 下载APP

教师开课流程 ➡

➡ 在APP内扫描封面二维码，申请资源

➡ 开通教师权限，登录网站

➡ 创建课堂，生成课堂二维码

➡ 学生扫码加入课堂，轻松上课

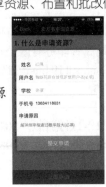

网站地址：www.lifangshu.com
技术支持：lifangshu2015@126.com；电话：0571-88273329